신체구속 제로를 창조한다

환자·고령자의
인권보호를 위한 지식과 기술

신체구속 제로를 창조한다

환자·고령자의
인권보호를 위한 지식과 기술

다카사키 기누코

머리말

　고령자 간호 부담을 사회 전체가 나누고 고령자의 자립을 지원하는 것을 목표로 2000년 4월부터 운영을 시작한 간호보험제도는 어느덧 본 궤도에 올라 계속해서 재검토가 진행되고 있습니다. 간호보험을 통한 서비스의 양적 수준은 상당히 높아졌습니다. 반면 '조치', '신청주의', '서비스 계약' 등의 표현으로 대변되는 본 제도를 바탕으로 ADL(일상생활능력) 수준이나 인지능력이 저하된 고령자와 그 가족이 자신의 권리와 책임·자기 결정의 이념을 따르며 필요한 서비스를 받는 것이 과연 가능할 것인가 하는 우려도 있습니다.

　간호 부담에서 오는 스트레스, 복잡한 인간관계, 미비한 서비스 등의 원인이 중첩되어 발생하는 '노인 학대'는 이러한 문제를 상징적으로 보여주고 있는데, 신체구속은 누가 보더라도 명백한 신체적 학대라 할 수 있습니다. 일본에서는 근래에 들어 고령자 학대 문제에 겨우 관심이 생겨나기 시작하여 2003년, 후생노동성이 최초로 전국 규모의 '가정 내 고령자 학대에 관한 조사'를 실시(의료경제연구기구 위탁)했으나 법제도 등의 대책 마련에 대한 늑장 대응은 일본의 인권 의식이 그만큼 낮음을 증명하는 것입니다.

　후생노동성은 간호보험제도 시행 직전인 2000년 3월 지정 간호노인복지시설·지정 간호요양형 의료시설 등에 신체구속을 금지하는 행정명령을 내렸습니다. 뒤이어 발족한 '신체 구속 제로 작전 추진 검토위원회'와 《신체구속 제로로 가는 첫걸음》집필 위원회'의 위원으로 활동하면서, 신체구속 폐지와 관련해 가장 중요한 것은, 시설관리자와 직원은 물론 가족과 당사자가 고령자 간호에 대한 의식을 전환하는 것임을 통감하였습니다. 병원과 같은 의료 현장에서는 신체구속이 치료와 보조의 수단으로 취급되며 수술 후의 환자나 인지능력 장애를 겪고 있는 환자의 안전을 확보하기 위해 불가피한 것으로 간주되어 왔으나, 생활의 장이기도 한 고령자 간호 시설에까지 신체구속이 무분별하게 도입된 면은 부정할 수 없습니다. 현장 직원의 경우 신체구속의 폐해를 의식하면서도 쉽게 이를 폐지하지 못하는 딜레마 속에서, '붙잡아 두지 않으면 안전을 확보할 수 없다'는 생각에 빠져 신체구속에 대한 저항감을 누르고 있을 가능성도 부정할 수 없기 때문입니다. 또한 시설설치 기준이나 동 시행명령이 제시하고 있는 간호 제도, 자원, 노동 조건을 만족하기 위한 의욕과 노력이 줄었기 때문이기도 합니다.

　신체구속은 인권보호 측면의 문제뿐만 아니라 고령자의 QOL(삶의 질)을 근본부터 해칠 위험을 안고 있습니다. 더 나아가 신체구속에 의해 고령자의 신체 및 정신 기능이 저하되거나 병상에 누운 채로 일어날 수 없게 되는 경우도 있으며, 육체적 쇠약의 원인이 되어 임종을 앞당기는 이른바 '구속사'로 이어지는 경우도 드물지 않습니다. 또한 삶의 의욕을 잃어버리거나 인간으로서의 존엄성을 침해 받을 수도 있습니다.

　신체구속은 고령자 간호의 근본적인 문제에 해당하

는 것입니다. 따라서 관계자가 일치단결하여 신체구속 폐지를 위해 조직적으로 대응한 것은 고령자 간호에 대한 인식의 전환을 도모하는 획기적인 사건이었다고 할 수 있습니다. 물론 신체구속의 완전한 폐지는 간단한 문제가 아니지만 신체구속 폐지를 위한 대응을 통해 보건 의료 복지 분야 관계자라면 누구나 '간호의 본질은 무엇인가'라는 물음을 가지게 되었습니다.

이와 같이 전개된 신체구속 제로 작전을 계기로 간호 현장에서는 신체구속 없는 간호를 실현하기 위한 다양한 대응이 시도되었으며 특히 최근 수년 간 많은 개선을 이루었습니다. 그렇지만 시설에서의 신체구속이 사라진 것이 아니며 또한 시도한 대응들이 모두 성공한 것도 아니기 때문에 여전히 개선의 여지가 남아 있다고 볼 수 있습니다. 앞서 소개한 《신체구속 제로를 향한 첫걸음》에서는 '긴급을 요하는 불가피한 상황'에 구속을 실시할 경우 그 조건으로 ① '절박성', 생명에 위험이 있을 경우, ② '비대체성', 다른 방법이 없을 경우, ③ '일시성', 일시적인 구속에 한할 것을 들고 있습니다. 향후로는 이러한 조건에 대한 구체적인 기준의 제시가 요구되고 있으며 이를 위해서는 간호 방법, 시설 및 설비 기준, 필요 직원 수와 배치 시스템 등에 대해 연구에 기반한 과학적 데이터가 제공되어야 할 필요가 있습니다.

신체구속의 요인은 매우 다양합니다. 이 책은 2002년 4월부터 2년여에 걸쳐 월간 〈오하요21〉에 연재된 '신체구속 제로를 창조한다' 시리즈의 내용을 편집하여 정리한 것입니다. 신체구속 폐지를 위해 체제를 정비한 선구적인 사례를 중심으로, 신체구속과 관련이 깊은 치매 고령자의 전도 및 골절, 골절 예방 특허 용품, 배변 간호, 세정 기능 변기를 장착한 침대, 기타 시설·도구·용품 소개와 연구, 부적절한 처우의 실태 조사, 직원과 간호 담당자의 신체적·심리적 상황 조사 등 예방에 관한 것을 포함하여 다방면의 내용을 엄선하여 게재하였습니다. 이 자료는 신체구속 없는 간호를 실현하기 위해 간호보험 시설 등의 현장에서 직접 간호를 책임지고 있는 담당자와 선구적인 대응을 모색하고 있는 연구자들이 집필하였습니다.

이 책은 신체구속에 관한 기본적인 고민을 공유함과 아울러 폐지를 실현한 다양한 사례도 소개하고 있기 때문에 시설관리자와 직원, 의료 및 복지관계자와 가족, 재택 및 시설 간호 종사자 등 고령자 간호와 관련된 모든 분야의 종사자에게 도움이 될 것이라 확신합니다.

신체구속에 관한 정보는 하루가 다르게 변화하고 있으므로 이 책을 읽으시는 분께서 편집자에게 새로운 정보를 알려 주시리라 기대도 해봅니다.

마지막으로 이 책의 편집에 열과 성을 다해 힘을 보태어 주신 중앙법규출판사의 아이하라 마사미씨께 감사의 말씀을 전합니다.

2004년 12월
다카사키 기누코

인사말

저는 2010년 '국민들로부터 존경받는 요양병원상 정립' 이라는 목표를 실현하기 위하여 의사, 한의사, 간호사, 물리치료사, 작업치료사, 영양사, 의무기록사, 사회복지사, 변호사 등 요양병원 관련 전문직 30여 명의 분야별 집필진을 구성하여 《요양병원 실무지침서》를 발간한 바 있습니다. 약 8,000여 부를 발행해 요양병원 임상현장 표준화에 한 획을 그었으며, 한국 노인의료 발전에 노둣돌을 놓았음을 자부하고 있습니다.

지난 2011년 5월 19일 백범기념관에서 우리가 했던 '신체구속 폐지 한국선언 선포식'은 도덕적이고 양심적인 고령자 간호를 위한 반성과 도전이었습니다.
하지만 "안전사고 예방을 위하여 손발을 묶어야 한다"는 일부 그릇된 리더들의 사고 때문에 그 벽을 넘는 일이 어려웠습니다. 그러던 중 우연히 일본 서점에서 《신체구속 제로를 창조한다》라는 도서를 접하게 되었습니다. 우리나라 노인의료 현장에서의 신체구속 폐지 운동이 반드시 필요하다는 생각으로 다카사키 기누코 교수님께 한국어판 출간을 요청하였고, 기꺼이 수락해주신 덕분에 이 책이 빛을 보게 되었습니다.

우리보다 앞서 고령화 시대를 경험한 이들의 노하우가 담긴 이 책을 통해 노인의료 현장의 변화를 꾀하고자 합니다. 이 책은 또한 일본 노인의료 현장의 신체구속에 관한 기본적인 고민을 공유하는 것은 물론 폐지를 실현한 다양한 사례도 소개하고 있기 때문에 노인의료 또는 노인복지시설 종사자들에게 새로운 지침이 될 것입니다.

안전사고 예방은 인간의 손과 발을 묶지 않는 관리에서 시작됩니다

　신체구속 폐지를 통한 인간의 존엄성 실현은 진지한 고민과 진정성 있는 간호에서 시작되어야 합니다. 단순히 환자의 안전을 위해서 신체를 구속한다는 것은 이제 수치로 여겨야 합니다. 신체구속은 환자의 인권을 빼앗는 행위이기 때문입니다.

　한 인간이 태어나 노인이 되기까지 긴 인생을 살아오다 강 건너 하나님 곁에 가시기 전 마지막으로 맺는 인연이 우리들입니다. 이런 의미 있는 만남은 세상 누구도 간직할 수 없는 소중한 인연이며, 어쩌면 우리들에게 주어진 소명일지도 모릅니다. 이 일이 특권임을 인식하여 자신이 하는 일이 더욱 빛을 발할 수 있도록 노력하고 고령의 환자에게는 물론 의료현장에서 변화의 중심이 되어주시기 바랍니다.

　노인의료 현장에서 무심코 행하였던 노인 간호 정체성 정립과 인간 존엄성의 확립을 위해 새로운 노둣돌 하나를 더 놓게 된 것을 진심으로 기쁘게 생각합니다.

　마지막으로 여러분들의 뜻하시는 일과 가정에도 신의 축복이 충만하시길 기원합니다. 감사합니다.

2013년 6월 27일
한국만성기의료협회 회장 김 덕 진

Contents
신체구속 제로를 창조한다

머리말
인사말

I 신체구속을 없애기 위해

신체구속 제로를 향하여 | 16
들어가며 16

1. 전체적인 상부터 그려보자 | 16
   1) 신체구속의 정의와 범위 17
   2) 병원 모델에서 생활 모델로 전환 18
   3) 일본의 신체구속 금지에 대한 대처와 구미의 동향 19
   4) 신체구속 제로를 향한 행동 지침 20

2. 신체구속 제로를 위한 포인트 | 21
   1) 신체구속 폐지의 목표와 치매성 노인 간호 21
   2) 고령자 간호에 대한 발상의 전환 22
   3) 신체구속 폐지를 방해하는 요소 23
   4) 신체구속 제로 추진의 목표설정과 방법 25

II 조직 개혁의 관점에서

신체구속 폐지를 위한 특별양호 노인홈 '운영·관리 노하우' | 32
   1) 신체구속 폐지를 실현하기까지의 과정 32
   2) 활동 전개 체제(검토위원회)의 점검 사항 34
   3) 활동 전개상의 점검 사항 34
   4) 실시 후의 유의점 38

신체구속 폐지를 위한 병원 운영·관리 노하우 | 39

　　1) 조잔케이병원 구속 폐지에 관한 경과보고 39
　　2) 구속 폐지를 향한 구체적인 실천 41
　　3) 조직적 대처의 효과 44
　　4) 사고 대책과 그 결과 45
　　끝으로 46

신체구속 제로를 위한 시설 조성 | 47

　　1) 아지사이장의 간호방침·간호내용 47
　　2) 하드웨어 개선, 복지 도구의 선정과 연구 49
　　3) 식사 형태 개선, 말기 간호시설 개선 55
　　끝으로 58

연수 제도의 발전
_'신체구속 제로 작전 코스' 대처 방안 | 59

　　들어가며 59
　　1) 정보 수집 59
　　2) 후쿠오카시의 '신체구속 제로 작전 코스' 연수 계획 61
　　3) 참가 상황 63
　　4) 신체구속 실태 64
　　5) 신체구속의 이유 64
　　6) 각 시설의 행동 목표 64
　　7) 연수 기간 중 신체구속 폐지를 시행한 결과 66
　　8) 연수 4개월 후의 결과 67
　　끝으로 67

III 구속 요인의 관점에서

전도와 그 원인에 대한 고찰 | 72

　　들어가며 72

1) 전도란 73
2) 전도는 왜 위험한가 73
3) 전도의 요인 74
4) 전도의 발생 상황에서 살펴본 요인 81
5) 전도에 의한 부상과 전도 공포 83
끝으로 84

신체구속에 대한 예방적 접근
_재택 고령자 전도 예방·실금 예방 체조의 도입과 효과 평가 | 86

들어가며 86
1) 메디컬·프론티어 전략과 전도 예방 추진 86
2) 재택 고령자의 칩거 예비군, 전도, 용변에 관한 문제 87
3) 전도 예방 체조 프로그램과 근력 측정 효과 평가 88
4) 요실금 예방 체조 프로그램과 효과 89
5) 예방 교실을 통한 심리적·사회적 효과 91
끝으로 92

사례에서 찾는 전도 방지 대책
_Ⅰ 환자 및 이용자 측의 전도 요인 고찰 | 93

1) 내적요인에 의한 전도 사례와 대응 93
2) 외적요인에 의한 전도 사례와 대응 96
3) 정리 98

사례에서 찾는 전도 방지 대책
_Ⅱ 현장 직원의 사고 과정과 근무 체제 고찰 | 99

1) 전도 장면을 목격한 간호사의 사고 과정 99
2) 야근 간호 제도 102
3) 현장의 구체적인 전도 방지 대책 102

전도를 피할 수 없다면 발상을 바꾸자
_대퇴부 골절 예방 벨트의 효과 | 105

1) 대퇴부 골절 예방 벨트 '호고마루쿤'의 고안과 제작 과정 105
2) 엉덩이 보호대 이용을 통한 대퇴부 골절 예방 효과 검토 107

Contents

신체구속 제로를 추진하기 위한 복지 기구 · 용품 | 110
들어가며 110

1. 신체 구속 제로를 위한 침대 주변 제안 | 113

2. 침대 전도 · 전락과 전락 방지를 위한 보조 도구 | 117
  1) 침대 주변의 전도 · 전락 사고 118

3. 침대에서의 기립 지원을 위한 보조 도구 | 122
  1) 이동용 바(손잡이)와 사이드 레일(침대 난간) 122
  2) 슬라이딩 보드와 턴테이블 125
  3) 간호자의 입장 125
  4) 과도한 위험 관리로 이어지지 않기 위해 126

4. 휠체어 맞춤 | 127
  1) 그 휠체어가 맞는가? 127
  2) 이상적인 자세 132
  3) 사고 사례의 관점에서 133
  4) 휠체어에 의한 사고 방지를 위해 133

5. 배변 도구 | 135
  1) 배변 센서 침대 136
  2) 휴대용 변기 136
  3) 변기 장착 침대 138
  4) 자립 지원의 관점과 배변 139
  끝으로 139

QOL을 향상시키는 배변 간호
_피부 트러블 예방의 관점에서 본 콘티넌스 관리(배변 간호) | 140
들어가며 140
  1) 엉덩이 피부 트러블과 배변 간호의 실태 141
  2) 피부 트러블 예방의 관점에서 본 콘티넌스 관리 제안 142

치매 및 정신질환 고령자 대응 간호
_역량 부족과 언어 구속 | 145

들어가며 145
1) 치매나 정신질환이 있으면 위험하다? 146

의료조치 과정에서 일어나는 구속 | 151

1. 주삿바늘, 습포제, 도포제를 제거하는 고령자에 대한 대응 | 151
1) 주삿바늘 제거에 대한 대응 152
2) 습포제, 도포제를 제거하는 고령자에 대한 대응 154
3) 주삿바늘, 습포제, 도포제를 제거하는 고령자의 요양 생활환경 변화에 따른 대응 155

2. 약 오복용, 비식품 섭식 고령자에 대한 대응 | 156
1) 약 오복용에 대한 대응 156
2) 비식품 섭식에 대한 대응 158
3) 약 오복용, 비식품 섭식 고령자의 요양 생활환경 변화 160

3. 약물에 의한 구속 | 160
1) 약물에 의한 구속 162
2) 약물에 의한 구속과 요양 생활환경 변화에 따른 대응 164

IV 간호직원의 고령자 이해와 대응의 관점에서

노인 보건 시설의 부적절한 처우와 간호직원의 경험
_실태 파악과 해결을 위한 대응 및 대책 | 166
1) 특별 양호 노인홈, 노인 보건 시설에서의 부적절한 처우 166
2) 간호직원이 고령자에게 받은 불쾌한 경험 168
3) 고령자에 대한 부적절 처우, 고령자의 부적절한 행위에 대한 간호직원의 대응과 대책 171
4) 고령자에 대한 부적절 처우·대응의 이유와 원인 171
5) 간호직원의 번 아웃 상황 173
끝으로 174

'고령자 체험'을 통한 간호학과 학생의 인식 변화 | 175
1) 고령자에 대한 여섯 가지 인식 변화 175

2) 단계적 고령자 이해 추진 178
　　3) 체험의 중요성 179

기저귀에 대한 위화감과 화장실 이용 제안
_기저귀에 얽힌 잡담 | 180
　1. 말 못하는 이를 대신해 드리는 말씀 | 180
　2. 재택 생활을 위한 배변 대책 | 184
　3. 기저귀를 벗는 것은 삶에 대한 도전이다 | 189

고령자 기저귀 체험과 배변 간호
_기저귀 체험 학습에 대한 고찰 | 191
　　1) 고령자 체험을 통해 노년기를 이해하려는 시도 191
　　2) 기저귀를 체험한 간호학과 학생들의 감상 분석 192
　　3) 더욱 관심이 필요한 '배변 문제' 194

노년간호학 2002년도 학생 기저귀 체험 보고서 | 195

V 신체구속과 고령자 학대

신체구속과 고령자 학대 | 202
　1) 고령자 학대의 실태 202
　2) 간호인의 직업윤리와 고령자 학대 방지 대책 204
　끝으로 205

-자료- 최신, 신체구속 제로를 향한 대처(도쿄시 자료 인용) | 207

집필진 일람

Part **1**

신체구속을
없애기 위해

신체구속 제로를 향하여

도쿄의과치과대학원 보건위생학연구과 교수
고령자간호시스템 개발학
다카사키 기누코

1. 전체적인 상부터 그려보자

들어가며

누구나 신체구속이 없어지기를 바라고 있으며 한시바삐 이를 실현하기 원한다. 신체구속 폐지는 고령자 학대 문제를 비롯한 고령자 간호 수준을 상징적으로 보여주는 동시에 복지 정책의 수준을 가늠하게 해주는 것이기도 하다.

일본 후생노동성(사회복지를 다루는 행정기관)은 간호보험제도 실행 직전이었던 1999년 3월 31일, 지정 간호노인복지시설, 지정 간호 요양형 의료시설 등의 운영 기준에 신체구속 금지규정을 포함하는 법률을 발의하였으며 이듬해 3월 《신체구속 제로로 가는 첫걸음》을 펴냈다. 다른 선진국에 비해 너무 늦은 대처이기는 하나 진정한 의미의 복지 실현의 개막이라 볼 수 있다.

ALD 능력이나 지적 능력이 저하된 고령자의 경우 신체구속 금지 등에 관한 법제도의 보호가 각별히 필요하다. 그 중에서도 치매성 노인에 관해서는 여러 가지 과제가 놓여 있다. 요양원이나 가정은 물론이고 치료 시설인 병원 또한 다양한 숙제를 안고 있다. 야근 중인 간호 스텝이 휠체어를 탄 치매성 노인을 간호실에서 보호하고 있는 광경은 낯설지 않다.

고령의 환자가 경관급식이나 위루관, 뇌출혈(IVH) 등의 주사 바늘이 빠져 큰 소동이 벌어지는 일이 적지 않으며 부득이 신체를 속박하는 일도 빈번히 일어나고 있기 때문이다. 이러한 문제는 이미 의료 및 복지 현장에서 무시할 수 없는 상황이 되었다.

신체구속은 인권옹호의 관점에서뿐만 아니라 신체 기능과 심리 상태를 악화시켜 고령자의 QOL(삶의 질)을 근본부터 훼손할 수 있다는 문제를 갖고 있다. 고령자의 가족들에게도 신체구속은 큰 관심사이다. 표 1·2는 '치매 노인을 보살피는 가족 모임'이 실시한 조사의 일부이다. 가족을 속박하지 않기를 바라는 의견이 많은 한편, 치매성 노인 간호의 어려움과 간호 현황을 아는 만큼 '어느 쪽이라 말할 수 없다'는 답변도 많아 심경의 복잡함을 보여주고 있다.

표1 후생노동성령 '신체구속 금지'에 관한 부양가족의 의견

총 600명

내 용	비 율(%)
매우 찬성함	31.0
찬성함	40.5
반대함	2.8
절대 반대함	0.2
어느 쪽이라 말할 수 없음	19.5
잘 모르겠음	3.7
무응답	2.3
합 계	100.0

표2 병원 및 시설에서의 '구속'에 관한 부양가족의 의견

총 600명

내 용	병 원(%)	시 설(%)
절대로 불가함	11.4	10.0
조건에 따라 가능함	44.2	44.8
가능함	16.7	18.8
잘 모르겠음	3.2	3.0
기타	15.0	12.5
무응답	9.7	10.8
합 계	100.0	100.0

이 책에서는 신체구속을 어떻게 폐지해 나아갈 것인가를 선진화된 대처법과 최신의 정보를 포함하여 다양한 관점에서 소개한다.

신체구속 금지 규정과 대상 간호 시설

간호보험 지정 기준 신체구속 금지 규정
(1999년 3월 31일 후생노동성령)

서비스 제공에 관하여, 고령자 등의 생명 또는 신체를 보호하기 위해 긴급하거나 불가피한 경우를 제외하고 신체구속이나 기타 고령자의 행동을 제한하는 행위를 할 수 없다.

■ 대 상
- 지정 간호노인복지시설
- 간호노인보건시설
- 지정 간호요양형 의료시설
- 단기 입소 생활간호
- 단기 입소 요양간호
- 치매 대응형 공동생활간호
- 특정 시설 고령자 생활간호

1 신체구속의 정의와 범위

일반적으로 신체구속은 '특정 도구를 사용하여 고령자의 자유로운 움직임, 신체활동, 혹은 고령자 자신이 자기 신체를 통상적인 형태로 만지는 것을 제한하는 것'이라 정의된다. 또 후생노동성령에서는 '서비스 제공에 관하여, 고령자 등의 생명 또는 신체를 보호하기 위해 긴급하거나 불가피한 경우를 제외

표3 신체구속 금지의 대상이 되는 구체적 행위

1. 배회하지 않도록 하기 위해 휠체어, 침대 등에 몸이나 사지를 끈 등으로 묶는 행위.
2. 전락 사고를 막기 위해 휠체어, 침대 등에 몸이나 사지를 끈 등으로 묶는 행위.
3. 혼자서 내려올 수 없도록 침대를 사이드 레일(난간)로 두르는 행위.
4. 링거 주사, 경관급식 등의 튜브가 빠지지 않도록 침대에 몸이나 사지를 끈 등으로 묶는 행위.
5. 링거 주사, 경관급식 등의 튜브가 빠지거나 피부가 벗겨지는 것을 막기 위해 손가락의 기능을 제한하는 벙어리장갑을 끼우는 행위.
6. 휠체어나 의자에서 미끄러지거나 그 위에 올라서지 않도록 Y자형 구속대나 복부 벨트, 휠체어 테이블을 장착하는 행위.
7. 일어서는 능력이 있는 사람이 일어서는 것을 막기 위한 의자를 사용하는 행위.
8. 옷이나 기저귀를 벗지 못하도록 상·하가 붙은 옷을 입히는 행위.
9. 타인에게 방해가 되지 않도록 침대에 몸이나 사지를 끈으로 묶는 행위.
10. 행동을 안정시키기 위해 향정신성약품을 남용하는 행위.
11. 자신의 의사로 열 수 없는 공간에 격리하는 행위.

표4 긴급하거나 불가피한 경우의 대응

간호보건 지정 기준 상 '고령자 등의 생명 또는 신체를 보호하기 위해 긴급하거나 불가피한 경우'에는 신체구속이 허용되나 이는 '절박성', '비대체성', '일시성'이라는 3개 조건을 만족해야하고 아울러 그와 같은 조건을 확인하는 절차가 신중히 진행되고 있는 경우에 한정한다.

1. 절박성
   고령자 본인 또는 타 고령자 등의 생명 또는 신체가 위험에 처할 가능성이 현저히 높음.
2. 비대체성
   신체구속, 기타 행동 제한을 실시하는 것 이외에 대체할 만한 간호 방법이 없음.
3. 일시성
   신체구속, 기타 행동 제한이 일시적임.

하고 신체구속이나 기타 행동을 제한하는 행위를 할 수 없다.'고 밝히고 있다.

신체구속의 범위에 대해 후생노동성은 표3과 같이 11개 항목을 제시하고 있다. 이 가운데 감금·격리와 부적절한 치료, 향정신성 약품 남용에 관한 내용도 포함되어 있다. 또한, 구속과 관련해 '긴급하거나 불가피한 경우'의 요건을 표4와 같이 제시한다. 표를 보면 구체적인 기준을 제시하지 않고 있어 이후 실적이나 연구 자료를 축적하는 것이 과제로 남아있음을 알 수 있다.

2 병원 모델에서 생활 모델로 전환

간호직을 비롯한 의료직에서는 '신체구속'이 보조기술의 하나로 자리매김하였다. 신체구속은 수술 후 의식이 완전히 회복되지 못한 환자나 의식 장애, 지적 능력 장애가 있는 환자의 치료와 안전을 확보하기 위한 보조 수단으로 불가피하게 행해져 왔다.

1960년대에 들어 급속히 증가한 노인병원, 노인보건시설, 노인홈 등의 장기 간호 시설에서도 전통적인 병원 치료·관리적 간호 모델이 도입되었다. 이와 같은 병원 모델은 상당히 개선되었다고는 하나 간호나 운영체제 속에 면면히 이어져 오늘에 이르고 있다.

병원 모델은 장애가 있는 고령자, 특히 심신의 적응 능력이 저하된 치매성 노인에 대한 올바른 처치라 볼 수 없다. 따라서 고령자 간호에 대한 인식을 개선하고 신체구속을 비롯한 다양한 과제들을 구체적으로 검토할 필요가 있다. 이는 고령자 QOL의 요건인 '① 생활 지속, ② 의사결정 존중, ③ 주체성 존중 ④ 남아있는 가능성 존중'을 실현하기 위한 '생활 모델'로의 전환을 의미한다.

3 일본의 신체구속 금지에 대한 대처와 구미의 동향

일본의 신체구속에 관한 규정은 정신보건복지법(제36조 및 1961년 후생노동성고시 129호)에 명시되어 있다. 고령자에 대한 신체구속 폐지 움직임은 1998년 10월 '구속 폐지 후쿠오카선언'이 시초였다. 이후 각지에서 폐지를 위한 선언이 이어졌으며 '전국 구속 폐지 연구회' 등의 단체도 발족하여 활발한 활동이 이어지고 있다. 이러한 움직임을 받아들여 신체구속 금지 규정을 담은 후생노동성령이 1999년 3월 31일 발령되었다. 이어서 2000년에는 '신체구속 제로 작전 추진 회의'를 발족시켜 앞서 언급한 《신체구속 제로로 가는 첫걸음》을 발행하고 '신체구속 상담창구'를 개설하였으며 '신체구속 제로를 유지하기 위한 하드웨어 개선' 등의 사업을 계획해 실행에 옮기고 있다.

한편 구미 사회에서는 일찍부터 신체구속 문제를 연구하여 구속 금지의 법제도화가 진척되었다. 예를 들어 미국에서는 '노인 학대 방지법' 등의 법률이 제정되어 있다. 구속 금지에 관해 큰 변화를 야기한 계기가 된 것이 1990년 10월에 시행된 연방법규(Omnibus Budget Reconeiliation Act-OBRA, 1987)이다. OBRA는 '문제시 되는' 행동 증상에 물리적 억제와 정신작용 약품을 사용하는 것에 대한 새로운 실시 기준을 확립했다. 억제를 판단하는 것은 간호의 영역이지만 현재 전미 너싱 홈(일본의 노인 보건 시설에 해당하며 치료도 병행함)에서는 거의 폐지한 것으로 보고 있다. 그러나 구속 전면 금지의 폐해도 있어 관리 모델의 개선과 동시에 신체구속 금지 기준에 대한 재검토도 이루어졌다.

고부담·고복지로 대표되는 스웨덴의 경우 시설에서의 구속은 전면 금지임은 물론 대부분의 시설을 소규모로 운영함과 동시에 고령자 한 명당 한 명가량의 스텝을 배치하는 축복받은 조건에서 고령자 간호이 이루어지고 있다. 그러나 과거 복지강화 대책이 세워질 무렵, 노인 간호 시설 입주자의 고령화에 동반해 치매성 환자가 급증하였음에도 경영 효율을 높이기 위해 직원을 감소시켰다. 그 결과 간호 시설이나 직원에 의한 학대가 늘고 도움을 요청하는 입주자의 절규가 건물 복도를 울리는 상황이 빈번히 일어나게 되었다. 다수의 직원들이 이 문제를 함구하고 있던 중, 젊은 준간호사가 텔레비전 취재에 응해 '누구도 말하려 하지 않았지만 말해야만 한다고 생각했다'며 이러한 실태를 사회에 알렸다. 이것이 계기가 되어 간호 제도가 개선되었고 동시에 시설의 학대를 고발한 직원의 직업을 보장하는 법률이 제정되었다. 그녀의 이름을 딴 '사라 법'은 현재 복지국가 스웨덴의 긍지 중 하나로 일컬어지고 있다.

4 신체구속 제로를 향한 행동 지침

지금까지 밝힌 바와 같이, 신체구속 폐지를 위해서는 단순히 속박을 중지하는 데에만 초점을 맞출 것이 아니라 고령자의 생활과 간호 전반을 재검토하는 발상의 전환이 필요하다. 신체구속의 대상이 되는 고령자 중에 치매성 노인이 많은 것을 감안하면 규정에 따라 간호를 실시할 경우 현실적으로 다양한 어려움에 직면하게 된다. 신체구속 폐지의 이념을 충실히 관철하고자 한다면 현재의 간호제도로는 고령자의 안전을 확보할 수 없을 뿐만 아니라, 전도·전락 등의 사고가 발생해 소송으로 이어진 예도 있어서 환자의 안전 확보는 물론 간호 담당자의 직업도 보장받을 수 없다는 불안이 생긴다. 또한 간호, 치료 목적, 안전 확보를 위한 보조 수단과 부적절한 처우, 학대 등의 구분이 확실하지 않아 당황스러운 경우가 많다는 현장의 목소리도 있다.

따라서 직종을 불문한 모든 보건 의료 복지 종사자에게 고령자 간호의 본질에 대해 물음을 던져 발

표5 '신체구속 제로'를 향한 행동 지침

① '구속은 서비스 고령자의 기본적 인권을 침해하는 행위'라는 의식개혁을 도모한다.
② 간호 현장에서의 억제·구속을 동반한 간호에 대한 인식을 바꾸고 구속에 관한 정보를 국내·외로부터 수집한다.
③ 구속을 줄이기 위해 간호에 대한 지식과 기술을 축적하고 활용한다.
④ 관리자는 직원의 활동과 행위를 지지함과 동시에 사고 방지와 안전 확보를 위한 조건을 정비한다.
⑤ 고령자와 직원의 안전을 확보하는 조건(연구로 증명된 것)을 자료화하여 표시한다.
⑥ 수집한 자료를 공표하고 간호에 관련된 조건 정비와 개선을 관계자에게 전달한다.
⑦ 고령자와 가족을 포함한 시민이 함께 간호 현장의 개선을 위한 활동에 참여한다.
⑧ 구속 폐지를 위한 행동 지침과 기준을 작성한다.

상의 전환을 도모함과 더불어 고령자의 진정한 요구를 파악하여 간호 방법과 제도를 재검토하고 시민을 포함한 고령자의 참여를 촉구할 필요가 있다. 이를 바탕으로 신체구속 제로를 향한 행동 지침을 표5의 8개 항목으로 제시하였다.

노인 학대와 신체구속 문제는 노령자 간호 수준을 보여주는 상징적인 것으로 여겨진다. 특히 치매성 노인 문제는 병원·시설과 가정은 물론 전문영역이나 직종을 초월한 공통의 과제이다. 세계적인 동향을 바탕으로 선진 시스템을 참고하여 다가올 노령화 사회의 과제에 맞서 나갈 필요가 있다.

2. 신체구속 제로를 위한 포인트

'신체구속 제로 추진'은 간호 보건 시설에 있어 시급히 힘을 쏟아야 할 중요 과제 의 하나이자 어떤 의미에서는 고령자 간호의 목표를 향한 큰 운동이기도 하다. 그러나 목표를 달성하기까지 다양한 난관이 있어 제일선의 직원은 물론 관리자도 합심하여 노력하지 않으면 성과를 얻을 수 없다.

1 신체구속 폐지의 목표와 치매성 노인 간호

후생노동성이 제시한 신체구속 행위의 범위 11개 항목은 크게 네 가지로 분류할 수 있는데, 이러한 신체구속 행위의 대상이 되고 있는 것은 일상적으로 만나는 치매성 노인의 문제 행동과 거의 일치한다. 표3을 비교해 보면 표6과 같은 결과를 알 수 있다.

여기에서 치매성 노인의 '문제'라는 표현을 썼는데, 이는 누구의 문제 행동인 것인가와 문제 행동이 반복적으로 일어나는가를 고민해 보기 위함이다. 예를 들어 침대에서 내려오려고 하거나 의자에서 일어서려고 하는 것은 화장실에 가려거나 물을 마시고 싶어서일지도 모른다. 혹은 등이나 엉덩이가 아프거나, 집에 돌아가야 한다는 생각이 들어서일지도 모를 일이다. 또한 만일 변을 보았다면 기저귀를 당장 벗어버리고 싶은 기분이 들 것이며 자유를 빼앗는 링거 튜브는 매우 거추장스러울 것이다.

유아들은 뜻대로 되지 않으면 울며불며 자기주장을 한다. 처음 가보는 낯선 시설에서 타인들에 둘러싸여 지내는 것은 인생 경험이 풍부한 노인에게도 어려움은 물론이고 자존감에 상처를 입게 될 경우 쉽게 화를 낼 수도 있다. 판단력과 체력이 저하된 고령자가 그러한 행동을 하면 '문제 행동'이라거나 '민폐'라 말한다. 바라는 대로 자유롭게 행동할 수 있는 능력과 환경이 갖추어진다면 그와 같은 문제 행동은 일어나지 않을 것이며 고령자도 간호인의 요청을 쉽게 받아들일 수 있을 것이다.

여기서 고령자가 처한 상황과 구속이라는 행위에

표6 신체구속 금지 범위와 문제시되는 행동

신체구속 행위(○번호는 표3 참조)

1. 침대를 난간으로 둘러싸거나 휠체어를 용구로 구속하는 행위.
   ①②③⑥⑦······전도·전락, 배회 등
2. 방에 감금하거나 약물로 진정시키는 행위.
   ⑨⑩⑪······배회, 괴성, 난동, 비식품 섭취 등
3. 상하가 붙은 옷을 입히는 행위
   ⑧······기저귀를 벗거나 불결한 행위 등
4. 벙어리장갑을 손에 끼우거나 손을 끈으로 묶어 고정하는 행위.
   ④⑤······링거 튜브를 빼거나 붕대를 푸는 행위 등

대해 근본적으로 재인식할 필요가 있음을 이해할 수 있을 것이다.

2 고령자 간호에 대한 발상의 전환
- '특별 양호 노인홈 아지사이장'의 시도를 중심으로

Ⅱ에서 상세히 소개하고 있는 도쿄 기타구에 위치한 특별 양호 노인홈 아지사이장의 직원회의에서 '만약 자신이 입소를 한다면 입소하고 싶은 시설의 조건은 무엇인가'라는 주제에 대해 자유롭게 의견을 나누어 보았다. 여기에서 나온 의견은 아래와 같다.

〈직원 자신이 입소할 경우 시설에 바라는 점〉
① 자유롭게 음주·흡연을 할 수 있기 바람.
② 시설의 식사가 마음에 들지 않을 때 배달 음식을 주문할 수 있기 바람.
③ 가족을 자유롭게 면회할 수 있고 가족이 만든 음식을 함께 먹을 수 있기 바람.
④ 언제든 목욕할 수 있기 바람.
⑤ 기저귀에 배설물을 그대로 두지 않기 바람.
⑥ 신체 활동이라 칭하는 유치한 놀이를 시키지 않기 바람.
⑦ 때때로 늦잠을 잘 수 있기 바람.
　등

이러한 것은 가정에서 생활하고 있는 우리들에게 평범한 모습이다. 하지만 시설에 있는 심신이 자유롭지 못한 노인들에게는 절실한 바람이라 판단하여, 기존의 시설 운영이나 간호 방침에 연연하지 말고 가능한 실현시켜 보자는 관리자의 방침을 바탕으로 아지사이장에서는 아래와 같은 사안을 제시했다.

〈노인홈 간호의 기본 방침〉
(대전제) 자신이라면 어떻게 해주기를 원하는지 생각한다.
① 노인의 생활을 관리하지 않는다.
② 내일을 위해 오늘 인내할 것을 노인에게 강요하지 않는다.
③ 노인에게 격식을 차리려 하지 않는다.

이러한 운영 방침을 구체화하기 위해 환경과 간호에 관한 사안이 재검토되었으며 주요 결과는 아래와 같다.

〈아지사이장에서 실시한 사항(예)〉
① 술과 담배 자동판매기를 설치하고 커피를 마실 수 있는 코너를 마련함.
② 봉사활동 클럽 '아지사이'에서 월 2회 좋아하는 요리를 주문해 먹을 수 있게 함.
③ 한눈에 봐도 맛이 없어 보이는 다진 음식 제공을 중지함.
④ 늦잠을 자고 싶으면 잘 수 있게 하고 시간차를 두어 식사를 할 수 있게 함.

⑤ 목욕일을 정하지 않고 매일 조금씩 목욕탕에 들어갈 수 있게 함.
⑥ 침대, 탁자, 의자는 노인에게 맞추어 기준보다 낮은 것으로 교체함.
⑦ 신체 활동이 자유롭지 않은 침대에서 매트를 내려 마루에 펼침.
⑧ 시트는 모두 방수 재질의 포대기 형을 채용해 더러워지면 손쉽게 교환할 수 있게 함.
⑨ 복도와 방의 구석에 다다미를 깔고 자유롭게 쉴 수 있게 함.
⑩ 실내에서 개를 키워 노인이 쓰다듬거나 말을 걸 수 있도록 함.
등

아지사이장에서 실천하고 있는 것들은 주택에 있는 노인과 가족에게는 당연한 것일지 모른다. 그러나 많은 시설 관리자와 직원이 보기에는 상당히 대담한 조치이며 병원이나 시설 운영기준에 저촉되는 큰 변화이다.

예를 들어 틀니를 한 사람에게는 다진 음식을 제공하는 것이 일반적이며, 주류 자동판매기를 식당 입구의 복도에 당당히 설치해 둔 광경은 다른 곳에서는 찾아볼 수 없다. 마룻바닥에 매트리스를 깔고 그 위에서 잠을 자는 노인이 3분의 2를 점하고 있다거나 늦잠을 자고 싶은 사람은 깨우지 않고 자게 두는 것도 흔치 않은 일이다.

아지사이장의 부시설장은 '노인에게 자연스러운 생활 스타일을 제공하자는 생각이 이렇게 만들었다. 특별히 신체구속을 하지 않으려는 목적으로 실시한 것이 아니다. 입소 노인이 바라는 간호를 실천하니 결과적으로 구속하지 않아도 되었다'고 이야기하고 있다.

3 신체구속 폐지를 방해하는 요소

후생노동성의 신체구속 제로 추진과 관련해 각 지방에서 실시한 조사(그림1)에 의하면 신체구속을 근절하지 못하는 이유로 ① 사고가 일어날 경우 가족의 항의·손해배상 청구에 대한 염려, ② 직원 부족, ③ 고령자·가족의 희망이 있기 때문이 상위에

그림1 각 지자체의 신체구속에 관한 인식 조사

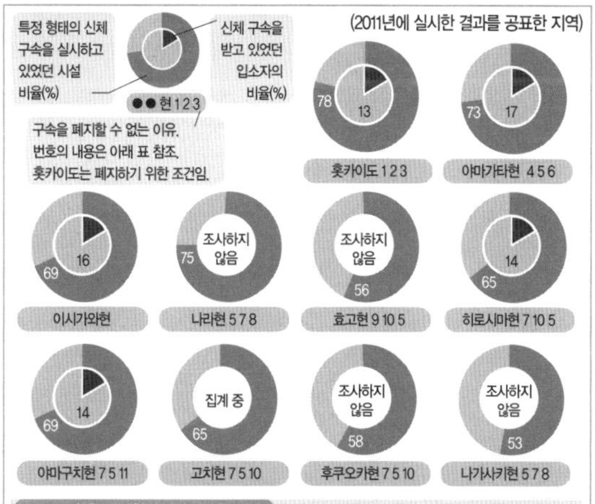

(2011년에 실시한 결과를 공표한 지역)

특정 형태의 신체구속을 실시하고 있었던 시설 비율(%)
신체 구속을 받고 있었던 입소자의 비율(%)
●● 현 1 2 3
구속을 폐지할 수 없는 이유. 번호의 내용은 아래 표 참조. 홋카이도는 폐지하기 위한 조건임.

홋카이도 1 2 3 — 78 / 13
야마가타현 4 5 6 — 73 / 17
이시가와현 — 69 / 16
나라현 5 7 8 — 75 / 조사하지 않음
효고현 9 10 5 — 56 / 조사하지 않음
히로시마현 7 10 5 — 65 / 14
야마구치현 7 5 11 — 69 / 14
고치현 7 5 10 — 65 / 집계 중
후쿠오카현 7 5 10 — 58 / 조사하지 않음
나가사키현 5 7 8 — 53 / 조사하지 않음

구속을 폐지할 수 없는 이유
1. 간호 직원의 의식개혁 필요.
2. 직원을 증원해야 함.
3. 치매에 대한 이해를 심화시켜야 함.
4. 환자 본인의 생명 보호.
5. 직원 수 부족.
6. 대체 간병 방법 불명.
7. 사고가 발생할 경우 가족의 항의·손해배상에 대한 우려.
8. 구속을 하지 않아도 될 만할 기구·설비의 개발과 도입이 늦어지기 때문에.
9. 사고 방지를 위해.
10. 이용자·가족의 희망.
11. 기타(회색은 상위 3위).

(요미우리신문, 2001년 12월 11일 보도)

위치했다. 이는 실제로 중요하며 해결해야 할 문제이지만, 이들 문제에 관한 발상을 바꾸어 볼 필요가 있다.

(1) 병원 모델과 생활 모델의 차이

앞서 밝힌 것처럼 병원(특히 의식이 없는 환자나 중증 환자가 많은 급성기 병동)에서는 치료와 안전 확보를 위해 구속이 필요한 경우가 많다. 생활 모델의 만성기 병동이나 주거 병동은 생활의 장이다. 장애나 병증이 있다고 그곳을 병원의 연장으로 인식하는 것은 바꾸어야 한다.

(2) 고령자 간호 방법과 적정 배치에 관한 과학적 데이터의 부족

병증이나 장애를 가진 고령자를 간호한 역사는 길지만, 간호보험 서비스 기준을 설정할 때의 혼란에서 보는 것과 같이 연구와 과학적 자료의 축적은 굉장히 부족하다고 할 수 있다. 특히 치매성 노인의 간호에 대한 연구는 이제 겨우 걸음마 단계이다. 그 결과, 간호가 필요한 고령자에 대한 접근과 그에 필요한 인력 및 간호 제도에 대해 참고할 만한 자료가 부족하여 신체구속을 하지 않기 위해 필요한 직원의 적정 배치나 구속할 경우의 기준 제시를 할 수 없는 상황이 생긴다. 향후 간호 방법 개발과 인원 배치의 기준을 명확히 하기 위해 실천을 바탕으로 한 연구를 진척시켜 필요한 자료를 모으는 일이 시급하다.

(3) 고령자의 안전을 지키기 위해 구속이 필요하다는 믿음

홋카이도에 있는 조잔케이병원(400병상 규모의 노인 병원)의 실험과 실적(표7)은 의지만 있다면 가능하다는 것을 보여주고 있다. 그런데 2년여간 231건에 달하던 구속을 어떻게 3건으로 줄일 수 있었을까? 이에 대해서는 39쪽에서 자세히 다루고 있는데, 폐지를 추진한 시설들에서 공통점을 발견할 수 있었다.

(4) 시설 간호에 대한 과도한 인식

S노인 병원에서는 구속 폐지를 선언한 전과 후를 비교해 보았는데 가벼운 전도·전락 사고 건수는 늘었다는 결과가 나왔다. 주택에서 고령자가 생활할 경우 본인이나 가족이 아무리 주의를 기울여도 넘어지거나 상처를 입는 경우가 있다. 그와 마찬가지로 시설에서도 조건을 충분히 정비하고 간호 기준을 준수하더라도 사고가 일어나는 일이 있다. 그럼에도 고령자나 가족은 물론 직원들도 시설이라면 완벽한 간호가 이루어져야한다는 인식을 가지고 있는 것 역시 문제라 할 수 있다.

(5) 시설 직원과 가족 간 인식의 차

S병원에서 구속 폐지를 선언한 결과 가벼운 사고 건수는 늘었지만 고령자나 가족과의 갈등은 1건밖에 일어나지 않았다고 한다. 고령자와 가족에게 구속을 폐지하는 데에 사전에 충분한 이해를 구하고

표7 조잔케이병원의 구속 폐지 실적

구속 수 합계	1999년 6월	1999년 10월	2000년 2월	2001년 9월
	231건	113건	39건	3건

간호 방법에 대해서도 설명해 두었으며 사고가 일어났을 때에는 상황을 충분히 알려 납득할 수 있도록 노력을 기울인 결과였다.

실제로 노인이 넘어져 다치게 되면 이후의 간호가 힘들기 때문에 가족이 시설 직원에게 구속을 부탁하는 경우를 현장에서는 일상적으로 볼 수 있다. 가족으로부터 이해를 얻는 것은 어려운 일이지만 직원과 고령자·가족 사이에 이해를 공유하고 신뢰관계를 형성하는 것이 중요하다.

(6) 직종 간, 관리자와 직원 간의 목표 불일치와 공유에 대한 과제

가족은 물론이고 직원 또한 고령자를 구속하는 일을 긍정하는 사람은 없다. 직원은 고령자를 구속하는 데 스트레스를 받거나 양심의 가책을 느끼고 있다. 그러나 간호 일선에서 교대제로 24시간 책임을 떠안고 있는 간호직 종사자들은 '취지야 알겠지만 무리야. 만일 사고가 일어나면 직접 간호를 하는 우리에게 책임이 돌아올 것이 뻔하잖아'와 같은 생각을 가지고 있다.

앞서 이야기한 조잔케이병원에서는 구속 폐지를 목표로 내건 후 반년 동안은 유예기간을 두어 우선 구속을 받고 있는 상황의 환자, 직원, 관리자 등이 한 팀을 구성해 컴퍼런스를 개최하며 협력을 긴밀히 했다고 한다. 문제점이나 대책, 간호 방법에 대해 관리자를 포함한 직원 전원이 공통의 인식을 가지고 목표를 실현하겠다는 동기부여와 공동 작업에 의해 성과를 얻을 수 있었던 것으로 판단된다.

4 신체구속 제로 추진의 목표설정과 방법
- 전도·전락에 관한 위험 관리를 중심으로

신체구속 제로 운동은 그림2에서 볼 수 있는 바와 같이 가지가 많은 나무 한그루를 키우는 것과 같다. 모든 가지가 나무 전체에 영향을 미치는 유기적인 관계라 할 수 있다. 소프트웨어적인 측면으로는 ① 관리자·직원의 의식 개혁, ② 고령자 생활에 대한 재인식, ③ 간호에 대한 재인식, ④ 직원 연수 등이 있으며 하드웨어적인 측면으로는 ⑤ 간호 제도·조직 정비, ⑥ 사고의 실태 파악·분석, ⑦ 환경정비·개선, ⑧ 사고 발생 시의 대처 등이 있다.

신체구속 제로를 추진하기 위해서는 위험 관리에 대한 사고방식이 중요하다. 이 장에서는 전도·전락에 관한 위험 관리를 중심으로 이야기하겠다.

(1) 사고의 실태·원인 파악과 대책

표8과 같이 간호가 필요하거나 병상에서 일어나지 못하는 원인으로 전도·전락에 의한 골절 사고가 많이 거론되고 있다. 치매와의 중복을 고려하면 가장 큰 이유로 유추된다. 그림3은 일반 고령자와 치매 병동의 전도사고의 발생 시간대를 비교한 것이다. 치매 병동의 경우 사고가 빈발하는 시간대가 하루 중 수차례나 있는 것이 특징인데 이는 고령자의 화장실 이용 시간대임을 유추할 수 있다. 특히 수면을 취하기 시작하는 오후 7~8시 사이에 정점을 그리고 있다. 일반 노인의 경우 가장 낮게 나타

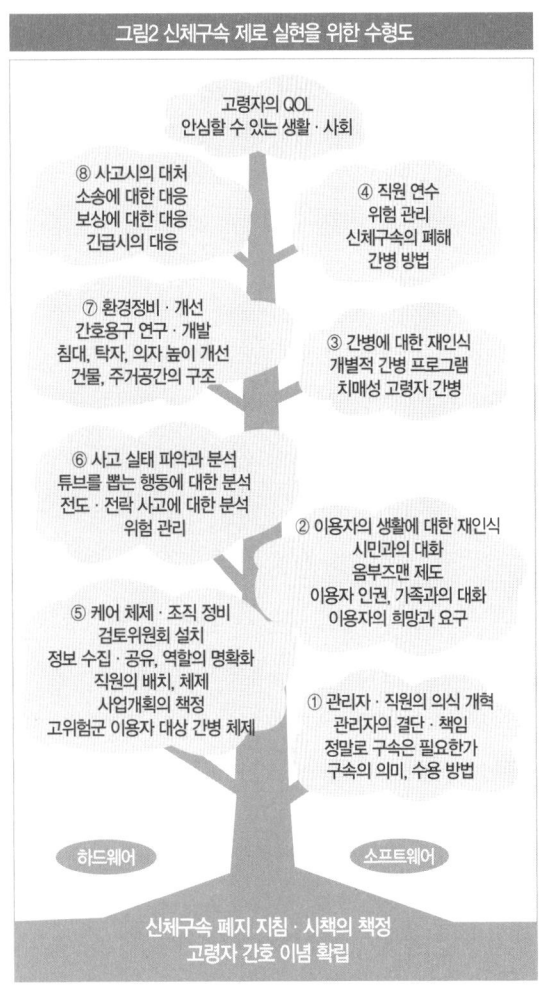

(2) 위험 관리 체제 확립

위험 관리의 대상으로는 전도·전략 이외에도 투약 착오, 수술 시의 실수, 순서대로 시행되지 않은 간호도 포함되며 정도의 차이도 제각각이다. 위험 관리 활동의 추진은 그림4와 같이 단순히 ①위험 관리 활동이 활발해져 ②사고를 줄이거나 예방할 뿐만 아니라 ③팀으로서의 활동성을 높여 결과적으로 ④질 높은 서비스를 제공하는 데에까지 이어지게 되는 것이다. 직원, 특히 전문 스텝에게 요구되는 것은 표9와 같이 아주 복잡하다(병원 뿐만 아니라 복지시설도 마찬가지이다). 직원 전체가 대응해야 하기 때문에 검토위원회 설치가 체제를 만드는 전제가 된다. 따라서 각 직장에서는 직종을 초월하여 책임과 권한을 가지는 위험 관리자, 혹은 사건 관리자를 배치할 필요가 있다.

(3) 전도사고 관련 위험 관리

넘어질 가능성이 높은 사람을 가려내어 미연에 전도·전략 사고를 방지할 필요가 있으므로 다양한 평가표가 작성되어 있다. 표10은 일반적으로 알려진 낙상위험사정도구(Morse Fall Scale)이다. 심신의 상태, 환경적 상황 등의 종합적 지표가 망라되어 있어 높이 평가받고 있다. 사용 약물이 일본의 상황에 부합하지 않는 부분이 있어 일본 상황에 맞는 낙상위험사정도구의 개발이 요구되고 있다.

(4) 전도 고위험군에 대한 대응과 예방 대책

고위험군의 대응 방법은 다양하지만, 주요한 것

나는 것과 대조적이다. 치매성 노인은 화장실과 식사, 일상생활에까지 간호 체제를 조직해야 할 필요가 있다.

표8 간호가 필요한 원인

	간호인이 필요한 사람	병상에서 일어나지 못하는 사람
뇌혈관 질환	29.3%	36.7%
고령으로 인한 쇠약	12.1%	13.6%
골절·전도	10.4%	11.7%
치매	10.1%	8.9%
합계 비율	61.9%	70.9%

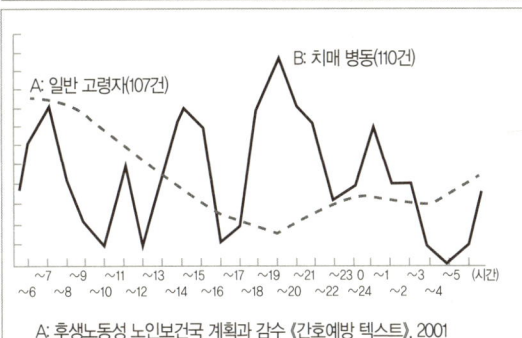

그림3 치매 병동과 일반 고령자의 전도 발생 시간 비교

A: 후생노동성 노인보건국 계획과 감수 《간호예방 텍스트》, 2001
B: B병원 치매 병동의 일 년간 조사 결과

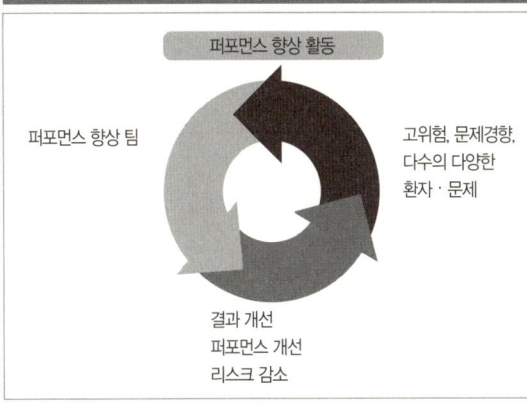

그림4 리스크 매니지먼트와 퍼포먼스 향상의 관계성

표9 전문가로서의 행동과 의무

- 환자의 질병과 상태에 대한 정보를 담당의사와 관계자에게 항상 알린다.
- 간호 내용을 기록한다. 차트는 간호 이력에 대한 법적 기록이므로 읽기 쉽게 적는다.
- 전문가로서의 권한 내에서 직무를 수행한다.
- 바람직하지 못한 결과도 모두 보고하고 바로 개선한다.
- 논리적, 도덕적, 법적 딜레마에 직면할 경우 적절한 단계를 밟는다.
- 환자 앞에서는 동료나 기타 전문직에 대한 언급을 삼간다.
- 처치 전 환자에게 설명하고 질문을 받는다.
- 미성년자나 어린이를 간호할 경우 부모 혹은 법적 보호자도 함께 참여하게 한다.

으로는 다음을 들 수 있다.

Ⅰ 환경정비 :
　침대·탁자·의자의 높이와 바닥 소재 검토, 침대 전락 경보 센서 활용

Ⅱ 보호용품 활용 :
　엉덩이 보호대 착용, 적절한 보행기 착용

Ⅲ 보행 균형 및 근력 향상, 실금 대책 :
　전도 예방 체조, 실금 예방 체조 실시

Ⅳ 기타 보호관찰 관련 제도 정비 등

(5) 사고 발생 시의 대응과 사고에 의한 중증도

그림5는 사고가 발생했을 때의 대응 방법을 정리한 것이다. 먼저 사고를 당한 사람의 안전을 위해 필요한 응급처치를 하는 것이 무엇보다 중요하다. 이를 포함해 사고 발생 시의 안내서를 작성하여 평상시에 직원 전원의 역할을 분담해 둘 필요가 있다.

사고가 발생했을 경우 그 결과에 대해서는 표11의 '환자에게 미친 영향의 정도에 따른 기준(가메다 종합병원 작성)'이 참고가 된다. 고령자와 가족에게는 가능한 한 빨리 연락을 취해 성의 있게 설명하고 이해를 구하는 것이 중요하다. 사고가 소송으로 이어진 경우를 살펴보면 고령자와 가족이 시설 측을 신뢰하지 못한 것이 가장 큰 이유임을 알 수 있다. 목표와 정보를 공유하여 평상시에 가족과 우호적인 관계를 확보해 두는 것이 중요하다.

(6) 관리자의 결단과 역할, 간호 직원의 노동 환경 개선

표10 낙상위험사정도구(Morse Fall Scale) 평가표

	1 전도경험		2 합병증		3 보조기구			4 정맥내 주입요법/헤파린락(Heparin lock)		5 보행 정도			6 정신상태		종합점수
	없음	있음	없음	있음	없음	목발·지팡이·안정·간호보조	가구를 짚고 걸음	없음	있음	정상·침대 위안정·휠체어	불안정	보행장애	본인 능력으로 판단 가능	과잉평가·한계를 망각	
점수	0	25	0	15	0	15	30	0	20	0	10	20	0	15	

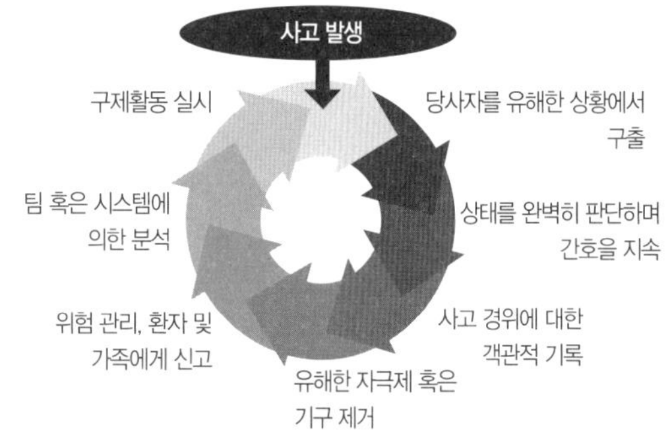

표11 환자에게 미친 영향의 정도에 따른 기준

레벨0	착오가 발생했으나 환자에게 실시하지는 않음.
레벨	고위험 레벨0이기는 하나 실시하였다면 '레벨 4~5'가 예상됨.
레벨1	사고에 의해 환자에게 실질적인 피해가 발생하지는 않았으나 어떤 영향을 받았을 가능성이 있음. 관찰 강화와 심신 배려의 필요성이 생겼을 경우.
레벨2	사고에 의한 환자 관찰 강화의 필요성을 전제로 바이탈 사인(신체를 통해 얻는 정보)에 변화가 생겼거나 검사 필요성이 생겼을 경우.
레벨3	사고로 인해 치료를 해야 할 필요가 생겼을 경우. 예정에 없던 치료, 처치, 입원 일수의 증가가 필요한 경우.
레벨4	사고로 인한 장애의 치료가 불가능할 경우.
레벨5	사고가 사인(死人)이 된 경우.

그림5 사고 발생 시의 대응

사고 발생 → 당사자를 유해한 상황에서 구출 → 상태를 완벽히 판단하며 간호를 지속 → 사고 경위에 대한 객관적 기록 → 유해한 자극제 혹은 기구 제거 → 위험 관리, 환자 및 가족에게 신고 → 팀 혹은 시스템에 의한 분석 → 구제활동 실시

신체구속 폐지는 간호 보건 시설에서 최우선 과제의 하나가 되었다. 제공하는 서비스가 고령자의 기대에 부응하지 못한다면 시설 경영의 존폐에 직결되기 때문이다. 구속 폐지를 실시하기 위해서는 경영자인 관리자가 솔선수범하고 일어난 일에 전적인 책임을 지는 것이 전제되어야 한다.

또한, 치매성 노인 등 간호이 힘든 고령자를 제일선에서 담당하는 간호직 종사자가 처한 노동 환경을 직접 파악하고 이해할 필요가 있다. 표12는 필자가 전국 노인 보건 시설에서 일하는 간호직(약 1만 3,000명 전수조사)을 대상으로 한 조사 결과의 일부이다. 회답을 보낸 간호직 종사자가 고령자로부터 받은 불쾌하거나 부당한 경험을 확인할 수 있다. 총 1,835명 가운데 신체적 폭력을 경험한 사람이 1,304명(72.9%)이며 그중 외상(14.2), 내출혈(36.9%)을 당한 사람이 비교적 높은 비율을 차지하고 있고 개중에 3명이 골절상을 입었다고 응답했다. 이와 같은 조사는 이제껏 실시되지 않았으며 이를 통해 간호직 종사자가 상상 이상의 열악한 환경에서 고령자를 간호하고 있음이 명확해졌다고 할 수 있다. 신체구속 제로를 추진함에 있어 직원의 환경조건 개선 또한 중요 과제로 다루어야 할 필요가 있다.

지금까지 신체구속을 둘러싼 상황을 서술해 보았다. '신체구속은 간호 체제를 포함한 고령자 간호 수준의 지표'임을 이해해주기 바란다. 다음 장에서는

표12 노인 보건 시설의 간호직 종사자가 당한 불쾌·부당한 경험

총 1,853명

불쾌·부당한 경험의 내용		n	%
1. 신체적 폭력	① 맞다	1304	868	66.6
	② 잡히다		582	44.6
	③ 눌리다		153	11.7
	④ 물리다		457	35.0
	⑤ 꼬집히다		638	48.9
	⑥ 던진 물건에 맞다		199	15.3
	⑦ 기타		112	8.6
신체적 폭력의 결과	① 외상	1304	158	14.2
	② 내출혈		481	36.9
	③ 타박상		123	9.4
	④ 염좌		3	0.2
	⑤ 골절		3	0.2
	⑥ 화상		0	0
	⑦ 기타		85	6.5
2. 언어폭력	① '바보 새끼' 등의 욕설	1163	762	65.5
	② '멍청이' 등의 모욕적 언사		115	9.9
	③ '할머니' 등의 호칭		180	15.5
	④ 기타		115	9.9
3. 심리적으로 불쾌했던 경험	① 무시	513	85	16.6
	② 업신여기는 표정		56	10.9
	③ 비아냥거림		237	46.2
	④ 따짐		178	34.7
	⑤ 기타		32	6.2
4. 성적으로 불쾌했던 경험	① 껴안음	540	115	21.3
	② 가슴을 만짐		308	57.0
	③ 음담패설		266	49.3
	④ 기타		38	7.0
5. 금전적으로 불쾌했던 경험	① 금전 요구	83	28	33.7
	② 물품 요구		19	22.9
	③ 빌려 준 돈을 갚지 않음		2	2.4
	④ 기타		23	27.7
6. 보살핌과 관련된 불쾌한 경험		259	134	51.7
			85	32.8
			24	9.3

신체구속 폐지를 선구적으로 모색해 나가고 있는 병원과 시설 관계자의 구체적인 사례를 소개하겠다. 이들이 경험한 개척자로서의 시련이 앞으로 신체구속 폐지를 본격적으로 도입하고자 하는 이들에게 훌륭한 참고가 될 것이며 동시에 용기를 줄 것이라 믿어 의심치 않는다.

Part 2

조직 개혁의 관점에서

신체구속 폐지를 위한 특별양호 노인홈 '운영·관리 노하우'

사회복지법인 시세이가쿠샤도쿄
고령자 간호 연합센터 선메일쇼와 시설장
기타가와 가즈히데

간호 보험제도가 준비되던 시기에 운영을 시작한 당 시설은, 신체구속 폐지를 위해 노력한 결과 20여 건에 달하던 신체구속을 제로로 만들 수 있었다. 그러나 각 층의 출입구는 잠가 두었으며(누구나 간단히 열 수 있음) 이러한 방침을 이어갈 예정이다. 또한 일반적인 신체구속은 아직도 있다.

이 장에서는 신체구속 폐지를 시설에서 추진할 때 염두할 사항을 15년 이상이 경과한 구형 시설의 예를 들어 소개하겠다. 선메일쇼와에서 경험한 실패와 반성이 여러분의 현장에 조금이라도 도움이 되면 좋겠다.

다음 두 가지는 신체구속 폐지를 성공시키는 데 있어 가장 중요한 것이다. 염두에 두기 바란다.

(1) 시설 전체의 방침으로 직원 전원이 실천할 것.
(2) 예외는 도망갈 길을 만드는 것이므로 절대 만들지 말 것.

1 신체구속 폐지를 실현하기까지의 과정

신체구속 폐지를 시도한 것은 간호 보험에 대한 운영기준이 공표되고 2개월이 지난 때인 1999년 5월로, 결코 빨랐다고 할 수는 없다. 전임 시설장의 지시로 생활상담원과 간호주임으로 구성된 검토위원회를 발족시켰으나 이것이 정말 가능할지 반신반의

표1 신체구속에 대해										
									년 월 일 현재	
성 명	① 구속 방법	① 을 실시하는 시간대	구속 목적	구속에 대한 본인과 가족의 의견	① 의 실시 전의 대응과 결과	② 고려할 만한 다른 대응 방법	② 와 같이 하지 않거나 할 수 없는 이유	구속을 하지 않을 경우 예상되는 위험성	비 고
1										
2										
3										
4										
5										

하며 시작했다.

검토위원회에서는 먼저 '신체구속이란 무엇인가'를 명확히 하고 검토를 진행하며 공통의 인식을 만드는 일부터 시작하였다. 당시는 《신체구속 제로로 가는 첫걸음》도 발행 전이었으므로 가와카미 병원의 사례를 소개한 《속박하지 않는 간호》, 《고령자 간호 계획 책정 지침》 등의 서적과 신문 스크랩 등의 정보를 모아 참고하였다. 다음으로 표1의 양식을 작성하고 신체구속을 실시하고 있는 고령자 전원에 대해 신체구속의 방법과 그 목적, 대체 수단의 가능성, 구속을 중지할 경우의 위험성 등을 검토하고 현황 파악과 신체구속 폐지 시의 대응 방법을 검토하였다. 그 후 검토 결과를 간호 직원에게 널리 알려 드디어 현장에서의 신체구속 폐지 활동이 시작되었다.

당시는 휠체어의 억제 장치가 신체구속의 주된 내용이었다(이것을 '안전벨트'라 불렀다.). 고령자 모두의 벨트를 풀고 생활환경을 개선하기 위해 설치한 소파에서 지낼 수 있게 하는 대신 보호관찰을 강화하고 방법을 개선하는 것을 주요 대책으로 삼았다. 그 결과 평상시 개별 신체구속은 연내에 사라지게 되었다. 그러나 2000년 4월, 간호 보험 도입 시의 가족상담회와 계약 체결이 되어서야 가족에게 내용을 설명하였다. 설명 내용도 '법률로 정해진 것이므로 원칙적으로 신체구속은 하지 않는다'와 같이 매우 직설적인 방식으로 이루어져 전도 사고를 걱정하는 가족의 불안에 충분히 대응하지 못한 점이 있었다. 이에 사고 대책과 사고 발생 시의 통원·입원 지원 체제를 확립한 후 가족상담회를 다시 열어 신체구속 폐지의 원칙과 함께 설명했다.

　이상이 당 시설이 실시했던 신체구속 폐지에 관한 대략의 과정이다. 다음에서는 활동 진행 중의 점검 사항에 관해 이야기해 보겠다.

2 활동 전개 체제(검토위원회)의 점검 사항

(1) 책임자의 참가

　신체구속 폐지를 전개하는 데 있어 시설장 등 책임자의 활동 참가는 절대적인 조건이라 할 수 있다. 이 활동의 경우, 한 사람의 간호직원이나 하나의 팀이 진행하여 달성할 수 있는 내용이 아니라 해당 시설의 서비스 방침으로 상정하여 다양한 직종의 직원이 연계활동을 펼칠 때에만 달성할 수 있는 일이기 때문이다. 반드시 검토해야 할 주제도 많으며 포함하는 분야 또한 다양하다. 게다가 그 대부분이 경영자·관리자의 판단이 필요한 항목이다. 예를 들어 신체구속에 관해 기술된 계약서의 명기, 평가 및 간호 계획 항목 재검토, 휠체어나 침대 또는 바닥의 재질 등 비품·설비 관련, 복합 간호 도입이나 식사를 포함한 하루의 일과·업무의 흐름에 관련한 사항, 아울러 사고 발생에 대한 위험 관리·손해배상보험 관련, 인원 배치 관련 등이 그러하다.

　다만 현장에 반드시 검토위원회나 시설장 등의 책임자가 상주해야 하는 것은 아니다. 시설에 따라 관리 체제는 다르며 관리자도 시설마다 다르다. 중요한 것은 명확한 방침과 판단을 시설(조직)이 적시에 제시하는 것이다.

(2) 간호 일선에서 일하는 각 현장 대표자의 참가

　실제로 검토위원회로 활동에 참여하는 일원으로는 간호 활동을 전개하는 현장의 책임자인 간호 주임(리더)·PT 등의 기능훈련 담당자, 간호관리자 및 생활상담원(여러 명인 경우에는 리더 1인)이 필요하다. 또한 조직 구성이나 필요에 따라 의사, 영양·조리 부문의 리더, 봉사활동 코디네이터, 사무원의 참가도 고려할 만하다.

　주의할 점은 간호시설 현장(각 층이나 지정 구역)마다 신체구속 폐지 담당자를 정하고 담당자는 반드시 위원회의 일원으로 참가해야 한다는 것이다. 지금까지의 관행을 크게 변화시키는 것이므로, 각 현장의 담당자가 신체구속에 관한 시설 정비를 잘 이해하고 현장별로 리더가 되어 신체구속 폐지를 강력히 추진할 필요가 있기 때문이다.

3 활동 전개상의 점검 사항

(1) 신체구속이 무엇인지를 명확히 할 것

검토위원회 활동의 개시에 즈음하여 대상이 되는 구속이 구체적으로 무엇인지를 명확히 할 필요가 있다. 간호보험 지정 기준에 의해 금지된 신체구속의 구체적인 행위는 '신체구속 제로로 가는 첫걸음'에 게재된 11개 항목이므로 당장은 이를 실천하는 것이 목표가 된다. 그러나 신체구속은 이 11개 항목이 다가 아니다. 출입구의 잠금장치나 'OO 절대 금지'와 같이 행동을 강하게 금지하거나 억제하는 정신적 구속 등 다양한 형태가 있다. 신체적 구속뿐만 아니라 정신적 구속도, 공간적인 구속뿐만 아니라 시간적인 구속도 고민하면 할수록 주제가 넓어진다.

시설에서 '우리들은 이러한 것을 신체구속으로 본다. 이들 중 이 항목은 폐지를 추진하겠으며 그 방법은 이러하다. 그 이외에 대해서는 폐지는 어려우나 최대한 완화하겠다'와 같은 메시지를 전달한다면 직원과 고령자 · 가족에게 추진 과정과 목표가 알기 쉽게 전달되어 더욱 원만한 활동이 가능해지리라 본다. 이를 위해서는 신체구속이란 무엇을 가리키는지 그 정의를 확인하고 이를 어떻게 추진할 것이라는 시설 전체의 서비스(간호) 방침을 정할 필요가 있다.

(2) 시설 전체의 서비스(간호) 방침 확인

서비스 방침의 내용을 검토할 때 염두에 두어야 할 점은 '신체구속 폐지'의 목적이 폐지가 아니라, 고령자의 인권을 보장하고 당사자가 자신의 삶을 살 수 있도록 하는 하나의 수단이라는 것이다. 그림1과 같이 깊이 파고 들어가 보면 신체구속이란 고령자의

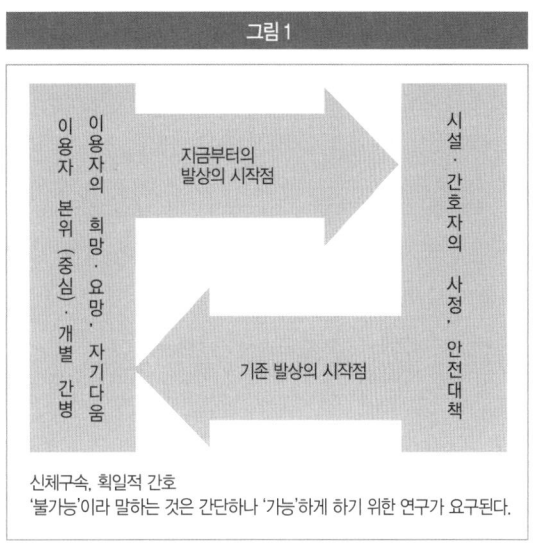

신체구속, 획일적 간호
'불가능'이라 말하는 것은 간단하나 '가능'하게 하기 위한 연구가 요구된다.

희망이나 의지와는 반대되는 시설과 직원의 사정이나 희망을 우선한 결과이며 '고령자 본위'나 '개별 간호'과는 반대에 있는 사고방식이라 할 수 있다. 이에 신체구속을 폐지한다는 발상보다 고령자의 희망이나 의지를 실현하기 위해서는 어떠한 서비스 형태가 어울리는지를 고민한다는 발상으로 현재의 서비스를 재검토할 것을 권장한다. '고령자의 희망이나 자기다움의 실현에 방해가 되는 요소를 배제한다.' 그 목적으로 안전 확보가 있다는 관점에서 고민해 보면 어떨까.

한편 시설 입지 조건, 주거실이나 식당, 복도의 넓이와 같은 건물 구조, 저상 침대나 모듈러 형 휠체어 등 비품의 정비 상황, 재무 상황 등 시설마다 신체구속 폐지 추진을 방해하는 제약 조건이 있기 마련이다. 그리고 어느 정도 무리를 한다고 해서 이러한 제약 조건들이 모조리 사라질 리는 없다.

마지막으로는 시설 전체의 서비스 방침을 어떻게

정하느냐의 문제가 남는다. 이 부분에서는 반드시 시설장 등의 책임자에게 검토를 받아야 한다. 그리고 목표로 하는 간호(신체구속 포함)와 그것을 방해하는 조건과의 균형을 맞추어 '우리 시설이 실시하는 서비스는 이것이다'라는 시설의 서비스 방침(이념)에 대해 재확인한다.

내용은 가능한 구체적으로 정한다. 최종 목표와 단기(1~2년) 목표 같은 단계를 설정하는 방법도 있다. 시설의 특색을 결정짓는 중요한 일이므로 검토 시간을 길게 잡아 납득할만한 결정을 내리는 것이 바람직하다. 주제가 여기까지 넓어지면 여간 힘든 일이 아니지만 CS(고객만족), ES(종업원만족)을 고취하고 시설 경영에 충실을 기하기 위해서는 꼭 이 부분까지 고민하기 바란다.

다만 신체구속 폐지를 현장에서 제안한 경우에는 여기까지 이야기를 넓히면 일이 진척되지 않을 가능성이 있으므로 '신체구속 중 이 항목은 폐지하겠다. 이 항목은 계속 유지를 검토하겠다'와 같이 방침에 선을 그어 두는 편이 좋을 때도 있다.

또한 신체구속을 하고 있는 원인별로 구속을 하지 않는 대응 사례집을 작성한다. 독자적으로 작성하는 것보다 본서를 비롯해 후생노동성과 도쿄 등의 행정기관 출판물과 홈페이지에서 자료를 모으는 편이 효과적이다.

(3) 직원 전체에 대한 설명과 의사 통일

시설의 추진 내용, 서비스(간호) 방침이 정해지면 그것을 전 직원에게 설명해 주어라. 비정규 직원이나 사무원, 조리원도 포함하는 것이 좋다. 이제껏 당연시해 왔던 신체구속을 바꾸는 것이므로 고정관념을 깨트리는 의미에서도 대대적인 설명회를 열고 시설 전체가 참여하는 모습을 인상적으로 보여주는 것이 좋다.

또한 신체구속이 무엇인지 전원이 확실히 이해하도록 공통의 인식을 조성하기 바란다. 구속 폐지에 관한 인식이 제각각이거나 서비스에 대한 동조가 불충분할 경우, 애써 고민한 개인별 신체구속에 관한 방법이 제각기 달라져 버릴 가능성이 있으므로 주의해야 한다.

(4) 시설 현황을 명확히 할 것

다음으로 시설 내의 구속 현황을 명확히 해둔다. 고령자 개인별 사항, 설비 관련 사항 등 신체구속으로 정의하여 시설 내에서 시행하고 있는 사항을 모두 기재해야 한다. 내용은 표1에 있는 것과 같은 항목이다. 이 작업은 간호와 관련된 모든 직원이 분담할 것을 권한다. 공동 작업인지 개인 작업인지는 상관없으나 반드시 현장의 신체구속 폐지 담당자가 내용을 확인해야 한다. 이를 통해 각 직원·각 현장의 신체구속에 관한 이해도와 의식이 바뀌었는지를 알 수 있다.

(5) 개인별 대책 입안

이어서 개인별 신체구속 폐지 시의 대책을 세운다. 이 또한 간호와 관련된 전 직원이 분담하여 진행한다. 대책은 시설 단위에서의 표준 방법을 (1)과 (2)

단계에서 이미 정하였으므로 이를 기준으로 검토한다. 물론 신체 및 심리 상태의 차이에 따라 미세한 조정은 필요하다. 판단에 어려움이 있을 경우에는 (2)에서 검토한 시설 서비스(간호) 방침에 근접한 방법을 찾는다.

경우에 따라서 구속을 중지할 수 없는 고령자가 있을지 모르지만 처음부터 예외를 두게 된다면 겨우 진척한 사안들이 무용지물이 될 가능성이 있다. 한 번 더 검토하여 모든 문제점을 빠짐없이 밝혀내고 문제점 하나하나에 대책을 세워 최종적으로 구속을 폐지할 수 있는 길을 찾아본다.

(6) 폐지를 향한 사전 준비

실제 현장에서 신체구속 폐지를 실천하기 위해서는 반드시 준비해 두어야 할 것이 몇 가지 있다. 규칙, 안내서·서식, 설비·비품과 같이 실천을 위한 환경을 정비하는 것이다.

① 규칙의 경우 최소 아래 4개 항목의 정비가 필요하다.

- ◆ 간호 계획에 관한 기재 방법 등 간호 관리상의 수속
- ◆ 구속을 실시할 경우의 수속('절박성', '비대체성', '일시성'이 있다는 것을 어떠한 기준에서 누가 판단하고 승인하는가. 가족에게는 어떻게 허락을 얻을 것인가. 이러한 기록은 어떻게 보관할 것인가 등.)
- ◆ 구속을 중지할 경우의 수속('절박성', '비대체성', '일시성'이 해소되었다는 것을 어떠한 기준에서 누가 판단하고 승인하는가. 가족에게는 어떻게 보고할 것인가. 이러한 기록은 어떻게 보관할 것인가 등.)
- ◆ 전도 등의 사고가 발생했을 경우 병원 진찰·시설 내외 보고·대책 재검토·원인 분석에 관한 규칙

주의할 점은 안이한 신체구속이 발생하지 않도록 직원끼리 상호 점검을 할 수 있는 내부 견제 시스템을 일과중·야간·휴일 등의 출근 패턴 별로 적절히 구축하는 것이다. 또한 실시한 신체구속의 타당성을 정기적으로 점검하고 신체구속을 하지 않는 방법을 검토하며, 사고 원인의 해명과 위험도의 평가·검토 등을 실행하는 조직 체제를 구성할 필요가 있다.

② 안내서·서식의 경우 최소 아래 5개 항목의 정비가 필요하다.

- ◆ (1), (2)에서 정한 것을 정리한 신체구속 폐지 안내서
- ◆ 신체구속에 관한 평가항목·실시방법
- ◆ 가족 대상 설명·동의 취득을 위한 서식
- ◆ 신체구속을 실행한 경우의 기록 양식(개시, 종료 수속, 신체구속 중 고령자 상태를 기록할 수 있는 것.)
- ◆ 전도 등의 사고 보고양식(더 중대한 사고가 일어나기 전에 파악할 수 있도록 사전에 감지했던 점을 포함해 사고 원인·위험도를 기입과 제출이 쉽게 제작할 것. 책임 추궁보다 사전 파악을 통한 개선에 주안점을 둘 것.)

③ 설비·비품은 비용이 발생하기 때문에 단번에 개

선하는 것은 어려우나 서비스(간호) 방침에 의거하여 비식품 섭취를 막을 수 있는 환경 정비, 필요한 휠체어·침대 등의 비품류 구입 또는 구입 계획을 입안해 본다.

(7) 고령자 또는 가족에 대한 설명과 동의

여기까지 진행이 되었다면 고령자 또는 가족을 대상으로 설명회를 개최한다. 가족상담회 등을 통해 신체구속을 하지 않고 있는 고령자를 포함한 모든 고령자와 가족에게 서비스(간호) 방침을 설명하기 바란다. 그 후, 간호 계획과 함께 개인별 설명을 실시하고 동의를 얻는다.(참고 양식은 '신체구속 제로로 가는 첫걸음'에도 수록되어 있다.) 설명을 할 때는 새로운 서비스 방침·신체구속 폐지의 장점과 단점에 대해 가능한 구체적으로 설명하는 것이 좋다.

(8) 신체구속 없는 간호의 개시

이제 드디어 신체구속 폐지를 시작한다. 신체구속 폐지를 한꺼번에 실시할 경우 혼란을 초래할 수 있으므로 (5)에서 작성한 개인별 폐지 계획에 기초해 순서를 정한 뒤, 고령자도 직원도 조금씩 익숙해질 때 폐지 인원을 늘려가는 것이 좋다. 어느 정도 인원이 늘었을 즈음 구속에 사용하던 물품을 폐기하고 다시는 사용하지 않을 것을 밝히는 것이 좋다. 폐지 후 얼마간은 혼란이 예상되지만 수개월 정도 경과하면 정착되므로 포기하지 말기 바란다.

4 실시 후의 유의점

신규 직원이 들어오는 경우도 있고 하여 서비스(간호) 방침에 관한 공통인식이 희박해지거나 부정되는 경우가 있다. 따라서 신규 직원 채용 시기에 맞춰 연 1~2회 신체구속에 관한 연구회를 개최하여 서비스 방침과 신체구속에 관한 공통의 이해가 끊임없이 이어지도록 할 필요가 있다.

또한 전도 등의 사고 기록을 분석하여, 사고를 미연에 방지하기 위한 대책을 효율적으로 연구해야 한다. 그 결과를 바탕으로 시설별 신체구속의 평가 방법 또한 발견할 수 있을 것이다.

일전, 우리들은 고령자가 침대를 벗어나 생활하는 방법을 추진한 적이 있었다. 그 결과 휠체어에 고령자를 구속하는 상황이 발생했다. 침대를 벗어나 생활을 하게 하려던 본래의 목적은 잊히고 어느 샌가 침대를 벗어나는 행위 자체가 목적이 되어 버린 것이다. 신체구속 폐지에 있어서도 그러한 위험성이 도사리고 있다. 신체구속 폐지가 목적이 아니라, 고령자의 인권을 보장하고 고령자가 자기다운 생활을 영위할 수 있도록 하는 것이 목적이다. 이러한 원칙을 잊지 않고 구속 폐지를 추진하여 고령자도 직원도 즐거움이 넘치는 날들을 보낼 수 있도록 노력해야 한다.

신체구속 폐지를 위한 병원 운영·관리 노하우

의료법인 게이진카이 조잔케이병원 간호부장
이마이 히데코

1 조잔케이병원 구속 폐지에 관한 경과보고

(1) 조잔케이병원 개요

266개 요양 병상 : 특수질환 요양병동(Ⅰ)
　　　　　　　　3개 병동(136개 병상)
　　　　　　　　특수질환 입원관리 가산 병동
　　　　　　　　2개 병동(91개 병상)
　　　　　　　　간호 보건 병동 3개 병동(139개 병상)

입원 평균 연령 : 71세

1998년 일본의료기능평가기구, 장기요양 인정, 2001년 1월 ISO9001 등록

2004년 1월 ISO9001 등록

입원 환자 주 병명 : 뇌혈관 장애 만성기 67%, 그 외 경추 손상, 뇌좌상, 신경계 난치병 등이며 97%의 환자가 재활치료를 받고 있음.

간호 체제 : 특수와 특수가산 4:1, 4:1, 간호보험 6:1, 3:1

(2) 구속 폐지 경과와 대처

1998년 일본의료기능 평가기구·장기요양으로부터 심사를 받을 때였다. 의료 수준 보장의 하위 항목에 간호 수준 관련 설문으로 '구속을 하고 있는가.'라는 것이 있었다. 그 당시 속박 수준의 행위는 없었으나 전락 방지를 위해 Y자 형의 고정대 등을 사용한 구속은 있었다. 구속의 정의는 무엇이며 그 종류에

는 무엇이 있는지 간호부의 업무검토위원회에서 문헌을 통해 공부하고 있었다. 그 때부터 침대의 난간, 휠체어 테이블 장착 등 의식하지 않았던 행위가 구속이 될 수 있다는 것을 간호직원들에게 이해시키기 위해 안내서를 작성했다.

당 원에서는 1997년 4월부터 매년 주제를 정해 원장, 의사, 간호부장, 부 간호부장, 간호사장, 주임이 모여 월 1회 사례 검토회를 열고 있다. 말기 간호를 주제로 한 2년간의 사례 검토가 끝나고 1999년 4월부터 억제 관련 사례 검토를 시작하였으며 사례의 내용에 따라서는 재활치료 담당 직원도 모임에 참가하였다.

검토 내용은
① 왜 구속을 하고 있는가.
② 구속을 풀 수 없는 이유는 무엇인가.
③ 구속을 풀기 위한 방법은 무엇인가.
등이었다.

각 병동의 주임들이 구속을 풀 수 없어 곤란에 처한 사례를 서류로 제출하고 그것을 검토하는 방법을 통해, 병동 책임자 간에 구속에 대한 인식과 대처 방법이 확산되어 교육적인 성과를 거둘 수 있게 되었다.

1998년 9월, 병동에서 간호직원의 구속에 관한 의식 조사를 실시하여 원내 연구발표회를 통해 보고하였다. 그 결과 전 병동의 직원 사이에 구속에 관한 관심이 고조되기 시작했다. 1999년 6월에는 입원환자 366명 전원을 대상으로 구속에 관한 실태조사를 실시하였다. 구속 항목은 1999년 3월 '노인 전문 의료를 고민하는 모임'이 실시한 설문조사에 사용된 15개 항목을 기초로 하였다.

그 결과 당 원의 구속은 231건으로 조사되었다. 벙어리장갑 착용시키는 행위 11건, 티셔츠 옷자락을 허벅지 부분에서 묶어 움직임을 속박하는 행위 14건, 팔을 침대에 묶는 행위 1건, 침대 난간 양 쪽을 고정하는 행위 5건, 휠체어에 벨트를 장착하는 행위 10건, 침대 사방에 난간을 설치하는 행위 130건, 휠체어에 Y자 고정대를 장착하는 행위 51건, 휠체어에 테이블을 설치하는 행위 8건, 향정신성 의약품을 사용하는 행위 1건이 그 내용이었다. 이 자료는 척수 손상으로 의식은 확실하나 사지가 마비된 환자의 가슴에 고정 벨트를 착용하는 행위 등도 구속으로 간주하여 모두 포함한 수치이다.

설문 조사 결과가 나온 뒤 나카가와 츠바사 원장은 '억제 폐지에 적극적으로 동참하여 지역 전체로 확산시킬 필요가 있으므로 홋카이도에서도 구속 폐지를 선언하자'는 방침을 내어놓았다. 이에 1999년 7월 29일 '구속 폐지 선언'이 원내·외에 공표되었다.

표1 구속 폐지 선언

우리는 이제 '구속 폐지'를 선언한다.
인간으로서의 긍지를 존중하고 배려가 있는 간호를 실천하겠다.
- 구속이 무엇인가를 고민하고 행동하겠다.
- 구속을 없애기로 결의하며 이를 실행하겠다.
- 구속이 최대한 제로에 근접할 수 있도록 노력하겠다.
- 이를 지속하기 위해 언제든 원내를 공개하겠다.
- 구속 폐지를 지역에 확산시키기 위해 노력하겠다.

'구속 폐지 선언'의 내용은 다음 장에서 소개하는 대로이며 이를 각 병동과 엘리베이터 앞 등에 게시하였다.

으며 병원의 방침에 따르겠다는 의지를 확인할 수 있었다. 이제부터는 구속을 푸는 것이 어려울 것으로 예측되는 환자를 대상으로 하기 때문에 상태를 면밀히 관찰하여 연구와 노력을 해나가는 것이 과제로 남는다.

2 구속 폐지를 향한 구체적인 실천

(1) 초기 목표 설정

구속을 제거해도 괜찮다고 생각하는 환자부터 구속을 푼다.

모든 간호직원이 구속을 폐지한다는 의식의 통일을 꾀한다.

> 경과와 과제

구속을 받고 있는 환자의 상태를 관찰하고 구속을 풀어도 괜찮을 것으로 판단되는 환자부터 폐지를 진행했다. 그 결과 1개월 후 161건, 2개월 후 137건, 3개월 후 119건, 4개월 후 113건으로 구속 횟수가 감소하였으며 4개월 만에 118건의 구속을 풀 수 있게 되었다. 4개월 만에 51%로 구속이 줄었다는 것은 놀랍지만, 이 시기의 구속 폐지는 비교적 간단히 제거할 수 있는 성격의 구속이 주 대상이었기 때문으로 판단된다.

구속 폐지 선언 2주 후 모든 간호직원을 대상으로 구속 폐지에 대한 설문조사를 실시했다. 그 결과, 대다수가 구속 폐지 선언에 긍정적으로 응답했

(2) 제1단계 목표 설정

구속을 제로 수준에 도달시키기 위해 안전을 고려한 구속 폐지 방법을 연구 실천한다.

> 경과와 과제

이 시기는 환자의 상태를 파악하고 간호 계획에 따라 보호 관찰을 강화하는, 이른바 구속 폐지와의 장기전에 돌입하는 때였다. 타 부문의 의사 및 재활 직원과의 협력과 연계가 구속 폐지의 중요한 열쇠였다.

사례 가운데는 6개월에 걸친 시행착오 끝에 구속 폐지에 성공한 경우도 있었으며 구속을 푸는 것이 무리라 여겨지는 경우도 있었다. 그러나 어떠한 경우에도 대책을 연구하고 노력한다는 병동장의 의지로, 시행착오를 거듭한 결과 시간이 지나면서 차츰 구속 폐지가 가능해졌다. 그러자 이제 구속 폐지 곤란 사례에 대처해야 하는 과제가 등장했다.

(3) 제2단계 목표 설정

구속 폐지 곤란 사례의 구속을 제로 수준에 도달시키기 위한 대책을 연구 실천한다.

> 경과와 과제

구속 폐지 곤란 사례 가운데, 침대 난간 4개로 전

그림2 신체구속에 관한 모니터 시트

신체구속에 관한 모니터 시트

병동   년   월   일

환자 이름 _____ 성별(남, 여) 연령 (세)
진단명(병명) _____
치매성 노인의 일상생활 자립도 (   ) 간호 필요도(   )
이하 3개 상태 항목을 만족할 경우에 한해 불가피한 신체구속을 시행하나 그 정도는 최소한으로 한다.

> A 환자 본인 혹은 타 환자의 생명 또는 신체가 위험에 처해질 가능성이 현저히 높음.
> B 신체 구속 및 기타 행동 제한의 시행 이외에 대체 간호 방법이 없음.
> C 신체 구속 및 기타 행동 제한은 일시적인 것임.

신체구속이 필요한 이유
신체구속 방법(억제 체크 항목)
신체구속 시간대 및 시간
회의 내용   (구속 해제일   월   일)
가족 의향 가족 서명 _____ (환자와의 관계 _____)

기록인	담당의사	간호사장
간호부장	원장	

의료법인 게이진카이 조잔케이병원   승인일 2002.04.01

락사고를 막는 것을 대신하여 매트리스를 바닥에 까는 것이 오히려 안전에 더 위험하다고 판단된 경우가 있었다. 그리하여 높이 24cm의 저상 침대에 20cm 간격으로 조작할 수 있는 난간을 고안하여 주문 제작했다. 제1단계의 지속을 위해 노력하는 가운데 자세 유지 장치 개발 등을 통해 구속을 2건까지 감소시킬 수 있었다.

이제 새로운 과제는 구속하지 않는 상태가 당연시 여겨지도록 유지하는 것이며 보고를 통해 구속을 하지 않는 상태를 관리 지도하는 것이다.

(4) 제3단계 목표 설정

신체구속 이외, 언어를 통한 구속과 일상적 행위도 검토한다.

경과와 과제

신체구속이 폐지되고 제로에 근접하는 시점에서 말이나 태도에 의한 구속이 문제가 되어 1개 병동에 대한 조사를 실시했다. 말은 신체 구속과 마찬가지로 인권과 존엄을 무시하는 중대한 문제로 보고 병원 전체가 이에 대처하기 위해 전 직원을 대상으로 두 차례 설문조사를 실시했다. 간호사와 간호직원 양쪽 모두 부정적인 언어나 구속적 언어를 사용했으며, 바쁜 경우나 혹은 호출이 빈번한 환자에 대해 그러한 언어를 사용했다는 결과가 나왔다.

언어 및 태도에 의한 구속은 받아들이는 사람마다 기준이 달라 판단이 어려운 부분도 있지만 설문조사 실시를 통해 직원의 인식을 재고하는 효과를 거둘 수 있었다. 언어 및 태도의 구속 행위에 당면했을 때 누구든 주의할 수 있는 환경을 만들기 위해 지속적인 의식 재고가 필요하였으며 이에 간호부서 차원에서 '언어에 의한 구속 폐지'의 기준을 세워 간호 업무 기준에 삽입했다.

(5) 직원 교육

위에서 살펴본 바와는 별도로 직원 교육제도 또한 정비하였다.

- 전 병동장에게 구속 폐지를 실시하도록 지도하였다.
- 구속 폐지 곤란 사례에 관한 학습회를 현장 직원이 지속적으로 실시하게 했다.
- 시팅(seating) 위원회를 중심으로 사례를 검토해 바른 자세 유지를 위한 쿠션 선택이나 필요에 의한 환자 맞춤 휠체어를 제작했다.
- 원내에 구속 폐지 위원회를 구성해 현장 직원도 사례 검토 및 병원 내외의 구속 폐지 시행 및 대책 수립에 참여하도록 하였다.
- 병원 연수의 목적으로 간호사와 간호직원 전원이 구속에 대한 기본적인 이해를 할 수 있도록 비디오 학습을 실시하였다.
- 구속을 풀 수 있을 것으로 판단되는 환자부터 실시하며 무리하지 않았다.
- 골절 사고를 우려해 거부하는 가족의 경우 이해를 얻을 때까지 천천히 설득했다.
- 전도·전락 사고의 위험이 있는 환자의 경우 어떤 경우에 일어서는지, 움직임의 경향은 어떠한지를 충분히 관찰하였다.

표1 구속 폐지 대처						
구속 내용	조잔케이병원(366명)					노인 전문 의료를 생각 하는 모임(11527명)
	1999년 6월	1999년 10월	2000년 3월	2001년 3월	2002년 3월	1999년 3월
1) 배회하지 않도록 휠체어·침대에 몸이나 사지를 속박함	0	0	0	0	0	76(0.7%)
2) 전도·전락을 방지하기 위해 침대에 몸이나 사지를 속박함	0	0	0	0	0	53(0.5%)
3) 링거 주사·정맥영양 튜브를 빼지 못하도록 벙어리장갑을 착용시킴	11	12	2	1	0	156(1.4%)
4) 링거 주사·정맥영양 튜브를 빼지 못하도록 팔을 속박함	1	0	0	0	0	171(1.5%)
5) 휠체어에서 미끄러지지 않도록 허리끈을 채움	10	6	4	0	0	228(2.0%)
6) 휠체어에서 미끄러지지 않도록 Y자형 억제대를 채움	34	3	1	0	0	469(4.1%)
7) 휠체어 위에 일어서지 않도록 허리끈을 채움	0	3	1	0	0	36(0.3%)
8) 휠체어 위에 일어서지 않도록 Y자형 억제대를 채움	17	3	0	0	0	163(1.4%)
9) 휠체어에서 미끄러지지 않도록 휠체어 테이블을 장착함	6	3	3	0	0	131(1.1%)
10) 휠체어 위에 일어서지 않도록 휠체어 테이블을 장착함	2	1	0	0	0	38(0.3%)
11) 옷이나 기저귀를 벗는 환자에게 요양복(상하 일체복)을 입힘	14	8	0	1	0	529(4.6%)
12) 침대 난간을 양쪽에 설치하고 내리지 못하게 고정함	5	0	1	0	0	447(3.9%)
13) 침대 난간을 각 방향 4개 장착함	130	74	23	0	0	1453(12.6%)
14) 식사가 어려울 정도의 필요 이상 수면, 무기력증을 불러일으키며 정신작용을 감퇴시키는 항정신성약품을 사용함	0	0	0	0	0	29(0.3%)
15) 잠금장치를 한 병실에 환자를 둠	0	0	0	0	0	46(0.4%)
합 계	231건	113건	35건(31명)	2건	0건	4025건

- 회의를 통해 검토하여 사안을 진행했다.
- 매월 구속 상황을 간호부서에 보고하고 자료화 하여 제시했다.
- 다른 대안이 없어 불가피하게 구속을 해야 할 경우 모니터 시트를 제출했다(그림 2).

3 조직적 대처의 효과

병원이 일체가 되어 조직적으로 협력 체제를 구축한 것이 커다란 성과로 이어졌다고 할 수 있다. 하드웨어적인 면이나 타 부문의 협력 없이는 구속 폐지를 달성하기 어려웠을 것이다. 전 직원이 협력한 결과 팀워크가 향상된 것도 도움이 되었다.
- 타 부서 간 협력의 예로, 의사는 링거주사의 처치도 회의를 열어 검토하여 내복약으로 바꿀 수 있을 경우는 내복약으로 결정하고 위루관이 적절하다고 판단될 경우 비강에서 위루로 바꾸어 시술할 수 있게 되었다.
- 재활 직원으로부터는 근력 향상 훈련이나 신체 균형과 관계된 행동 등 위험성이 있는 행동에 대한 조언을 얻을 수 있었다.
- 환자의 상태 변화를 조기에 발견할 수 있게 되었다.
- 환자의 신체 기능을 향상시킬 수 있었다.
- 무엇보다 구속 폐지를 통해 간호의 질이 향상되고 간호 직원이 '구속 폐지를 잘했다'는 만족감을 얻을 수 있었다.
- 구속 폐지를 실시하여 결과를 얻음으로써 업무에 전향적으로 임하는 의식이 싹트게 되어 직장에 활기가 생겼다.

표2 구속 폐지 1년 전과 구속 폐지 후의 사고 보고서 (간호부문 집계)

기 간	전도	전락	골절 전도·전락·기타		합계
구속 폐지 전 98년 8월~99년 7월	93건	25건	3건	1건	122건
구속 폐지 후 99년 8월~00년 7월	69건	25건	4건	0건	98건

표3 병원 전체의 전도·전락 사고 보고서 (병원안전위원회 집계)

기 간	전도	전락	골절 전도·전락·기타		합계
구속 폐지 후 00년 8월~01년 7월	153건	104건	4건	2건	257건
구속 폐지 후 01년 8월~02년 7월	190건	145건	5건	2건	335건
구속 폐지 후 02년 8월~03년 7월	150건	119건	5건	2건	269건

4 사고 대책과 그 결과

구속을 풀어서 생기는 사고에 관한 대책으로 아래와 같은 방침을 세웠다.
- 입원 당일에 의사, 의학치료사, 작업치료사, 간호사가 자립도를 평가하고 마비, 인지도, 기립, 이동, 휠체어 보관 장소 등을 검토함.
- 전도·전락의 위험성을 예견하여 본인과 가족에게 설명함.
- 사고가 일어났을 때의 대응 순서를 작성하여 순서에 따라 대응함.
- 환자의 상태를 관찰하고 파악하여 간호 계획을 작성하고 실시함.
- 환자에게 적합하게 환경을 조정하고 침대 주변을 정리정돈함.
- 근력 향상 훈련, 신체 균형 훈련을 실시함.
- 상태에 따라 간호사실에서 보호관찰을 실시함. 또한 관찰 담당자가 신속히 대처할 수 있는 병실에 배치함.
- 침대 옆에 매트 등을 깔아 전도 시의 충격을 완화함.
- 저상 침대를 설치함.
- 센서(적외선 센서, 자리이탈 감지 센서, 배회 감지 센서)를 사용하거나 개별 대응이 가능한 센서로 교환할 수 있도록 물품을 고안함.
- 골절 방지대 착용.
- 적시에 회의를 개최하여 세밀하게 대응함.

사고 방지 대책으로 저상 침대를 사용한 것은 효과가 매우 컸다. 또한 침대 난간 4개를 고정시킨 문제의 전도 방지 대책은 난간을 20cm 간격으로 움직일 수 있게 고안하여 주문 제작하는 것이었다.

　구속을 풀면 사고가 증가할 수 있다는 걱정은 있었지만 골절 사고 등도 늘지 않았다. 구속 폐지를 위해 개별적인 간호 계획(보호 관찰의 강화 등)이 철저하게 실시된 결과라 할 수 있겠다.

　2000년도에 ISO 승인을 받고 환자안전위원회에서 전도·전락에 관한 기준을 세웠다. 여기에서 전도는 발바닥 이외의 신체가 지면에 닿을 경우로 정해 놓고 있어, 이 기준에 따라 보고서를 제출했기 때문에 건수가 증가한 것이다.

끝으로

　현재 당 원의 직원은 구속을 하지 않는 것을 당연시하고 있으며 타 병원·시설에서 구속을 받아온 환자들도 당 원 입원 후 면밀한 관찰을 통해 구속이 없는 간호가 가능하게 되었다. 그러나 어떠한 대안도 없어 불가피한 구속이 필요한 경우에는 관계자의 협의, 모니터 시트 제출, 구속 철회 가능일, 구속 철회일에 대한 보고를 필수 항목으로 상정해야 한다. 모니터 시트는 구속을 하려는 도구가 아니라 현재 구속을 하고 있음을 명확히 의식하기 위한 도구이다.

신체구속 제로를 위한 시설 조성

사회복지법인 기타구사회복지사업단
기타구립특별요양노인홈 시미즈사카아지사이장 부시설장
조카이 후사에

1998년 10월 28일에 개설된 시미즈사카 아지사이장(이하 노인홈)은 부지 7,200제곱미터, 연면적 9,200제곱미터, 지하 1층, 지상 5층 규모의 노인 복지 시설이다. 노인홈의 입주자는 120명, 단기 거주 40석, 데이서비스(재택 노인을 시설에 데려와 주 1~2회 식사, 목욕, 재활 치료 등의 서비스를 제공하는 일본의 복지 제도) 일평균 45명과 아울러 재택간호 지원센터·방문간호 사업·재택간호 지원 사업을 실시하고 있는 대형 시설이기도 하다.

노인홈 개설 초창기에 입주자를 선정할 때는 1년 반 후의 간호보험 도입을 근거로 하여 600여 명의 대기자 가운데 이른바 '문제 행동'을 보이는 치매증상 환자를 우선으로 하였다. 그 결과, 입주가 결정된 사람들 가운데 치매 진단을 받은 사람이 91명에 이르게 되었다. 또한 입주자의 70%가 노인홈 입주 전 병원이나 노인 보건 시설에서 생활하고 있었다.

2002년 3월 말 입주자 상황을 보면 평균 간호 필요도 4.23, 평균 연령 85.5세, 치매가 있는 사람이 약 90%로 조사되고 있다. 개설로부터 3년 반 정도가 지난 노인홈의 간호방침·간호내용·복지용구에 대한 연구 등을 소개하겠다.

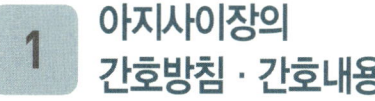

1 아지사이장의 간호방침·간호내용

입주자에게 있어 노인홈은 생활의 장, 즉 집이다.

그런 만큼 '생활에 관리는 불필요함'을 간호의 기본 방침으로 세우고 있다. '관리하지 않는다'는 것은 노쇠나 장애를 있는 그대로 받아들인다는 뜻이다.

'노인의 삶'이란,
- 눈을 뜰 때가 아침, 졸릴 때가 저녁, 공복이 식사 시간
- 내일과 장래를 위해 오늘을 인내하지 않는다. '지금이 최고'인 날을 산다.
- 입주자에게 규칙을 강제하거나 가르치지 않는다.

와 같다.

이와 같은 사항을 구체적인 간호 내용으로 삼게 된 계기는 개설 당시 실시했던 직원연수였다. '자신을 안심하고 맡길 수 있는 노인홈의 조건'을 주제로 그룹워크를 실시했다. 각 그룹에서 나온 의견들 중 공통적이었던 것이 아래의 항목이다.

- 본인의 생활습관을 그대로 가져 온다(음주, 흡연 등도 타인에게 폐가 되지 않는 범위 내에서 자유).
- 식사가 마음에 들지 않으면 배달 음식을 주문할 수 있다.
- 면회는 언제든 자유롭게 가능하다. 음식물 반입에 제한이 없으며 그것을 가족과 함께 먹을 수 있다.
- 용변은 기저귀가 아닌 화장실이나 휴대용 변기를 이용하도록 유도한다.
- 유치한 놀이나 작업을 집단으로 강제하지 않는다.

'어떠한 간호를 제공하는 노인홈이 될 것인가'가 아니라 '어떠한 간호 내용이면 안심하고 자신을 맡길 수 있을 것인가'를 노인홈의 간호 방침으로 세워

고령자 측에서 볼 때 바람직한 노인홈의 모습을 구체화한 것이다. '신체구속 없는 노인홈'과 같은 말은 어느 그룹에서도 나오지 않았다. 고령자 입장에 서서 시설을 꾸려온 결과 구속 없는 시설 운영이 가능했던 것이다.

간호의 기본은 식사·용변·목욕을 사람답게 할 수 있도록 돕는 것이다. 식사는 세 번 모두 두 시간 범위 내로 하고 있다. 당연히 두 시간에 끝나지 않는 입주자도 있다. 그 경우에는 냉장고 등에 보관하여 '먹고 싶을 때가 식사시간'이라는 방침을 실천하고 있다. 두 시간이라는 설정도 먹고 싶은 사람부터 대중없이 시작해 대중없이 마치는 식이다. 동시에 시작해 동시에 마치는 식의 식사가 아니기 때문에 한 사람 한 사람에게 시간과 공을 들여 보조를 할 수 있다는 이점이 있다.

용변의 경우는 개설시 각 층에 두 대씩, 합계 여덟 대를 준비한 기저귀 교환차를 한 번도 사용하지 않고 있다. 우리들은 기저귀 교환이 용변에 관한 간호라 생각하지 않는다. 이는 단순한 뒤처리에 지나지 않다. 스스로 변소에 갈 수 있는 입주자는 10%도 되지 않는다. 변의를 느끼지 못하는 입주자라도 앉는 자세를 취할 수 있다면 평소에 기저귀를 착용하지 않고 화장실이나 휴대용 변기를 이용하도록 유도했다. 배변 반사가 잘 일어나는 식후를 중심으로 하였기 때문에 입주자를 유도하기도 어렵지 않았다.

목욕의 경우는 각 층별로 네 종류의 욕조가 설치되어 있다. 노인홈 개설 후 얼마간은 주 4일을 목욕일로 지정하고 있었다. 그런데 욕실 앞 복도에서 순

서를 기다리고 있는 입주자의 모습이 눈에 띄기 시작했다. 복도에서 순서를 기다리는 일을 없애기 위해 목욕일을 주 6일로 바꾸었다. 그 결과, 1일 입욕자 수가 줄게 되고 목욕 보조 또한 한 명의 직원이 한 명의 입주자를 전담할 수 있게 되어 문자 그대로 고령자 맞춤형 계획이 가능해졌던 것이다.

2 하드웨어 개선, 복지 도구의 선정과 연구

시설의 간호 이념과 그 방침을 구체화하기 위해서는 건물 구조나 부대설비와 용구의 선정도 중요하다. 나의 경우에는 1998년 4월에 발족한 노인홈 개설 준비실에 몸담고 있다. 준비실이 관여할 수 있

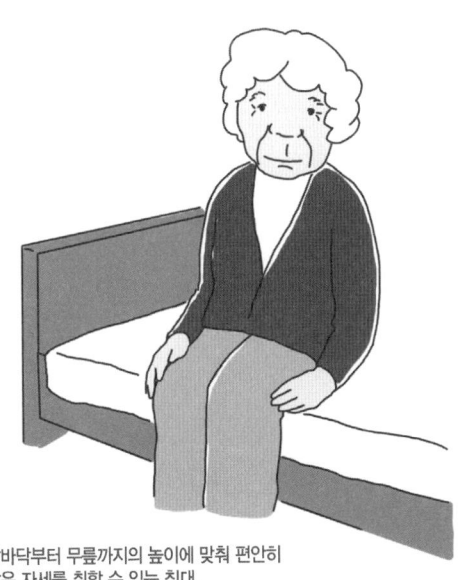
발바닥부터 무릎까지의 높이에 맞춰 편안히 앉은 자세를 취할 수 있는 침대.

었던 것은 비품인 복지 용구의 선정과 입주자 결정, 신규채용, 직원 연수 부분이었다. 건물 구조와 부대시설에 대해서는 실제 운영이 시작된 후에야 적합하지 않은 부분들이 밝혀져 최근의 3년 반 사이에도 작은 개보수를 반복하고 있다.

비품인 복지 용구 선정에 있어서 유의할 점은 그것이 입주자의 능력을 신장시킬 수 있어야 한다는 것이다. 입주자가 능력을 발휘할 수 있으면 간호도 즐거워진다는 발상이다. 이 시점에서 침대 및 주변 용품, 식당 탁자와 의자, 휠체어를 선정했다. 항목별로 선정의 바탕이 된 사항과 이후의 연구에 대해 소개하겠다.

(1) 침대와 주변 용품

침대

침대라고 하면 보통 높이 조정 기능이 있느냐 없느냐에 가장 관심이 가기 마련이다. 그러나 더욱 중요한 것은 매트리스의 폭이다. 매트리스의 폭이 넓으면 침대 위에서 자유롭게 움직일 수 있다. 반대로 폭이 좁을 경우 자유롭게 움직이는 것이 불가능하므로 체위를 바꾸어 주는 간호가 필요하게 된다.

또한 지금까지의 기저귀 교환은 침대 높이를 높여서 하는 것이 간호인의 요통 예방에 효과가 있다고 여겨져 왔다. 그러나 기저귀 교환은 일정 수준의 힘이 필요한 작업이다. 오히려 간호인이 침대에 한쪽 무릎을 얹고 하는 편이 쉽다. 이를 위해서도 간호인이 무릎을 올릴 공간이 있는 매트리스의 폭이 필

요하다.

일본인이 즐겨 쓰는 일인용 이불의 폭은 100cm이다. 그런데 일반적으로 보급되어 있는 요양형 침대 매트리스의 폭은 83~84cm이다. 신체를 자유롭게 움직일 수 있을 때는 매트리스의 폭이 좁아도 어떻게든 되지만 기능이 저하된 고령자일수록 자유롭게 움직일 수 있을 정도의 폭이 중요해진다.

침대의 높이는 입주자 개인별로 발바닥에서 무릎까지의 높이에 맞추는 것을 원칙으로 하고 있다. 높이를 이렇게 설정할 경우 설령 침대에서 떨어지더라도 큰 부상은 입지 않는다. 높이는 2cm 간격으로 36~42cm 사이에 4단계가 있다.

모든 침대의 매트리스 폭을 100cm로 할 생각이었지만 방을 만들 때 설치된 수납장의 위치가 방해가 되어 결국 폭 100cm는 개인실에만 20대, 91cm 110대, 84cm 30대를 준비하였다.

사이드 레일과 이동용 바

침대를 160대 구비하였으나 사이드 레일은 40개(20대분)만 준비하였다. 대신 60cm 폭의 이동용 바 70대를 준비하였다. 침대의 높이를 본인의 무릎 높이로 맞추어 똑바로 앉은 자세를 취할 수 있으므로, 몸을 앞으로 기울여 일어설 때 짚을 도구는 사이드 레일이 아니라 이동용 바이다. 폭을 60cm 정도로 잡은 까닭은 몸을 앞으로 깊숙이 기울일 때 자세를 유지하기 쉽게 하기 위함이다. 이 또한 본인이 힘을 발휘할 수 있게 하여 간호 부담을 덜어주는 효과로 이어지고 있다.

시트

시트 교환은 간호업무 중에서도 만만치 않은 시간을 차지하고 있다. 침대 위에서 24시간을 보내는 것이 아니라 식사·용변·목욕 등으로 자리를 이동하기 때문에 평평한 시트보다 원터치 시트가 효율적이다. 이에 혼방 소재로 된 일반용 시트와 원터치 방식의 실금용 시트를 개발했다. 특히 실금용의 경우 이전까지 고무소재 시트와 보조시트 3장을 사용해 왔으나 한 장으로 해결할 수 있게 되었다. 구김도 없으며 기존의 평평한 시트에 비해 수고로움도 3분의 1 수준으로 줄었다. 침대의 높이가 높을수록 시트 교환은 쉽지만 원터치 시트의 도입 덕분에 저상 침대에서도 시트 교환에 큰 어려움을 겪지 않게 되었다.

침대용 테이블

침대 위에서 식사를 하고자 할 때 사이드 레일에 걸치는 판형의 테이블이 있다. 노인홈에서는 사이드 레일을 20대분 밖에 준비하지 않았으며 판형 테이블

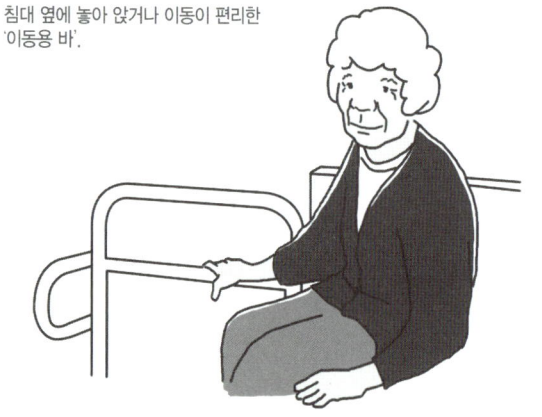

침대 옆에 놓아 앉거나 이동이 편리한 '이동용 바'.

은 전혀 도입하지 않았다. 생활 활동의 시작을 침대를 세운 상태에서 식사를 하는 것으로 설정하지 않았기 때문이다. 또한 바퀴가 달린 이동식 테이블도 없다. 식사는 식당에서 하고 침대는 잠을 자는 곳이라는 전제가 깔려 있는 것이다. 다만 본인이 개인 주거실에서 식사하겠다는 의사를 보이는 경우나 상태에 따라서는 그 편이 바람직할 때도 있다. 이를 위해 준비한 것이 높이 조정이 가능한 재활 탁자 40대이다. 설령 주거실에 있더라도 침대에 정자세로 앉거나 침대 옆 의자에 앉아 식사를 할 수 있게 하기 위해 준비한 것이다. 몸을 지탱할 수도 있는 이 탁자는 식사는 물론 취미 작업 등의 다양한 목적에 활용할 수 있다.

휴대용 변기

노인홈의 주거실은 63실(개인실 20, 2인실 16, 4인실 27)이며 각각의 방에 화장실이 있다. 그러나 화장실이 있어도 이를 이용하기 어려운 입주자도 있다. 옆의 틈이 좁은 공간에 변기가 배치된 구조이기 때문에 용변 시 간호 보조를 하는 것도 어렵다. 또한 야간에는 침대 옆에서 용변을 보는 것이 마음이 놓이는 입주자도 있다. 이에 주거실 수를 상회하는 70대의 휴대용 변기를 준비하였다.

휴대용 변기도 다양한 형태가 있어 아래와 같은 기준으로 선정하였다.

- 변좌의 높이를 조정할 수 있는 것.
- 팔걸이가 튼튼하여 일어설 때 지지할 수 있어야 하며 탈착이 가능하고 접이식 팔걸이도 가능함. 침대에서 변기로 옮겨 앉을 때 방해가 되는 경우가 있기 때문.
- 일어설 때 충분히 다리를 당겨 몸을 앞으로 기울일 수 있도록 발밑 공간 확보가 가능한 것.
- 장시간 앉은 자세를 취해도 엉덩이가 불편하지 않도록 변좌에 쿠션이 설치된 것.
- 청결 확보를 위해 손질이 간단한 것.

(2) 식당 탁자

식당 탁자는 시설 개설준비 중일 때부터 많은 사업자들의 제의가 있었다. 복지선진국이라 불리는 북유럽 제품의 경우 간호담당자 한 사람이 4~5명의 식사 보조를 할 수 있는 형태로 높이 조정 기능이 있는 제품도 있다. 높이 조정 기능에 대해 누구의 높이에 맞추는 것인지 업자에게 물어 본 적이 있다. 그러자 '수많은 노인홈에서 본 제품을 도입하고 있으나 지금까지 그와 같은 질문은 받아 본 적이 없다'는 대답이 돌아왔다.

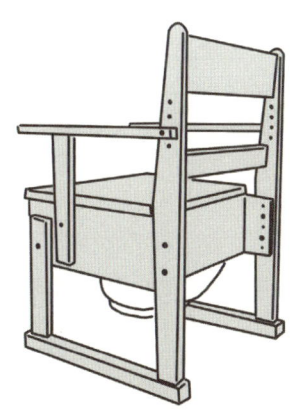

외부가 목재로 제작되어 방에 설치해도 위화감이 적은 '휴대용 변기'. 팔걸이, 의자 높이를 다양하게 조절할 수 있다.

한편 높이가 고정되어 있는 탁자는 모든 제품이 높이 70cm 정도였다. 이는 일반적인 휠체어의 팔걸이가 탁자 아래로 들어가는 높이이다. 휠체어의 팔걸이가 들어갈 수 있느냐가 높이를 결정하는 조건일 것이다.

그러나 휠체어에 앉아 식사를 할 때 팔걸이가 식탁 아래로 들어가 버리면 신체가 식탁에 딱 붙어 앞쪽에 여유 공간이 사라진다. 게다가 입주예정자의 75%가 여성으로, 신장이 135~140cm 정도인 경우도 드물지 않았다. 이 정도 키에 70cm 높이의 식탁에 앉으면 식탁의 높이가 가슴 위치 정도가 된다. 이래서야 제대로 된 식사가 불가능하다.

직립보행을 하는 인류의 식사 자세는 문화나 민족에 관계없이 '다소 앞으로 기울어진' 것이 공통점이다. 주저앉거나 곧추앉거나 책상다리를 하거나 의자에 앉거나 어떤 경우라도 앞으로 기울어진 자세로 식사를 한다. 앞으로 기울어진 자세일 때, 음식물을 보면서 손이나 젓가락과 같은 도구를 사용해 입에 넣는 것이다. 이 경우 식탁의 높이는 적어도 팔을 걸치는 높이 이하가 아니면 식사에 불편을 초래할 수 있다.

이러한 점을 고려해 아지사이장 식당의 탁자 높이는 63cm로 일반적인 식탁보다 7cm 낮은 것으로 채택하였다. 기존 제품에는 이 높이의 식탁이 없었으므로 특별 주문을 해야 했다. 63cm 높이의 4인용 식탁의 판 아래쪽에는 필러가 붙어있어 무릎을 부딪칠 위험이 있어 이를 완만히 깎아 놓았다. 이 식탁에서의 식사가 불편할 경우에는 앞서 소개한 높이 조정 기능이 있는 1인용 탁자인 재활 탁자를 사용하고 있다.

(3) 식당 의자

일반적인 의자의 높이는 40cm이다. 그런데 안정감 있는 앉은 자세를 취하도록 침대 높이를 36~42cm 사이에서 2cm 간격으로 설정할 수 있게 하였으므로 당연히 의자도 이에 상응하는 높이로 조정해야 한다. 이에 식당 의자는 38, 39, 40cm 3종류를 마련했으며 발바닥이 바닥에 제대로 착지되지 않는 경우는 족대(뒤에 자세히 설명하겠다. 아지사이장에서는 잡지 등을 묶어 족대를 만들었다.)로 이를 보정하였다.

▶ 사례

O입주자(97세, 남성)는 키가 170cm로 건장한 편이다. O씨가 발열로 병원에 입원을 하게 되자 모든 식사를 떠먹여주어야 했다. 급성기 증상도 치료되었으며 열흘째 되던 날은 퇴원 허가도 내려졌다. 그런데 O씨의 부인(72세)이 노인홈에 상담을 하러 왔다. 부인은 "입원 후부터 모든 식사를 거들어야 했기 때문에 간호가 여간 힘들지 않았어요. 노인홈 입주 허가를 받는 데도 시간이 걸릴 수 있어서 주치의와 상의해서 7일 정도 퇴원을 연기하기로 했습니다"라고 말하는 것이다.

지금 퇴원해도 노인홈에 바로 입소할 수 있다고 하여 O씨는 다음 날 오전에 노인홈으로 돌아왔다. 돌아온 직후가 점심시간이었는데 O씨는 식당의 항상 앉던 자리에서 천천히 물을 마시고 자기 힘으로 식사를 마쳤다. 옆에 있던 부인이 "아침만 해도 전부 떠먹여줬잖아요"라며 놀란 듯 이야기했다.

> 사정을 들어 보니 병원에서 식사를 할 때는 들어 올린 침대에 등을 기댄 채 다리를 쭉 뻗은 자세를 취해야 했다고 한다. 이 자세로 사이드 레일에 걸친 판형의 식탁에서 음식물을 떠봐야 입에 넣기 전에 거의 다 쏟아져 별 수 없이 도움을 받아야 했던 것이다.

이 사례를 보면 침대에서 식사를 한 것도 원인이지만, 식당의 탁자와 의자라 하더라도 식탁이 너무 높으면 뒤로 기울어지는 자세가 되기 쉬워 결과적으로 자력으로 식사를 하기 어려워진다는 것을 알 수 있다.

이와 같이 입주자가 같은 상태에 있다 하더라도 탁자와 의자의 높이가 본인의 체형에 맞는지에 따라 혼자 식사를 해결할 수도, 도움을 받아야 할 수도 있다. 앞으로 기울어진 자세를 취할 수 있고 손을 자유롭게 움직일 수 있을 때 보조는 불필요해지며 이것이 잔존기능의 유지로 이어진다.

(4) 휠체어

아지사이장에서는 개설할 때 5종 67대의 휠체어를 준비했다. 리클라이닝형(2종. 풀플랫 2대 포함)이 7대. 간호보조형 10대, 자가조작형(2종. 발걸이 탈착·팔걸이 조작형 40대 포함)이 50대이다. 여기에 입주자가 가져온 휠체어도 있었으므로 시설 전체로는 상당한 수의 휠체어를 확보하게 되었다.

● 휠체어 선택 기준

휠체어 이용 목적은 세 가지이다. 하나는 이동 수단, 다른 하나는 의자로서의 기능이며 마지막으로 병상에 누워있는 환자를 일으켜 앉히기 위한 수단이다. 단순히 이동을 위한 도구로 사용할 경우, 그리고 이동 시간이 5~10분 정도인 경우라면 앉는 자리의 편안함보다 휠체어에 옮겨 앉히기 편리한 것을 고르게 된다. 한편 휠체어 의자가 조작이 가능한 경우에는 의자로서의 기능도 중요한 선택 기준이 된다.

● 휠체어 관련 연구 과제

노인홈 개설 당시 준비한 휠체어는 67대였는데 현재는 여기에 모듈 타입의 휠체어 3종이 추가되었다. 모듈 타입은 본인의 신체 기능에 맞출 수 있는 기능이 있어 뒤에 설명할 연구 사항은 필요가 없다. 다만 현재의 간호보험으로는 휠체어는 본인 아니면 시설이 구입을 할 수밖에 없다. 게다가 각도조절 기능이 있는 모듈 타입은 40~60만 엔에 달하는 고가이다.

> ▶ 사례
> 병원 침대에서 1년 반을 지내며 엉덩이 주위에 욕창이 생긴 I씨(94세, 여성)는 입소 직후에는 '네티3'이라는 각도조절 기능이 있는 모듈형 휠체어를 사용하고 있었지만 입소 1개월 후에는 정자세로 앉을 수 있게 되어 자가조작형 휠체어로 바꾸었다. 휠체어는 현재의 장애와 사용 목적에 따라 종류를 바꾸어야 하는 용구이다. 따라서 모든 휠체어가 고가의 모듈형일 필요는 없다.

(5) 휠체어 주변 연구

다음으로 아지사이장에서 개설부터 현재까지 휠체어에 관해 어떠한 연구를 진행해 왔는지 소개하겠다.

- **단순히 이동 도구로 이용할 경우**

주거실에서 식당, 휴게실까지 이동할 경우 아지사이장에서는 휠체어에 앉은 채로 두는 것이 아니라 반드시 의자나 소파로 옮겨 앉을 수 있도록 조치하는 것을 원칙으로 하고 있다. 이것은 간호담당자 자세의 문제이다.

- **휠체어를 장시간 이용할 경우**

① 좌석 부분의 미끄러짐을 방지하기 위해

많은 휠체어의 경우 합성수지 등의 재료로 제작하기 때문에 하중에 의해 느슨해지기 마련이다. 특히 앞쪽이 현저하게 느슨해지기 때문에 전체적으로는 미끄럼틀과 같은 형태가 된다. 이에 좌석 부분에 40cm×40cm 크기의 합판을 설치하고 미끄러짐을 방지하기 위한 시트를 붙였다. 그 위에 적당히 쿠션을 올림으로써 의자에 근접한 안전성을 확보했다. 아울러 쿠션 속에 신문지를 접어 넣어 좌석 앞뒤가 약간 경사지게 하였다.

② 좌석 깊이 조정

일반적으로 보급되어 있는 휠체어의 좌석 부분은 40×40cm이다. 신장이 150cm 이하인 경우에는 좌석 부분의 깊이가 너무 깊다. 이 상태로 등받이에 등을 기대면 무릎 관절 안쪽이 좌석 부분에 닿아 여유 공간이 생기지 않는다. 이것이 신체를 앞쪽으로 내미는 원인이기도 하다.

바로 앉은 자세를 취했을 때 무릎 관절 부분과 좌석 전면 사이에 주먹 하나 정도의 틈이 있어야 한다. 다리를 당겨 앞으로 기울인 자세로 일어설 때도 이 공간의 확보가 중요하다. 좌석 깊이를 조정하기 위해 500ml 들이 페트병 6개를 이용하였다.

③ 발걸이 제거

좌우 발걸이를 장착한 휠체어는 하반신 마비 등의 특별한 경우를 제외하면 사용하지 않고 있다. 이유는

- 발걸이가 신체를 앞으로 내미는 원인이 되므로.
- 다리를 당겨 일어설 때 발걸이 때문에 충분히 다리를 당길 수 없어 앞으로 기울인 자세를 취할 수 없기 때문이다.

④ 족대 제작

휠체어 이동에 도움이 필요한 사람인 경우 휠체어에서 의자로 자리를 옮기기 어렵거나 해당 장소

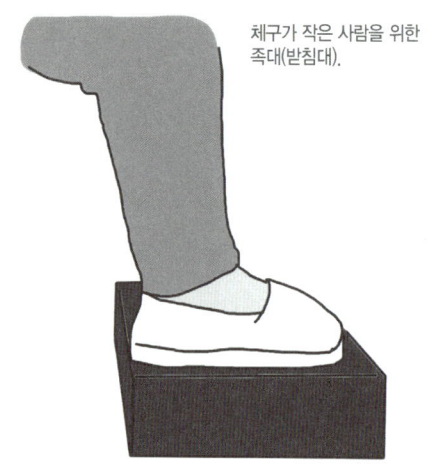

체구가 작은 사람을 위한 족대(받침대).

에 적당한 의자가 없는 상황도 있다. 안정된 자세를 취하기 위해서는 반드시 발걸이를 올리고 발바닥을 바닥에 착지시켜야 한다. '손은 뇌의, 발은 심장의 출장소'라는 말이 있듯 발바닥에 체중을 실으면 다리의 부종도 감소한다. 물론 앉은 자세의 균형도 개선된다.

발바닥이 제대로 착지 되지 않으면 족대를 사용한다. 족대는 B5판 만화책으로 만든다. 두 권을 합쳐 B4 크기에 1, 2, 3단 세 종류의 높이를 만들고 주간지를 이용해 높이를 세밀하게 조정한다. 그 주변을 B4 크기의 골판지로 감싸고 십자형으로 테이프를 감아 고정시킨다. 그 위에 헝겊을 두르면 쓸 만한 족대가 완성된다.

⑤ 안는 베개

휠체어의 가로 폭은 일반적으로 40cm이다. 이 정도 폭이면 몸집이 작은 입주자나 몸 한쪽에 마비 등의 장애가 있는 사람의 경우 한쪽으로 기울어지기 쉽다. 때문에 다양한 쿠션(패드, 수건, 방석)을 사용하지만 이를 좀 더 간편히 하기 위해 '안는 베개'를 만들었다.

안는 베개는 두 종류가 있는데 하나는 천을 봉투 모양으로 꿰맨 뒤 수건을 말아 넣어 방망이 모양으로 만든 것으로 크기나 굵기는 제각각이다. 이것을 등이나 좌석, 경우에 따라서는 대퇴부에까지 이용한다. 다른 하나는 작은 원형의 발포 스티로폼을 넣은 쿠션이다. 발포 스티로폼을 망사에 넣고 덮개를 씌운 것으로 이 또한 크기는 다양하다. 안는 베개는 침대에서 체위를 바꿀 때도 이용하고 있다.

앉아서 자는 수준에 머물지 않기 위해

휠체어에서 일어서기 쉽도록 좌석에 각도를 주면 떨어지거나 미끄러질 가능성이 있다. 선잠을 자고 있으면 일어설 일도 없으므로 종일 선잠을 자도록 내버려 두는 경우가 있다. 그러나 피곤하거나 겨우 식사를 할 만큼의 체력밖에 남지 않은 사람은 눕히는 것이 매우 중요하다. 의자와 침대의 중간 정도의 시설을 만들어 비스듬히 누울 수 있도록 하는 것이 필요하다.

요는 기분 좋게 깨어있는 것이 중요하다. 깨어 있는 것이 아니라 타의에 의해 깨워진 상태라면 앉아서 자고 있는 것과 다를 바가 없다. 앉아서 자고 있는 상태의 입주자에게는 주체성이 없다. 휠체어를 깨워놓기 위한 도구로 사용할 것이 아니라 본인의 주체성을 끄집어내는 도구로 사용하는 것이 현장에서 요구되고 있다.

3 식사 형태 개선 말기 간호시설 개선

(1) 다진 음식 제공 폐지

노인홈 개설 후 1년간은 믹서로 간 음식, 잘게 다진 음식, 다진 음식, 평상식, 4형태의 식사를 제공했다. 다진 음식은 반찬별로 계란, 젤리, 한천 등을 사용하여 모양을 내었으므로 언뜻 보기에는 먹음직했다. 밑반찬은 지하의 주방에서 담았으며 밥과 국물은 밥통과 냄비에 담아 올려 각 층에서 나누어 담았다. 잔반이 생기지 않도록 하고, 사람에 따라 식사량이 다르다는 사실을 존중한 까닭이다. 밥통에 남은 밥은 다음 식사에 야채나 고기를 넣고 죽을 만들어 내고 있다. 때문에 주식은 항상 밥, 죽, 미음 3종류가 있다.

식사 형태에 대한 재검토는 월 1회 개최하고 있는 급식회의에서 간호사가 한 발언이 계기가 되었다. '평상식만 음식 검사를 하고 있으니 입주가가 먹고 있는 나머지 세 종류도 해야 하는 것 아닌가'라는 의견이었다. 의견이 있은 후 곧바로 4종의 식사에 대한 음식 검사를 개시하였다. 그로부터 1개월 후의 급식회의에서는 믹서로 간 음식이나 다진 음식의 맛이 수준 이하인 것이 화제가 되었으며 잘게 다진 음식을 섭취하는 입주가의 경우 입안에 찌꺼기가 많이 끼는 문제도 제기되었다.

왜 이렇게 먹기 어려운 음식을 제공하고 있는 것인지 생각해 보면 이가 없어 씹지를 못한다는 것 외에는 이유가 없었다. 이즈음 이가 다 나지 않은 유아용 이유식은 부드럽게 만들지만 다지지 않는다는 의견이 나왔다. 그리하여 보육원에 문의해 중기와 후기 이유식을 도입해 보았다. 간을 맞추는 데 다소 어려움이 있었으나, 이유식이 보기에도 좋고 입안에 찌꺼기도 덜 남았다.

뒤이어 음식물을 씹고 삼키는 문제에 대한 학습회를 개최했다. 지역의 치과의사를 강사로 초청하여 전 직원이 학습회에 참여했다. 그 결과 다진 음식과 잘게 다진 음식은 부드러운 밑반찬으로 바꾸게 되었다. 혀로 으깰 수 있는 정도의 음식이라는 이유식의 전제를 여기에 도입한 것이다. 특히 잘게 다진 음식은 여태껏 소재가 무엇인지도 모르고 먹었던 것이 완전히 바뀌게 되었다. 한편 믹서로 간 음식은 겉보기뿐만 아니라 어울리는 식재료들을 골라 맛있게 만든다는 개선 방향을 잡았다. 이와 같이 음식의 형태를 검토함으로써 식사 자세를 중요시하고 여유로운 식사시간을 확보한 것에 더해, 식사와 구강 관리의 중요성에 대해 직원들이 각성할 수 있는 기회를 만들 수 있었다.

(2) 말기 간호

급성기 증상에 대한 대응은 입원을 포함한 적극적인 치료이다. 다만 입원을 한 경우에도 증상이 완화되면 가능한 빨리 생활의 장인 노인홈으로 돌려보내는 것을 기본으로 하고 있다. 한편 노쇠나 말기 암 등 치료를 통한 개선의 가망이 없는 경우에는 임종기를 어디에서 보낼지 가족의 의사로 선택할 수 있도록 촉탁의사가 설명을 한다.

'마지막 가는 길은 집에서 나서고 싶다'는 이들이 있다. 자신의 집을 가리키는 말이다. 입주자에게 집은 노인홈이다. 죽음을 맞이하는 장소는 본인이나 가족이 스스로의 의사로 결정하는 것이 중요하다. 이와 같은 기준으로 말기 간호를 실시하게 되었다.

말기 간호의 경우 생활상담원이 가족의 진의를 확인하기 위해 활동한다. 또 의사의 설명을 가족이 이해할 수 있도록 간호사가 가교 역할을 한다. 이 두 역할을 능숙하게 처리해 온 이가 창립 멤버인 주임 생활상담원과 간호계장이었다. 가족이 마지막까지 곁을 지키며 '평온한 죽음'을 맞이하였다 만족하는 반면 일부 간호직 사이에 노인홈의 말기 간호는 의료 서비스가 부족하다는 분위기가 있었다.

말기 간호를 노인홈이 담당해야만 한다는 분위기로 바뀌게 된 것은 가족이 병원에서의 임종을 희망하여 직원이 그 입주자를 면담하면서부터였다. 직원은 시간을 할애하여 입주자가 입원한 곳에 여러 번 병문안을 갔다. 그러면서 병원과 노인홈의 간호의 차이를 실감했다고 한다.

노인홈에서는 임종기에 이르면 입주자를 개인실로 옮겨 간호한다. 가족들 중에는 종일을 함께 보내고자 하는 경우도 있고 점심때만 같이 있기를 원하는 경우도 있다. 그 모든 요청에 응하며 가족이 쉴 수 있는 공간도 준비하였다. 그리고 입주자가 임종을 맞이하여 노인홈을 떠날 때에는 관내 방송으로 이를 알려 입주자와 직원이 현관에서 배웅하도록 하고 있다. 치매증상이 없던 I씨(96세, 여성)가 친하게 지내던 N씨(94세, 여성)를 떠나보낸 뒤 '손가락 하나 까딱할 수 없게 되더라도, 방금 무얼 했는지도 모를 정도로 치매가 들더라도 여기에 있겠어. N씨처럼 편안하게 저세상으로 갈 수 있겠지. 이제 아무 걱정이 없어'라는 말을 했다. 그 말은 굉장히 인상 깊게 남아 있다.

입주할 때 정면의 현관으로 들어왔으니 퇴소할 때도 정면 현관으로 나갈 수 있게 하고 있다. 노인홈은 고령자에게 생활의 장이므로 '죽음'이 존재하는 것도 당연한 일이다. '죽음을 감추지 않는 것'이야말로 중요하다고 생각한다.

(3) 시설 개선은 위험 관리

이제 곧 개설 4주년을 맞이하는 시설이지만 이용하면서 불편한 부분들도 여러 가지 있었다. 이러한 불편 사항을 찾아낼 수 있게 해준 것이 '사고보고서'이다. 노인홈에서는 사고와 사고로 이어질 가능성이 높았던 실수를 구별하지 않고 모두 사고보고로 기록하게 하고 있다. 사고와 사고로 이어질 가능성이 높았던 실수를 구별하는 것과 실수에서 얻은 교훈을 통해 사고가 일어나지 않도록 처리하는 것은 관리자의 책임이다.

사고보고서의 분량은 연간 약 1,200장 정도이다. 2×3mm 피부박리, 내출혈에서부터 특정 사안의 위험성에 대한 제안까지 내용은 다양하다. 중요한 점은 문제를 빨리 인지하는 것과 이를 방지를 위한 검토재료로 이용하는 것이다. 때문에 많은 분량의 보고서를 쓰는 직원일수록 많은 부분에 대해 인지하고 있는 것으로 보고 있다. 그러나 개설 당시에는 한 장짜리 보고서를 쓰는 데 2~3일이 걸리는 일도 드물지 않았다. '사고보고서'를 쓴다는 것은 결국 자신의 실수를 보고하는 것이라는 사고방식이 있었기 때문이다.

이에 대해 현장의 책임 범위는 구체적인 사실을 신속히 보고하는 데에 있으며 일어난 사건의 책임은 관리자에게 있음을 줄기차게 이야기했다. 이제와 뒤돌아보면 이는 간호 시설의 위험 관리 원칙이었다는 생각이 든다. 개설로부터 6개월이 지났을 때에는 사고 당일 혹은 다음날이면 사고보고서가 바로바로 올라왔으며 분량도 늘었다.

제출된 모든 보고서에 당일 중으로 의견을 적어

원본은 사무실에 보관하고 복사본은 제출자의 부서로 보내고 있다. 사고보고서의 내용은 시설개선, 복지용구의 조달과 연구, 직원 연수 등 검토가 필요한 사항이 무엇인지 가르쳐주고 있다.

앞쪽의 사진은 사고보고서에서 직원이 지적한 두 가지를 개선한 것이다. 노인홈의 주 거실에는 붙박이 수납장이 설치되어 있어 이동 보조를 할 때 방해가 되었다. 이를 철거하고 그 공간에 이동형 옷장을 두었다. 또한 욕실에는 샤워콕을 덮는 판을 설치했다. 이는 입주자가 욕실 의자에서 일어나다가 샤워콕에 등을 긁혀 피부가 벗겨졌다는 보고서를 확인하고 설치한 것이다. 이 보고서에는 '신규 입주자인 M씨의 움직임을 예상하지 못하여'라며 직원 자신의 부주의를 기록하고 있지만 한시도 눈을 떼지 않고 목욕 보조를 한다는 것은 불가능한 일이다. 그 위치에 샤워콕이 설치되어 있는 구조가 문제인 것이다.

매일의 간호를 통해 불편함과 위험을 발견하는 것은 현장의 직원이다. 개인에게 책임을 묻는 것이 아니라 보고서의 내용에 어떻게 구체적으로 대처할 것인가를 중요하게 생각하는 자세와 실행력이 관리 책임자에게 요구된다.

로'를 지향하며 간호에 임하고 있지는 않다. '나를 맡길 수 있는 노인홈'을 목표로 하고 있는 것이다. 그 결과로 신체구속을 하지 않게 되었을 뿐이다.

입주자는 저마다의 생활 주기가 있다. 때문에 시간이 되면 일제히 목욕·식사·용변을 보조하는 경우는 없다. 정해진 시간에 잠을 자고 용변을 보고 식사를 하고 목욕을 하고 신체 활동에 참가하는 입주자도 있다. 그러나 이는 본인의 생활 리듬이 그렇게 맞추어진 것일 뿐 획일적으로 선을 긋고 일과라는 이름을 붙여 거기에 입주자를 집어넣는 일은 없다.

후생노동성은 신체구속 제로에 이어 '소단위 간호'와 '1인실 화'를 다음 주제로 삼고 있다. 이에 따라 단위 간호 연수회가 각지에서 개최되고 있다. 단위 간호에서는 일과라는 시간 설정을 통해 입주자를 움직이는 것은 상상할 수 없다. 한 사람 한 사람의 생활을 소중히 할 것을 강조하고 있다.

소단위라 할 수 없는 현재의 시설에도 이러한 사고방식을 들여놓을 수는 없을까. 직원들은 일과를 진행하기 위해 보이지 않는 시간이란 덫에 걸려 있다. 이와 같은 일과에서 해방된다면 생기를 찾고 창의적인 생각이 넘쳐나는 간호 현장을 조성할 수 있을 것이라 생각한다.

끝으로

'신체구속 제로' 시리즈로 아지사이장의 사례를 소개했다. 사족이지만 아지사이장은 '신체구속 제

연수 제도의 발전
_ '신체구속 제로 작전 코스' 대처 방안

재단법인 후쿠오카시 시민복지서비스공사 재택지원과장
간호실습보급센터 소장
마키모토 미치코

들어가며

간호보험 시행과 함께 각 시설에서는 신체구속 폐지가 요구되었다. 현 단위 신체구속 제로 작전 추진회의를 중심으로 폐지를 향한 움직임이 추진되고 있다. 여기에서 말하는 시설에서의 신체구속의 구체적 행위는 표1의 11개 항목을 가리키고 있다.

후쿠오카시 시민복지서비스공사에서는 2000년도 간호보험사업 시행과 더불어 간호 서비스의 질적 향상을 위해 후쿠오카시로부터 간호보험 사업자 연수를 위탁·실시하고 있다. 동 연수 가운데 권리 옹호 연수의 목적으로 '성년 후견 제도'를 다루었으며 2002년도에는 이와 더불어 '고령자 학대'와 관련하여 동경의과치과대학 다카사키 기누코 선생으로부터 강연을 들었다. 이 때, 도쿄의 신체구속 폐지 추진원 연수에 대한 정보를 얻게 되었으며, 권리 옹호 연수의 목적으로 2003년도 계획을 세우고 후쿠오카시와의 협의를 거쳐 '신체구속 제로 작전 코스'를 실행하기에 이르렀다.

1 정보 수집

우선 연수를 기획하기 위해 ① 도쿄 신체구속 폐지 추진원 연수, ② 선진적 대처 시설 견학, ③ 후쿠오카현 신체구속 폐지 추진 사업과 관련하여 정보를

표1 신체구속 금지의 대상이 되는 구체적 행위

1. 배회하지 않도록 하기 위해 휠체어, 침대에 몸이나 사지를 끈 등으로 묶는 행위.
2. 전락 사고를 막기 위해 휠체어, 침대에 몸이나 사지를 끈 등으로 묶는 행위.
3. 혼자서 내려올 수 없도록 침대를 사이드 레일(난간)로 두르는 행위.
4. 링거주사, 경관급식 등의 튜브가 빠지지 않도록 침대에 몸이나 사지를 끈 등으로 묶는 행위.
5. 링거주사, 경관급식 등의 튜브가 빠지거나 피부가 벗겨지는 것을 막기 위해 손가락의 기능을 제한하는 벙어리장갑을 끼우는 행위.
6. 휠체어나 의자에서 미끄러지거나 그 위에 올라서지 않도록 Y자형 구속대나 복부벨트, 휠체어 테이블을 장착하는 행위.
7. 일어서는 능력이 있는 사람이 일어서는 것을 막기 위한 의자를 사용하는 행위.
8. 옷이나 기저귀를 벗지 못하도록 상하가 붙은 옷을 입히는 행위.
9. 타인에게 방해가 되지 않도록 침대에 몸이나 사지를 끈으로 묶는 행위.
10. 행동을 안정시키기 위해 향정신성약품을 남용하는 행위.
11. 자신의 의사로 열 수 없는 공간에 격리하는 행위.

수집하였다.

① 도쿄 신체구속 폐지 추진원 연수

도쿄에서는 신체구속 제로 운동의 목적으로 간호보험 시설에서의 신체구속 폐지 사업을 지원하기 위해 각 시설의 지도적 위치에 있는 이를 대상으로 연수를 실시하고 있다. 이 연수는 각 시설에서 반드시 여러 명의 담당자가 수강하도록 하고 있다. 수강자는 신체구속 폐지 추진원으로서 각 시설의 신체구속 실태를 파악하고 연수 기간 중 각 시설의 신체구속 폐지에 실제로 참여하는 굉장히 실천적인 성격을 띠고 있다. 실제 연수 기간은 3일로, 첫 강의와 시설 견학은 시설장의 참가를 의무화하고 있다.

② 시미즈사카 아지사이장(도쿄 기타구) 견학

신체구속에 대해 선진적으로 대처하고 있는 도쿄 기타구 특별 양호 노인홈 '시미즈사카 아지사이장'은 개설 당시부터 문제가 있는 치매 환자를 적극적으로 수용해 자신을 맡길 수 있는 시설을 만들자는 이념을 내걸고 '신체구속 제로'를 선언·실천하고 있는 시설이다. 구체적인 사항은 앞서 소개가 되었기 때문에 개략적으로 설명하자면 다음과 같다.

(1) '생활에 관리는 불필요하다'라는 간호 방침
- 노쇠나 장애를 있는 그대로 받아들이는 간호.

(2) 환경의 정비(저상 침대, 방바닥 활용, 본인의 체형에 맞춘 의자, 휴대용 변기 등)

(3) 사고 방지를 위한 복지용구의 개발과 활용(대퇴부 경부 골절 예방 벨트, 원터치 시트 등)

③ 후쿠오카현 신체구속 폐지 추진 사업

후쿠오카현의 경우 1998년 신체구속 폐지 후쿠오카선언 이후, 병원 및 노인복지 시설 등에서 신체구속 폐지 활동이 전개되어 왔다. 아울러 2001년 후쿠오카현 신체구속 제로 작전 추진회의를 설치하여 신체구속 폐지에 관한 상담창구 설치나 신체구속 폐지 상담원 양성 연수, '속박하지 않는 간호 추진 강조의 달' 마련, 시설의 신체구속 실태 조사 등을 실시하고 있다.

2. 후쿠오카시의 '신체구속 제로 작전 코스' 연수 계획

정보를 수집한 앞의 세 군데로부터 연수 방법과 자료의 사용 허가를 얻어 그 결과를 바탕으로 연수 예정 강사인 사가대학(현 히로시마대학대학원 교수) 오노 미츠 교수와 함께 연수 계획을 검토하여 아래와 같은 방침으로 연수를 실시하기로 하였다.

(1) 연수 방법은 도쿄 방식을 표준으로 한다. 연수를 통해 간호보험 시설에서의 신체구속 폐지를 실천할 수 있게 한다.
(2) 구체적인 활동에 도움을 줄 수 있도록 복지 용구에 대한 연수를 실시한다(당 연수 한정).
(3) 연수 대상은 간호보험 시설의 직원-시설 전체가 활동에 돌입할 수 있도록 연수 개시일에는 시설장과 간호 책임자, 현장 지도자가 단체로 참가한다.
(4) 각 시설의 실태 조사와 활동 목표, 사례 보고를 제출하게 하고 활동에 대한 평가를 실시한다. 각 시설의 상황에 대해서는 비밀 유지를 원칙으로 한다.
(5) 그룹 활동을 통해서는 솔직한 의견 교환을 통해 행동 계획에 도움이 되도록 한다.
(6) 연수 기간 중 참가 시설에 대한 지원을 위해 연수 강사인 오노 교수와 후쿠오카현의 신체구속 상담창구를 소개하고 교육용 비디오를 대여한다.

구체적 연수 프로그램

구체적인 연수 프로그램은 표2와 같다. 연수 강사는 오노 교수 및 복지 용구 전문가인 도쿄보건과학대학 조교수인 기노세 다카시 교수가 담당했으며 전체적인 코디네이터 역할은 내가 담당하였다.

연수 내용(1회차)

연수 참가 모집을 실시하자 응모가 끊이지 않고 이어져 사무국에서는 즐거운 비명이 터져 나왔다. 검토 결과, 참가를 희망한 35개 시설 모두를 수용하기로 하였다. 연수 당일은 개시 10분 전 참가 예정자 전원이 자리를 메워 높은 기대를 실감할 수 있었다.

목표는 연수 참가를 통해 신체구속에 대한 이해도를 높이고 폐지를 향한 실천을 시작하는 것이었다. 이에 1회차에는 오리엔테이션에서 연수의 목적과 방법을 설명하고 후쿠오카현 실태 조사와 오노 교수의 '간호보험 시설의 고령자·가족으로부터의 학대 및 신체구속에 대한 조사'보고를 바탕으로 시설에서의 신체구속이 실제로 이루어지고 있음을 확인하였다. 또한 신체구속의 정의에 관하여서는 배포 서적 '신체구속 제로로 가는 첫걸음'을 자료로 강의를 실시하였으며 동영상 '신체구속 제로 작전, 시작이 반이다'를 통해 시설의 대응 장면을 확인하였다.

아울러 참가 시설에 각 시설의 신체구속 실태와 그 원인을 명확히 밝혀 곤란을 겪고 있는 사례들을

2회차 이전까지 제출하도록 요청하였다.

연수 내용(2회차)

2회차 연수에서는 참가 시설의 실태와 사례에 대해 설명하였다. 그 후 그룹을 나누어 '신체구속 폐지의 과제와 대응'과 관련해 토의하고 싶은 내용을 정하고 우선 두 명씩 짝을 이루어 10분간 이야기를 나눈 뒤 이를 바탕으로 그룹 전체에서 의논을 거치는 방법을 채택하였다. 이는 회의가 일부의 그룹원만의 발언으로 편향되지 않도록 배려한 것이다. 그룹 구성에 있어서도 시설 간의 교류를 꾀하기 위해 여러 시설 출신이 포함되도록 하였다.

그룹 과제로는 침대 난간 문제를 비롯해 억제대, 상하가 연결된 옷, 휠체어에서 미끄러지는 사고, 약

표2 후쿠오카시 간호보험 사업자 연수 '신체구속 제로 작전 코스' 프로그램

1회차(7월 10일 14:00~16:30)	
목 적	연수 목적·방법과 신체구속에 대한 이해 증진
연 수	1 연수 오리엔테이션 　- 연수 목적·방법, 후쿠오카현 실태 조사 보고 2 강의 '신체 구속 개론' 　사가대학 오노 미츠 조교수 　- 간호보험 시설의 고령자·가족으로부터의 학대 및 　　신체구속에 대한 조사 　- 신체구속의 정의 3 동영상 '신체구속 폐지 대처 방안' 4 차기 연수 안내와 제출물 확인 　① 신체구속 실태 조사 　② 사례 보고
배 포 자 료	1 신체구속 제로로 가는 첫걸음 2 후쿠오카현 신체구속 실태 조사(2001년도) 3 신체구속 폐지 실천 사례(도쿄 신체구속 폐지 추진회의) 4 노인 보건 시설의 부적절 처우에 관한 보고서 5 구속 폐지는 어떤 방법으로 가능한가?〈오하요21〉 6 신체구속 제로로 가는 시설 정비〈오하요21〉
2회차 (7월 25일 9:30~12:00)	
목 적	신체구속의 현황을 파악하고 시설의 행동 목표 작성에 기여
연 수	1 연수 오리엔테이션 　- 연수 목적, 방법, 참가 시설 실태 보고 2 그룹 활동 '신체 구속 폐지의 과제와 대응' 　각 그룹 별 발표 3 강의 '신체구속 없는 간호' 　사가 대학 오노 미츠 조교수 4 차기 연수 안내와 제출물 확인 　① 신체구속 실태 조사(매월분) 　② 시설 목표와 실기 결과
배 포 자 료	1 신체구속의 실태와 이유 2 신체구속 개별 사례 3 그룹 활동 정리

2회차(7월25일 13:30~17:00)	
목 적	신체구속과 휠체어 시팅(sheeting)에 대한 이해를 고취하여 시설에서의 구속 폐지에 활용
연 수	오픈 세미나 1 강의 '휠체어·신체 구속 폐지에 대한 대응' 　도쿄보건과학대학 기노веレ 다카시 조교수 　- 고령자 휠체어의 문제점 　- 고령자의 좌위 능력 분류와 휠체어 관련 신체구속 폐지 방법
배 포 자 료	1 신체구속 없는 의자·휠체어 사용법 2 간호보험 시설의 신체 구속 금지 및 노동 환경 개선을 위한 　복지 용구 대책 검토 사업(도쿄 이타바시구 보고서) 3 고령자 시팅과 욕창 예방
3회차(10월 17일 13:00~16:30)	
목 적	신체 구속 폐지 관련 정보를 교환하고 이후 시설의 대응에 활용
연 수	1 오리엔테이션 　- 각 시설 별 대응 현황에 대하여 2 각 시설 별 발표 　- 특별요양시설 3개, 노인보건시설 3개, 병원 2개 시설 3 그룹 활동 '이후 과제' 　- 각 그룹 별 회의 후 발표 4 시미즈사카 아지사이장의 대응 현황 소개 5 연수 정리 　사가 대학 오노 미츠 조교수
배 포 자 료	1 시설의 대처 확인표 2 신체 구속 폐지 개별 사례 3 신체 구속 제로로 가는 대처 방안 4 연수 종료 후 설문조사

물 사용, 외출을 막기 위한 잠금장치, 신체활동 불가 환자 대상 리클라이닝 휠체어(좌석의 등받이 부분을 조절할 수 있는 휠체어) 이용 등, 다양한 주제가 주어졌다. 또한 직원 수가 적은 야간 대응의 난해함 등 직원 체제와 직원 의식에 대해서도 의견을 나누게 했다. 이와 같은 사안에 대한 검토를 바탕으로 그룹 발표를 진행한 후, 신체구속 대응에 관한 오노 교수의 강의를 들었다.

2회차 오후 연수에서는 '신체구속·휠체어 시팅'에 대해 기노세 교수의 강연을 개최하였다. 근래 고령자용으로 많이 보급되어 있는 휠체어의 문제점과 구속을 하지 않는 휠체어 선택 방법, 휠체어 시팅 등에 대해 구체적인 설명을 들었다. 이는 기술적인 부분에서 참가자에게 도움을 주기 위함이었다.

3회차 연수는 2회차 연수로부터 3개월 후에 개최되었다. 그 기간 동안 ① 신체구속 상황에 대해 매월 체크하고, ② 시설의 행동 계획을 작성해 그 결과를 평가하며, ③ 사례의 결과를 제출할 것을 요청했다.

3회차에서는 각 시설 별로 정보를 교환하여 추후 대응에 활용하게 하는 것을 목표로 먼저 조사 결과 보고회를 열었다. 다음으로 각 시설의 대표자로부터 대응 상황에 대한 발표를 듣고 그 결과를 그룹별로 검토·발표하였다. 그 후 시미즈사카 아지사이장의 사례를 소개하고 오노 교수의 마무리 강연을 진행하였다. 또한 연수 4개월 후에는 재차 신체구속 상황에 대한 설문조사를 실시하였다.

3 참가 상황

당 연수 첫 회에는 35개 시설이 참가하여 전 시설 대비 26.5%의 참가율을 기록했다. 그 내역은 아래와 같다. 35개 시설 가운데서는 3회 모두 참가한 시설

연수 내용(3회차)

표3 초회 참가 현황

시설 종류	2003년 3월 말 시설 수	참가 시설 수	참가율(%)
특별 양호 노인홈	27	10	37.0
노인보건 시설	24	11	45.8
요양형 의료시설	49	4	8.1
그룹홈	32	10	31.3
계	132	35	26.5

표4 일별 참가 현황

	참가자수
1회차	52
2회차	90
3회차	37

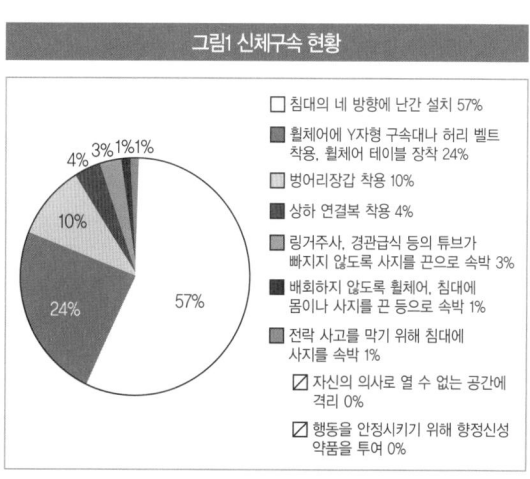

그림1 신체구속 현황
- 침대의 네 방향에 난간 설치 57%
- 휠체어에 Y자형 구속대나 허리 벨트 착용, 휠체어 테이블 장착 24%
- 벙어리장갑 착용 10%
- 상하 연결복 착용 4%
- 링거주사, 경관급식 등의 튜브가 빠지지 않도록 사지를 끈으로 속박 3%
- 배회하지 않도록 휠체어, 침대에 몸이나 사지를 끈 등으로 속박 1%
- 전락 사고를 막기 위해 침대에 사지를 속박 1%
- 자신의 의사로 열 수 없는 공간에 격리 0%
- 행동을 안정시키기 위해 향정신성 약품을 투여 0%

이 30개소로 참가율은 85.7%였다.

연수 참가 인원은 아래와 같으며(표4) 1회차 시설장 참가율은 74.3%였다. 또한 2회차 오후 복지 용구 관련 연수는 오픈 세미나로 진행하여 인원수가 증가했다.

4 신체구속 실태

시설의 신체구속 실태 조사는 연수 개시부터 월 1회, 계 4회 조사를 실시했다. 1회차 조사 참가 시설 수는 27개소였다(회수율 77.1%). 그 가운데 59.3%의 시설에 구속 행위가 있었으며 그룹홈의 경우는 구속이 전혀 없었다.

구속 내용은 그림 1과 같이
1위 침대 네 방향 난간 설치
2위 휠체어에 Y자형 구속대나 허리 벨트 착용
3위 벙어리장갑 착용
4위 상하 연결복 착용
의 순으로 나타났다. 2002년도의 후쿠오카현 실태 조사에서도 침대 난간과 휠체어 Y자형 구속대에 의한 구속이 보고되었으며 이번 결과 또한 마찬가지였다.

또한 1회차 조사에 참여하지 않았던 시설 중, 다수의 고령자에게 침대 난간을 설치한 곳이 있었다. 한편 그룹홈에서는 잠금장치나 언어에 의한 구속도 화제가 되고 있었기 때문에 그룹홈에 대해서는 항목의 재검토가 필요할 것으로 판단된다.

5 신체구속의 이유

신체구속을 행하고 있는 이유는 다음과 같다.
- 침대 네 방향에 난간 설치 : 전도 및 전락, 침구 낙하, 야간 배회 방지
- Y자형 구속대 착용 : 미끄러짐 예방, 전락 방지와 휠체어 위 기립에 의한 전락 방지
- 상하 연결복 : 기저귀를 벗어 오물을 먹는 등의 불결 행위, 의류 오염 등에 의한 가족 부담 경감
- 벙어리장갑 : 피부를 긁어내거나 IVH의 루트를 빼 버려 생명이 위험해짐

이외에도 일부에서는 가족의 강한 요구를 들고 있다.

신체구속을 폐지하는 데에는 사고 방지 대책을 마련하는 것과 함께 가족의 동의를 얻는 것도 중요한 부분이다.

6 각 시설의 행동 목표

행동 목표를 세워 제출한 곳은 15개 시설이었다. 그 행동 목표로는 ① 직원 의식 개혁, ② 시설의 신체구속 현황에 대한 파악과 공유, ③ 신체구속 폐지 추진위원회 설치, ④ 구체적인 구속 폐지 활동(침대 난간 제거가 다수) 등이 있었다. 시설 직원의 의식

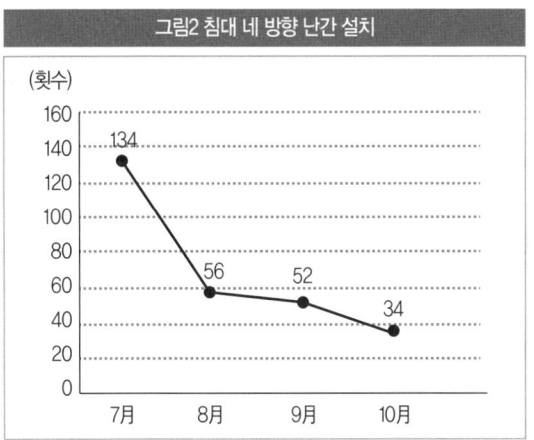

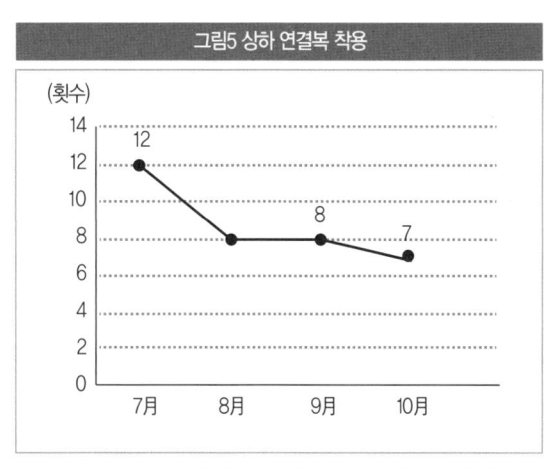

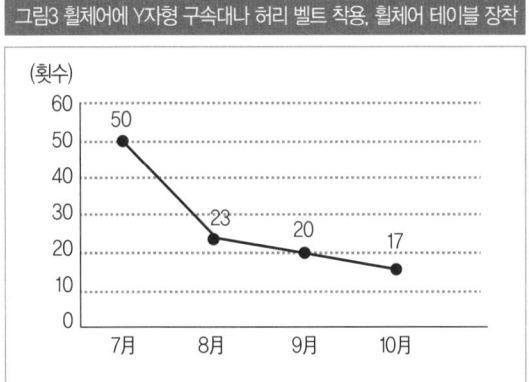

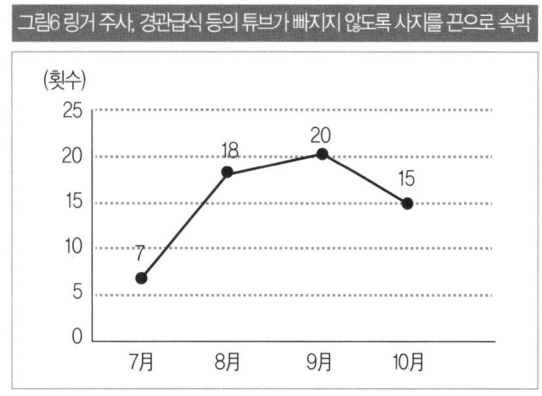

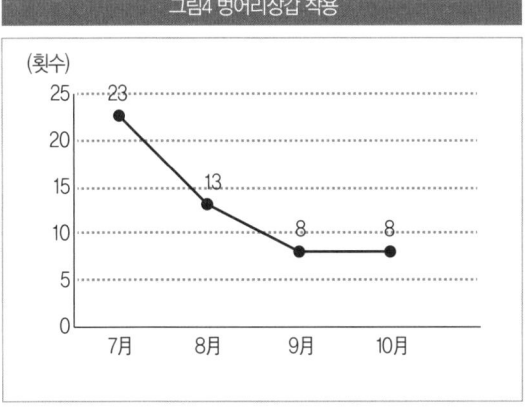

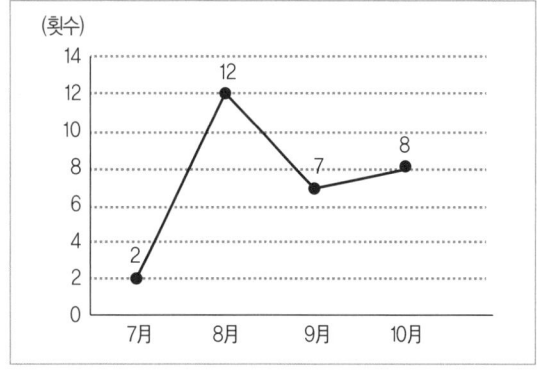

개혁은 연수 자료를 배포하고 보고회나 연구회를 개최하는 방식이 있었다. 행동 계획을 보면 신체구속 폐지에 대해서 조직적으로 대처하고 있음을 알 수 있으나 직원 전체에 분위기를 확산시키는 것이 어렵다는 평가도 있었다.

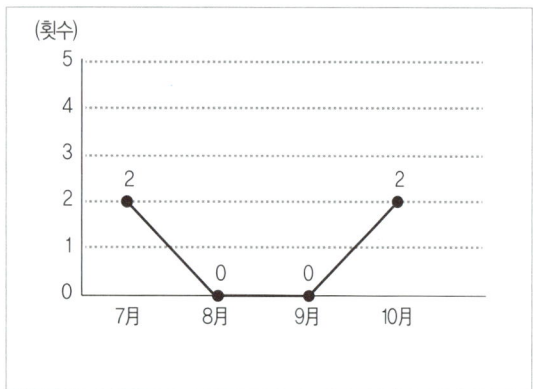

그림8 전락 사고를 막기 위해 휠체어, 의자, 침대 등에 사지를 속박

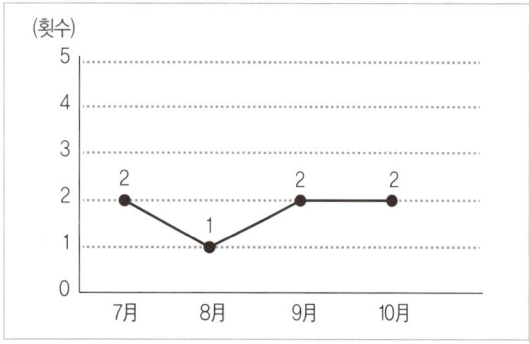

그림9 자신의 의사로 열 수 없는 공간에 격리

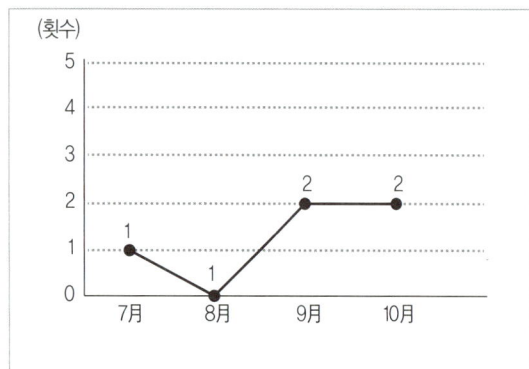

그림10 행동을 안정시키기 위해 향정신성약품을 투여

7 연수 기간 중 신체구속 폐지를 시행한 결과

연수 기간을 통해 각 시설의 신체구속 현황을 7월, 8월, 9월, 10월의 4회로 나누어 표시한 것이 그림 2~10이다. 4회 모두 조사표를 제출한 곳은 17개 시설이었다.

- 가장 많이 응답한 '전락 방지를 위한 침대 네 방향 난간 설치'는 25.4%로 감소했다(그림2).
- 휠체어 Y자형 구속대 착용은 34%로 감소했다(그림3).
- 벙어리장갑 착용은 34.8%로 감소했다(그림4).
- 불결행위 방지를 위한 상하 연결복 착용은 58.3%로 감소했다(그림5).
- 링거 주사, 경관급식 등의 튜브가 빠지지 않도록 사지를 끈으로 묶는 행위는 큰 변화가 없었다(그림6).
- 전락 방지를 위해 침대에 사지를 묶는 행위는 2회차 이후 감소했다(그림7).
- 배회를 막기 위해 사지를 묶는 행위는 일시적으로 중지되었으며(그림8), 자기 의사로 열 수 없는 방에 격리하는 행위는 한 번 감소한 후 원래 수준으로 돌아왔다(그림9).
- 향정신성약품의 남용은 오히려 증가했다(그림10).

이상과 같이 비교적 높은 비율을 차지하던 '침대 난간', 'Y자형 구속대'는 시행 결과 상당한 성과가 있었음을 알 수 있다.

8 연수 4개월 후의 결과

연수 4개월 후의 신체구속 현황(그림11)을 살펴보면 '침대 난간', 'Y자형 구속대 착용'은 감소하였으며 전도 방지를 위한 사지 속박은 완전히 중지되었다. 반대로 증가세를 보이는 항목도 있는데 특히 상하 연결복이나 의료 행위로서의 구속은 중증의 치매 환자의 경우 성과를 내기가 어려움을 알 수 있다.

끝으로

이번 연수에서는 신체구속의 의미와 폐지에 관해 바르게 이해하고 시설에서의 실태를 파악해 신체구속 폐지를 위한 행동 목표를 세워 그 성과를 파악하는 데에 초점을 맞추었다.

신체구속 행위에 대한 수치화를 통해, 본 연수가 참가자의 행동 변화에 확실히 도움이 되었음을 알 수 있다.

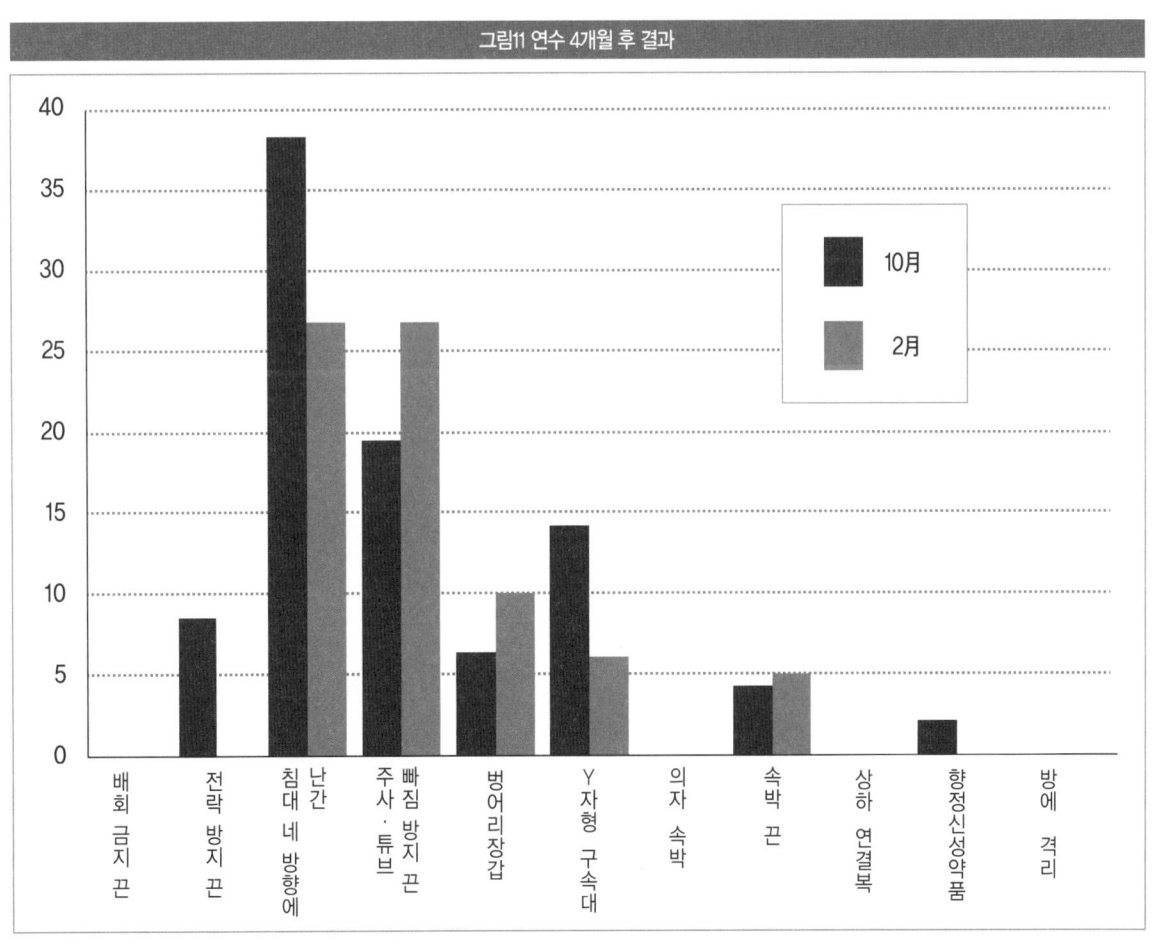

그림11 연수 4개월 후 결과

연수의 성과로는

① 각 시설에서 직원 자신의 신체구속 실태를 객관적으로 파악하고 과제를 명확히 할 수 있었다.
② 각 시설이 조직적으로 대응하여 참가자가 지도자로서의 역할을 완수하였다.
③ 그룹 활동을 통해 각 시설의 대응 상황을 배울 수 있었다.
④ 복지 용구 사용법에 대한 정보 제공이 간호 환경 개선으로 이어졌다.
⑤ 참가 시설이 개별적으로 대응하면서 전체적으로도 '신체구속 폐지'를 캠페인의 성격으로 발전시켜 신체구속이 감소될 수 있었다.
⑥ 연수 종료 후에도 신체구속 폐지 활동이 각 시설에서 지속되고 있다.

등을 들 수 있다.

2004년도에도 같은 연수를 실시하였는데, 2003년도와 달라진 점으로는 '배변 간호'와 관련된 간호 기술 연수와 2003년 참가 시설의 활동 보고가 추가된 것이었다.

치매가 있는 고령자가 증가하는 가운데 시설 고령자가 존엄성을 지킬 수 있는 간호를 실현하기 위해 시설 직원 스스로가 행동 목표를 세우고 간호 개선을 위한 연수를 활용하는 분위기가 조성되기를 바란다.

마지막으로 도쿄복지국 계획과, 도쿄기타구립 시미즈사카 아지사이장, 후쿠오카현 간호보건과 직원분들의 지도와 협력에 감사드린다.

연수 관련 설문 조사

연수 참가자의 감상을 소개한다.

◆ 간호사(노인 보건 시설)

연수를 통해 다른 시설의 관계자들과 정보를 교환할 수 있었다. 같은 문제로 고민하면서도 해결 방법이 다 달라 '우리 시설에도 이 방법을 써보면 어떨까'하는 것들이 많아 좋은 참고가 되었다. 실제로 적용해 본 결과 기존의 구속을 폐지할 수 있었다.

또한 이번 연수로 신체구속에 관한 의식이 바뀌었다. '구속은 불가피하다'가 아니라 '정말 필요한 것일까. 무엇이 문제이기에 구속을 해야만 하는 걸까'를 가장 먼저 생각하여 하나하나 문제를 해결해 나감으로써 신체구속 제로에 한층 더 가까워질 수 있을 것이라 생각하게 되었다.

◆ 간호장(노인 보건 시설)

신체구속에 대한 의식이 고취되었으며 네 방향 침대 난간을 제거하게 되었다. 전도·전락 방지책으로 복지 용구(신발 미끄럼 방지대, 휠체어 미끄러짐 방지 쿠션, 간호사 호출 매트) 사용이 증가했다.

◆ 간호복지사(노인 보건 시설)

시설장을 포함한 구속 폐지 위원회를 설치하고 매월 정기적으로 회의를 개최함으로써 어떤 식으로 신체구속을 폐지할 것인가를 연구하는 분위기가 조성되었다.

◆ 간호부장(치료형 병원)

위원회에서 연수 내용을 검토하여 우선 침대 난간에 의한 구속 제로를 목표로 행동을 시작했다. 또한 환자가 머무는 장소에서는 가능한 휠체어에서 의자로 자리를 옮겨 주도록 배려했다. 그 결과 침대 난간에 의한 억제는 15명에서 5명으로 줄었다.

이 외에도 '직원간의 의사소통이 원활해졌다.', '직원의 의식이 크게 변했다.' 등의 의견으로 볼 때 조직 단위의 대응이 얼마나 중요한지를 알 수 있었다. 또한 그룹홈으로부터는 '침대 옆에 휠체어를 두고, 고령자 스스로 침대에서 내려오지 못하도록' 하는 것을 '구속에 해당'한다 판단하여 폐지를 결정했다는 보고도 있었다.

Part 3
구속 요인의 관점에서

전도와 그 원인에 대한 고찰

가나자와대학 의학부 보건학과 간호학전공 교수
이즈미 기요코

들어가며

자택에서 치매 노인을 부양하고 있는 지인의 이야기를 들은 적이 있다. 노인과 둘이서 집 앞마당의 잡초를 뽑다가 수도꼭지를 잠그려고 고개를 잠시 돌린 순간 노인이 넘어져 얼굴에 큰 멍이 들었다고 한다. 지인은 자기가 곁에 있었는데도 노인이 넘어지는 것을 막지 못했다며, 멍이 든 얼굴을 남들에게 보이고 싶지 않아 일주일 동안이나 다른 사람을 만나지 못하도록 했다는 이야기를 덧붙였다.

이와 같은 전도 사고는 돌발적으로 일어나는 일상의 일이다. 그리고 위의 예에서 보듯이 사고를 당한 당사자는 물론, 옆에 있던 사람(때로는 간호직원)의 부주의와 그에 따른 수치심, 감추고 싶은 마음도 내재되어 있다. 대퇴부 골절 등의 심각한 부상을 입었을 경우에는 치료 또한 만만치 않은 문제가 될 수 있다.

고령자의 3분의 1은 연 1회 이상 전도 사고를 당하고 전도의 5~8%는 골절 상해를 입는 것으로 알려져 있다. 또한 대퇴부 골절의 90%는 전도에 의해 일어나는 것으로 알려져 있다. 병원과 시설에 입소 중인 고령자들은 노쇠와 더불어 마비나 치매, 골다공증 등을 앓고 있기 때문에 재택 고령자보다 넘어지기 쉬운 요인을 안고 있다고 볼 수 있다.

따라서 병원과 시설 입소 고령자의 전도 방지는 중요한 과제이다. 간호직원은 사고로 이어질 수 있었던 위험한 상황에 대해 감추지 말고 보고서를 작성해야하며, 이에 대해 조직 단위에서 대책을 수립하도록 되어 있다. 이 장에서는 고령자 전도의 원인에 관해 이야기하겠다.

나 방지할 수 있었던 예', 혹은 '전도·전락 사고가 발생했으나 부상을 입지 않았거나 경상에 그친 예'도 별도로 관리하고 있다.

1 전도란

전도는 미끄러짐, 걸림, 헛디딤, 휘청거림 등의 다양한 원인에 의해 일어난다. 전락은 침대, 계단, 자전거 등에서 떨어지는 예가 있다. 간호직 종사자라면 고령자 시설에서 고령자가 침대 옆에 웅크린 듯 쓰러져 있는 장면을 많이 목격하였을 것이다. 이것도 전도에 포함될까?

전도에 대해서 '발바닥 이외의 신체가 본인이 의도치 않게 바닥에 닿은 상태, 침대에서 떨어지는 것부터 전락까지를 포함한다'고 정의하는 인식이 널리 퍼져있으며, 필자도 이와 같은 정의를 사용하고 있다. 또한 '본인이 의도치 않게 지면 혹은 더 낮은 곳에 무릎이나 손 등을 접촉한 상태. 계단, 침대, 자동차에서 전락하는 사고도 전도에 포함한다'와 같이 정의한 경우도 있다.

여기에서 알 수 있듯이 전도는 주저앉는 형태에서부터 전락까지 그 범위가 넓다. 한편 전도의 대부분은 어떤 의도적인 행동을 하는 도중에 일어난다. 일부 간호 담당자의 부주의나 기술부족으로 사고가 일어나는 경우도 있다.

또한 '전도나 전락 사고가 일어날 소지가 다분하

2 전도는 왜 위험한가

고령자의 다수가 골다공증 등의 원인으로 뼈가 약해져 있고 근력도 떨어져 있다. 따라서 재택 노인인가 시설 입소 노인인가와 관계없이, 전도에 의한 대퇴부 골절 등의 부상을 입을 경우 병상에 누워 간호를 받아야 하는 상태가 되기 마련이다. 이것이 가장 우려되는 부분이다.

한편 고령자의 전도 경험은 골절 등의 부상이 없더라도, 통증 문제와 함께 또 넘어지지 않을까 하는 걱정이나 보행에 대한 불안감과 공포심을 불러일으

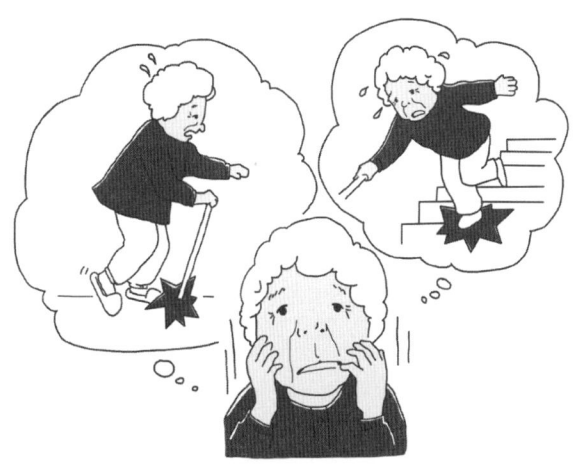

커 결국 생활 전체에 관한 의존심으로 이어지게 된다. 그리고 일상생활에서 자신을 잃어버린다.

이러한 불안을 '전도공포감'이라 한다. 이 공포감이 원인이 되어 점점 일상생활 행동이 저하되고 집안에 틀어박히기 시작하면서 몸도 마음도 쓰지 않으면 기능저하, 이른바 폐용증후군을 불러일으켜 병상에서 일어나지 못하는 상태가 되는 경우가 많다. 이러한 관점에서 보면 전도 경험은 외상의 경중에 관계없이 고령자의 QOL을 저하시키므로, 초고령사회를 목전에 둔 오늘날 전도 예방은 간과할 수 없는 문제라 할 수 있다.

3 전도의 요인

일반적으로 전도는 내적요인과 외적요인으로 구분한다(표1). 내적요인은 사고 당사자 측의 요인으로 노쇠 등의 신체적 요인을 가리킨다. 내적요인은 조명이나 바닥상태, 약물을 복용하거나 물건을 밟는 등의 환경 요인을 가리킨다. 약물의 경우 내적요인에 포함시키는 경우도 있으나 여기에서는 외적요인으로 간주하였다.

전도는 이러한 내적·외적 요인과 사고 당사자의 의도적인 행위가 복잡하게 얽혀 일어난다(그림1). 시설 고령자에게 있어 전도로 연결되는 의도적인 행위는 용변과 관련이 많은 것으로 알려져 있다.

내적요인

(1) 노쇠

고령에 접어들수록 전도 확률은 높아진다고 할 수 있다. 전기 고령자(65~75세)와 후기 고령자(75세 이상)의 활동성과 전도를 비교해 보면 전기 고령자의 경우 활동성이 높고 옥외 전도가 빈번한 데 비해 후기 고령자는 활동성이 낮고 외출 빈도가 낮으며 실내 전도 사고가 많다.

입원 고령자 746명을 대상으로 한 필자의 조사에서도 75세 미만의 피조사자를 1로 보고 비교했을 때 75세 이상~84세 미만은 1.7배, 85세 이상은 2.1배의 비율로 전도 사고가 일어나는 것으로 나타났다. 그

표1 전도의 요인

내적요인(넘어진 사람 측)	외적요인(환경요인)
노쇠	조명
과거 전도 경험	바닥 상태
신체균형·보행 장애	보행 보조구·휠체어 사용
하반신 근력 저하	신발
허약·신체활동 저하	단차
시력·청력 저하	입욕
기립성 저혈압	억제대
뇌졸중 후유증	약물
근골격계 장애	기타
지적 활동 저하	

그림1 전도발생과 그 요인

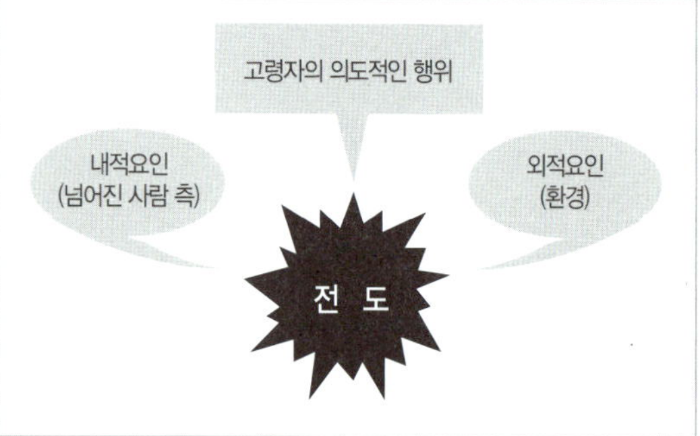

러나 다른 때에는 그와 같은 관계가 나타나지 않았다. 즉 고령이면 반드시 전도 사고를 당한다고는 할 수 없다.

(2) 과거 전도 경험

과거의 전도 경험은 전도의 원인으로 상당한 근거를 가지고 있다. 한 번 넘어진 사람이 다시 넘어질 가능성이 높다는 것인데 실제로 5년 내에 재전도 확률은 전도 경험이 없는 이의 3~5배에 달하는 것으로 알려져 있다. 필자가 실시한 조사에서도 최근 1~2년간 전도 경험이 있는 이는 없는 이에 비해 다시 넘어질 가능성이 4배로 높게 나타났다.

이는 입원시에 조사한 결과이다. 그 후 입원중인 고령자를 조사해 보니 전도 경험이 없는 이와 비교해 6배 정도에 달했다. 즉 시설 고령자 중 전도 경험이 있는 고령자는 재전도의 위험성이 극히 높다고 할 수 있다. 전도를 반복하는 고령자는 넘어져도 상처가 크지 않다고 가볍게 생각하지 말아야 한다. 전도를 반복하다보면 점점 큰 상처를 입게 된다. 전도 사고를 계속 당하는 고령자를 보면 처음에는 상처가 없는 상태이지만 그 후 다시 넘어지며 몇 번이나 골절상을 입고 결국에는 사망한 경우도 보고되고 있다.

(3) 신체균형·보행 장애

신체균형 장애로 전도가 일어날 수 있음은 쉽게 상상할 수 있다. 신체균형 장애의 유형으로는 서 있기만 해도 나타나는 정적 균형 장애와 서서 하는 동작이나 보행, 주행 등의 상황에서 나타나는 동적 균형 장애가 있다.

고령자의 전도 요인은 이 동적 균형 장애와 신체의 흔들림(중심동요라 함, 그림2)이 관계가 있는 것으로 알려져 있으며, 전도자가 비전도자에 비해 중심동요가 큰 것은 많은 연구를 통해 밝혀졌다. 노쇠가 진행될수록 감각기능과 운동기능이 저하되므로 장애물의 크기를 오판하여 넘어갈 수 있으리라 판단했다가 걸리는 경우가 많으며, 일단 걸리게 되면 자세를 유지하기 위한 반사 신경이 충분하지 못하여 결국에는 전도 사고를 당하게 된다.

인간의 자세를 유지하는 감각계는 체성감각계,

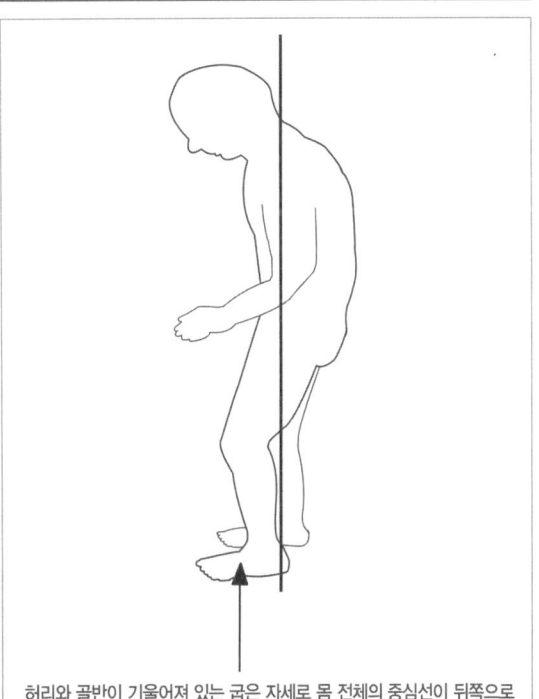

그림2 고령자가 서 있을 때의 자세

허리와 골반이 기울어져 있는 굽은 자세로 몸 전체의 중심선이 뒤쪽으로 몰려 있다. 이 자세는 뒤로 넘어질 위험성이 크고, 걸을 때 원활한 보행을 방해한다.

시각계, 전정계가 있다. 이들로부터의 입력신호를 중추신경계에서 종합 처리하여 신체의 각 근육을 지속적으로 조절함으로써 자세가 유지된다. 복수의 장애를 가지고 있는 보행이 불안정한 입원 고령자와 보행이 가능한 지역의 고령자를 대상으로 중심동요 면적을 같은 측정 장치로 비교해 본 결과, 입원 고령자(평균 연령도 높으며 개별성 또한 컸음)가 눈을 뜨고 멈춰 섰을 때의 중심동요 면적이 재택 고령자가 눈을 감고 있을 때보다 컸으며 10초간 3회 수평이동을 시켰을 때의 중심동요 면적과 정도가 비슷했다.

이를 보면 입원 고령자의 중심동요가 상당한 수준임을 알 수 있다.

또한 노쇠에 따른 뇌와 척수의 뉴런 감소, 근력 저하, 관절 변형 및 통증 등은 원활한 보행을 방해한다. 고령자가 보행 중 장애물을 인식하여 정지하거나 몸을 틀거나 다리를 올리는 행동을 적절히 취하지 못했을 때 전도가 일어나는 것이다.

고령자의 보행 특징으로는 어느 것이든 전도 위

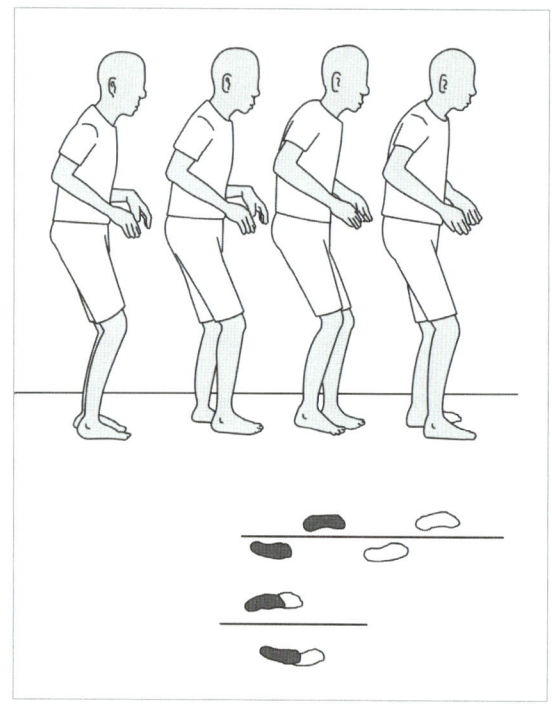

그림3 파킨슨병 환자의 보행

험성을 증대시킨다. 또한 노쇠에 따른 보행 자세와 더불어 뇌졸중에 의한 마비나 뇌기능 장애에 의한 보행 장애, 파킨슨병도 노령자에게 많이 발견된다. 굽은 자세나 종종걸음과 같은 특징도 전도 사고를 당하기 쉬운 형태의 보행이다.

(4) 하지 근력 저하와 골량 저하

고령자는 노쇠와 활동량 저하로 인해 근력이 줄어든다. 입원 고령자가 무릎을 펴는 근력을 조사해 보니(무릎을 펴는 근력은 기립 및 이동 동작과 관계가 깊음) 사람에 따라 차이는 있었으나 남성이 약 10kg 전후, 여성은 약 7kg 전후였다.

연령별로는 79세 이하가 8~9kg, 80대가 7~8kg, 90

고령자의 보행 특징으로는
① 보행 속도 저하
② 보폭 단축
③ 양 다리 지지성 증대
④ 다리를 드는 능력 저하
⑤ 보행 중지의 증가
⑥ 팔놀림 감소
⑦ 불안정한 방향 변환
등이 있다.

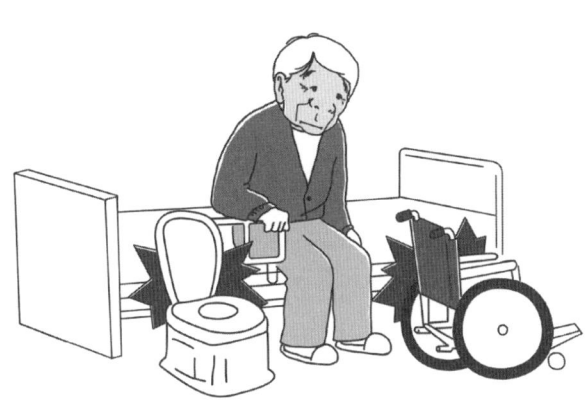

표2 고령자의 평균 나안시력과 평균 교정시력		
연 령(세)	평균 나안시력	평균 교정시력
65~69	0.55±0.31	0.67±0.29
70~74	0.47±0.30	0.61±0.30
75~79	0.40±0.26	0.53±0.28
80~84	0.32±0.23	0.45±0.26
85~89	0.28±0.20	0.37±0.21
90이상	0.24±0.18	0.32±0.24

(노인홈 입주자 대상 1,686건 조사 결과, 도하루, 1984)

대가 5kg으로 세대가 올라갈수록 근력은 감소하고 있다. 이동 능력별로 분류를 해보면 자립 보행자는 8~10kg, 자력 휠체어 고령자는 약 6kg 전후, 휠체어 보조 고령자는 약 4kg 전후였다. 한편 같은 측정 기구로 지역 고령자를 측정해 본 결과, 보행에 지장이 없는 사람은 15kg 전후였다.

이를 통해 시설 입소 고령자가 상당한 수준의 근력 저하를 보이고 있음을 알 수 있다.

대부분의 전도사고 장소는 침대 옆이며 그중 다수는 침대에서 휠체어나 휴대용 변기로 옮겨 가는 중에 발생하는 것으로 판단된다. 이는 신체가 쓰러지지 않도록 지지하는 하지 근력의 저하와 관계가 있을 것이다.

또한 같은 환자를 대상으로 골량을 조사해 보니 (25% 이하를 골다공증 위험군으로 분류) 자립 보행자가 약 22%, 휠체어 고령자가 18~21%로 이동 능력이 저하함에 따라 골량도 저하되고 있었다. 시설 입소 고령자는 근력이 매우 약하고 골량이 저하되어 있음을 확인할 수 있다. 즉 뼈의 상태가 넘어지면 골절을 피할 수 없는 수준이다.

(5) 지적 활동 저하

여기에서 이야기하는 지적 활동의 저하는 치매뿐만 아니라 난폭한 행동, 과대망상, 부분적 기억 상실과 같은 내용도 포함한다. 조사 결과 지적 활동이 저하되어 있는 사람이 그렇지 않은 사람에 비해 노인 보건 시설에서는 약 2배, 요양형 병원에서는 약 3배 전도 사고를 당하고 있었다.

치매 등의 인지 장애가 있을 경우 위험 인식이 불가능하므로 무방비 상태에서의 전도 사고가 쉽게 일어나는 것은 잘 알려진 사실이다. 치매성 노인의 전도율은 6개월에 44.4%로 높다. 전도자는 비전도자와 비교해 중증 치매인 경우가 많으며 일상생활 행동도 저하되어 향정신성 약품을 복용하는 이도 많다. 또한 6개월 간 4회 이상의 전도를 경험한 전도 빈발자의 경우 치매의 진행과 일상생활 행동 저하가 현저한 수준인 것으로 보고되고 있다.

이로 미루어 볼 때, 치매가 있는 고령자가 전도로 인한 외상이나 통증을 경험한 후 활동을 제한하는 것 때문에 폐용증후군이 생겨나고, 이로 인해 치매도 더욱 심해져 결국 일상생활 행동이 저하되는 악순환이 계속되는 것이라 판단할 수 있다.

(6) 시력 장애

나이를 먹으면 시력이 나빠지는 것은 누구나 알고 있다. 시력 장애는 전도의 내적 요인이다.

시력 장애의 원인은 노쇠에 따른 생리적 변화와 백내장 등의 노인성 안과 질환이 있다. 표2는 노인홈 입주자의 나안시력과 교정시력을 비교한 것이다. 시설에 있는 고령자의 경우 교정을 하지 않은 80세 이상의 시력이 0.3이하로 앞을 보기 힘든 상태임을 알 수 있다.

사람은 나이를 먹으면서 수정체의 탄성이 줄어들고 조절력이 저하되어 원근조절 능력이 떨어져 노안이 진행된다. 백내장은 수정체가 흐려진 상태를 말한다. 60대의 70% 전후, 70대의 80~90%, 80대 이상은 거의 전부가 증상을 겪는 것으로 알려져 있다. 백내장이 생기면 물체가 누렇게 보이며 색의 구별이 어려워진다.

암순응이라 함은 어두운 곳에 들어갔을 때 시간의 경과와 함께 앞이 보이게 되는 것을 일컫는다. 고령자는 순응에 필요한 시간이 길어 어두운 곳에서는 더욱 앞을 잘 보지 못한다.

외적요인

외적요인은 전도 사고를 일으키는 환경적 요인을 가리킨다. 예로는 조명(밝기), 바닥 상태, 보행 보조기구·휠체어 사용, 신발, 단차, 입욕, 억제대, 약제, 기타 다양한 외적요인이 있다(표1 참조). 이와 같은 요인들은 내적요인이 신체기능의 변화와 전도자의 의도적 행위의 관계와 얽혀 전도의 위험으로 이어지게 된다고 할 수 있다.

(1) 조명

조명이 요인이 되는 경우로는 조명시설이나 기구, 설치 개수, 광원의 종류, 조도 조절, 사용의 편리성 등이 있다. 고령자는 시력이 나빠져 앞이 잘 보이지 않는 상태로 생활하므로 조명이 어두울 경우 전도의 위험이 커진다. 2~3배 정도 밝을 때 젊은이와 같은 수준으로 물체를 볼 수 있다.

그러나 천장에 설치한 전반적인 조명 시설의 밝기로는 불쾌한 눈부심으로 인해 오히려 앞을 보기가 더 어려워진다. 눈부심을 느끼면 순간적으로 눈을 돌리게 되고 그 순간 몸의 균형이 무너져 전도 사고를 당하게 되기도 한다.

또한 계단이나 침실의 조명 기구의 배치에 의해서도 광원이 눈에 직접 닿아 눈부심을 느끼게 되는 경우가 있다.

그러므로 천장만이 아니라 발밑에도 보조 조명을 설치할 필요가 있다. 야간에는 주거 공간, 복도, 화장실 조명의 밝기가 제각각이라 화장실에 가는 도중 눈이 각각의 밝기에 익숙해지기 전에 신체 균형이 무너져 전도 사고를 당할 위험이 있다.

조명 스위치의 종류와 위치도 중요하다. 특히 스위치가 높은 곳에 있으면 신체 균형이 무너지기 쉽다. 또한 복도 벽과 바닥의 색상, 화장실과 병실 문의 색상이 비슷하거나 선명하지 않으면 착각을 일으

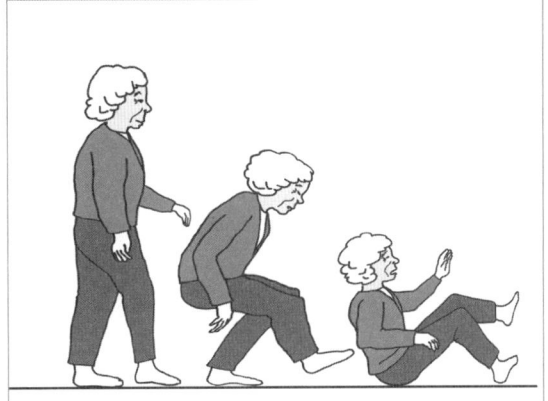

그림4 미끄러지기 쉬운 바닥에서의 전도

잘 닦여진 바닥이나 젖은 바닥면은 전도의 위험을 높인다.

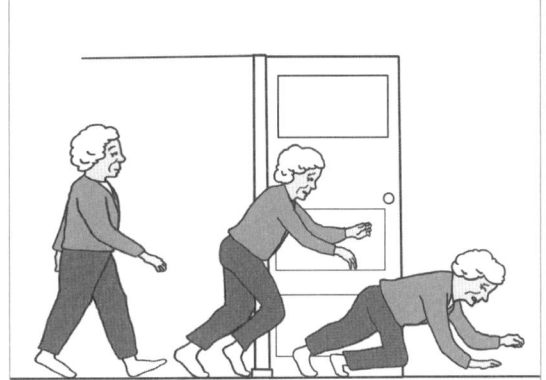

그림5 문지방에 의한 전도

움직임이 좋지 못한 탓에 문지방이나 이불 가장자리 같은 낮은 높이에도 걸려 넘어진다.

켜 전도 사고를 당할 위험이 있다.

(2) 바닥의 상태

윤이 나게 잘 닦여진 바닥이나 젖은 바닥면은 전도의 위험을 높인다. 그림4는 보행 시 바닥에 발을 디딘 순간 미끄러져 엉덩방아를 찧는 경우의 모습을 그리고 있다. 또한 반짝이는 바닥은 주변의 조명을 직접 반사하여 눈부시게 빛나므로 젖어 있는 것으로 착각하여 몸을 사리게 되는 경우도 있다.

병원이나 시설에서는 리놀륨 바닥재를 도입한 곳도 있으나 카펫을 깐 곳이 많다. 카펫은 잘 미끄러지지 않고 넘어졌을 때도 충격이 적으며 물을 엎질러도 흡수해버리는 이점이 있다. 그러나 걷기 불편하고, 보행 보조기구나 휠체어를 이용할 때 바퀴가 카펫에 엉키는 감이 있어 미는 데에 큰 힘이 필요하다. 카펫은 두꺼울수록 큰 힘이 필요하다.

고령자 보행의 특징으로 다리를 들어올리는 정도가 보통에 미치지 못한다는 점을 앞서 설명하였다. 다리가 잘 올라가지 않으면 카펫 위에서는 걸려 넘어지기 쉽다. 또 카펫 색상이 벽과 잘 구별되는 것이 아니면 원근을 잡기가 어려운 고령자에게는 위험하다. 말려 있거나 찢어진 곳이 있어도 걸려 넘어질 위험이 커진다.

(3) 단차

고령자는 문지방이나 이불 가장자리 같은 대수롭지 않은 단차에도 걸려 넘어지기 쉽다. 또한 인간은 나이를 먹으면서 '실제로 단차를 건널 수 있는 능력'과 '단차를 건널 수 있을 것이란 인식'에 차이가 생긴다. 고령에 접어들수록 그 차이는 커진다. 1~2cm 정도의 작은 단차는 오인하기도 쉬워 전도 사고의 위험이 커진다. 단차 부분과 바닥의 색상이 비슷할 때도 전도에 주의를 기울여야 한다. 그림5는 보행 시 발끝이 충분히 올라가지 않아 단차 아래쪽에 걸려 넘어지는 모습이다.

(4) 보행 보조 기구, 휠체어

보행 보조기구에는 목발, 보행기, 실버카 등이 있다. 이러한 기구를 사용함으로써 보행이 불안정한 고령자의 신체를 안정시키고 기립 및 보행 시의 지지면을 확대하는 이점이 있다. 그러나 고령자의 신체에 맞지 않는 보행 보조 기구나 잘못된 사용 방법, 파손 제품의 사용 등의 경우 전도의 위험이 증가한다.

목발의 아래쪽 고무 캡이 닳거나 보행기의 바퀴가 파손된 경우가 그러하다. 휠체어는 브레이크의 상태, 고령자의 발걸이 조작 방법 숙지 등이 문제가 된다. 따라서 브레이크 조작을 태만히 하고 있지 않은지, 휠체어에서 내릴 때 발이 발걸이에 걸리지 않는지를 주의하는 것도 중요하다.

조사 결과 전도 경험자는 비전도자에 비해 보행 보조 기구 사용 그룹에서 2.9배, 휠체어 사용 그룹에서 3.4배 많은 것을 알 수 있었다. 휠체어 사용자의 전도 사고는 침대에서 휠체어나 휴대용 변기(혹은 반대의 경우)로 옮겨 갈 때 많이 일어났다.

(5) 신발

신발이 맞지 않으면 균형이 무너져 전도 사고의 위험이 있다. 슬리퍼나 샌들 등은 끌면서 걷기 때문에 벗겨지기도 쉽고 걸려 넘어지기도 쉽다. 고령의 전도자 238명을 대상으로 조사한 결과 전도 시 맨발이 37%로 가장 많았으며 다음으로 운동화 31.9%, 슬리퍼 17.2%, 양말 8.8% 순으로 나타났다(표3).

이는 이용 빈도도 관련이 있는 것으로 판단된다. 침대에서 휠체어로 옮겨 갈 때 맨발이었던 것으로 예상된다. 운동화 탈착 시에는 균형이 무너지기 쉬우므로 세심한 배려와 주의가 필요하다.

(6) 약품

고령자는 약을 복용하고 있는 경우가 많다. 전도 위험이 높은 약물은 향정신성 약품이나 신경안정제, 수면제 및 강압제, 이뇨제 등이 있다. 이러한 약품은 자세 유지·운동과 감각의 공동 작업·인지기능을 저하시키므로 보행의 균형이 악화되어 전도 사고로 이어진다. 그림6에서 볼 수 있는 것처럼 불면증으로 진정제나 수면제를 복용하고 다음날 의식이 완전히 각성되지 않은 상태에서 화장실에 갈 때 전도 사고

표3 전도 발생 상황 인원=238

항 목		전도 횟수	%
전도 장소	시설 안	230	96.6
	침대 옆	101	42.4
	개인실	71	29.8
	홀	23	9.7
	화장실	15	6.3
	복도	15	6.3
	목욕탕·세면대	5	2.1
	시설 외	4	1.7
	외박 중	1	0.4
	불명	3	1.3
전도 시의 신발	맨발	88	37.0
	운동화	76	31.9
	슬리퍼	41	17.2
	양말	21	8.8
	불명	12	5.0
부상 유무	부상 있음	81	34.0
	부상 없음	157	66.0

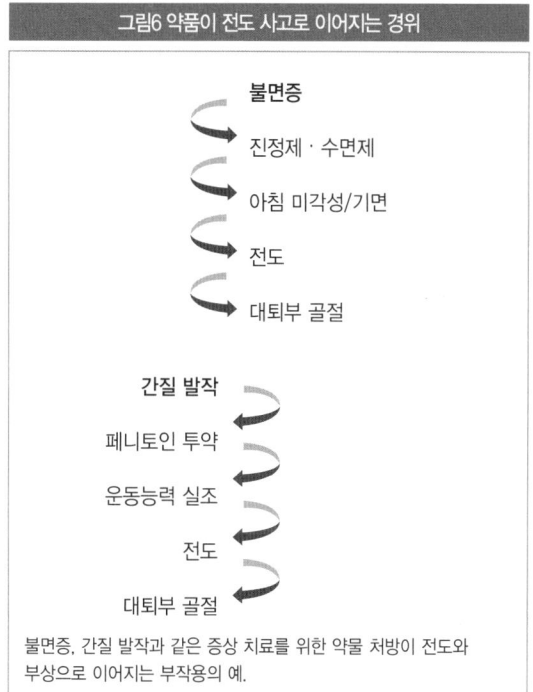

그림6 약품이 전도 사고로 이어지는 경위

불면증, 간질 발작과 같은 증상 치료를 위한 약물 처방이 전도와 부상으로 이어지는 부작용의 예.

를 당해 대퇴부 골절상을 입을 수 있다. 감기나 발열로 해열제를 복용하고 어지러운 상태에서 화장실에 다녀오다가 전도 사고를 당한 예도 있다.

(7) 신체 억제

치매 혹은 불안정 상태의 환자가 전도 사고를 당하는 것을 막기 위해 신체구속이나 침대 난간 설치를 실시하는 경우가 있다. 그러나 이러한 행동이 오히려 전도를 증가시킨다는 연구 결과가 영미권을 중심으로 보고되고 있다. 일본에서도 간호 보험 상 억제 금지는 의무화되어 있다.

구속을 당한 사람은 신체적·심리적으로 악영향을 받는다. 신체적으로는 순환기 장애, 유종, 찰과상, 욕창, 호흡곤란 등의 피해를 입게 되며 심리적으로는 속박으로 인한 수치심과 공포심이 증가하여 공격적인 행동을 보이기도 한다. 심한 스트레스를 받고 자존감을 잃게 되어 우울증 상태나 방에 틀어박히는 증상을 보일 가능성이 있다. 또한 구속 도구를 장기간 사용할 경우 근력이 저하하고 관절에 손상을 입힐 수 있다.

전도의 발생 상황에서 살펴본 요인

(1) 전도 보고에 대한 망설임

시설 고령자나 입원 환자의 전도를 알게 되는 경로를 살펴보면 ① 전도 당사자의 보고, ② 간호직원이나 타 고령자의 발견, ③ 간호직원과 함께 있을 때 일어난 전도에 대한 보고 등이 있다. 시설 입소 중인 고령자는 ①, ②, ③ 모두가 해당되지만 재택 고령자의 경우는 ①이 대부분이다. 전도 사고는 수치심을 동반하기 때문에 넘어진 사람으로서는 다치지 않은 이상 이를 알리고 싶지 않다. 간호직원 또한 책임 추궁의 우려로 부상이 없으면 보고를 꺼려하게 된다. 때문에 전도 사고를 개인의 책임이 아니라 시스템의 문제로 간주하는 분위기가 확립되지 않으면 정확한 경향을 파악하기 힘들다. 최근의 시설이나 병원은 아무리 사소한 것이라도 사건보고를 통해 자료를 모아 조직적으로 대처하려는 경향을 보이고 있다.

(2) 발생율과 발생 장소

전도 발생율은 보고에 따라 차이가 있으나 시설 고령자는 대체로 20~40% 수준이며 재택 고령자는 20% 전후로 나타나고 있다. 12개 시설 238명의 고령자를 대상으로 한 전도 발생 상황에 대한 조사 결과가 표3이다.

전도 장소를 보면 시설 내에서는 병실(침대 옆, 개인실)이 전체 전도의 70% 이상을 차지한다. 특히 침대 옆이 40% 이상이다. 침대 옆 전도 사고가 많은 이유는 이곳이 하루 중 가장 긴 시간을 보내는 곳이자 모든 행동의 거점이 되는 곳이기 때문이다. 다음으로 홀, 화장실, 복도, 세면대, 욕실 등의 순이었다. 골절 등의 큰 부상은 세면대와 복도에서 많이 일어난 것으로 보인다.

한편 재택 고령자의 전도 장소는 실외가 65%이며 실내가 35% 정도였다. 실외에서는 걸려 넘어지거나 자전거를 타다가 넘어지는 경우가 많았으며, 실내에서는 거실과 욕실에서의 전도 사고가 많이 보고되고 있다.

(3) 전도 시간

전도 시간대는 시설에 따라 다소 차이가 있지만 대체로 아침 간호 시나 저녁 시간이 많았다. 그림7은 표3의 전도 경험자 238명의 전도 시간을 살펴본 것이다. 특히 오후 5시에서 7시 까지가 높게 나타나는 것을 알 수 있다. 이때는 저녁 식사가 끝나고 활동 범위가 넓어지거나 직원 교대로 인해 관리 인원이 줄어드는 시간대이다.

요일에 따른 전도 발생 경향도 조사된 적이 있다. 한 요양 병원을 3개월 간 조사한 결과 토·일을 낀 금요일에서 월요일 사이 전도 사고가 많았으며 화요일은 거의 일어나지 않았다. 이는 목욕일, 직원 수 등과 관계가 있을 것으로 판단된다.

(4) 용변과 전도

넘어진 사람들이 하고 있던 행동을 살펴보면 화장실에 가거나 휴대용 변기로 옮겨가던 중이 많았다. 즉, 전도자의 주요 의도·동기가 배변활동과 많은 관계가 있음을 알 수 있다. 표4는 입원 고령자의 전도 시 의도를 조사한 것으로 40%가 화장실과 관련되어 있음을 알 수 있다. 다른 경우도 포함시키면 40~50%가 용변과 관련이 있는 것으로 보인다. 변의를 느껴 침대에서 내려와 화장실(또는 휴대용 변기)로 이동해 용변을 보고 뒤처리를 한 후 침대로 이동하여 침대에 앉은 다음 눕는 일련의 행동 중 어느 상황에서도 전도의 위험성은 높다. 초조하거나 급한

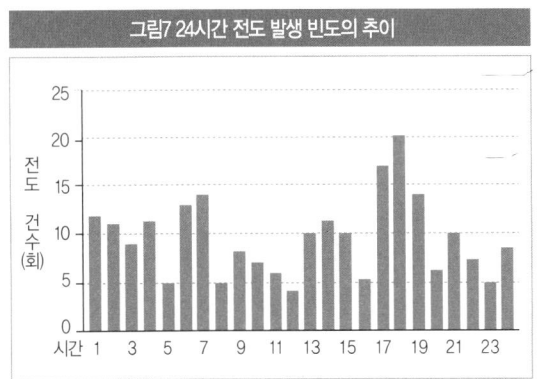

그림7 24시간 전도 발생 빈도의 추이

표4 넘어진 사람의 전도 시 의도 및 동기(총 169명)

사건 동기	건 수(%)
화장실에 가려 했다.	35(22.0)
휴대용 변기에 앉으려 했다.	14(8.8)
화장실에서 돌아오려 했다.	10(6.3)
침대에 누우려 했다.	9(5.7)
식당에 가려 했다.	8(5.0)
걸어서 복도로 나가려 했다.	8(5.0)
휠체어에 앉으려 했다.	7(4.4)
기타	5(3.1)
	73(44.2)

마음이 들 때, 또 안도감으로 몸이 풀릴 때 신체 균형이 무너지는 경우가 많기 때문이다. 또한 휴대용 변기를 이용할 때 깔려 있는 매트에 발이 감겨 전도 사고를 겪는 등 외적 위험에 대응할 수 없는 경우도 있다.

5 전도에 의한 부상과 전도 공포

전도에 의한 부상에 대해 살펴보겠다. 전도 사고를 당해도 약 60%는 부상을 입지 않았다(표3). 다른 조사에서도 절반 이상은 넘어져도 다치지 않았다. 표3의 부상을 당한 경우 81건의 내용을 나타낸 것이 표5로 이 중 18건은 부상이 중복되어 있었다. 타박상이 약 70%, 자상·찰과상이 20%로 나타났다. 그리고 가장 주의를 기울여야 하는 골절상이 13명(13%)으로 나타났으며 그 가운데서도 대퇴부 골절로 병상에서 일어나지 못하는 경우가 9명으로 가장 많았다. 그 뒤를 이어 흉부와 허리 골절 순이었다.

이와 같이 전도로 인한 부상 가운데 골절은 10% 전후를 차지하고 있다. 많은 걸까, 적은 걸까?

골절을 경험한 고령자는 재전도 예방을 위해 어떻게 생활하고 있을까?

전도 사고로 골절을 경험한 시설의 고령자가 재전도를 예방하기 위해 주의를 기울이고 있는 부분을 조사해 내용을 정리해 보았다(표6). 전도 위험을 느끼는 장소(외적 요인)와 자신의 신체 기능 상태(내적 요인), 가족에 대한 배려 등 다양한 부분에 주의를 기울이며 생활하는 모습이 쉽게 상상이 된다. 앞서 언급한 대로 전도 공포감이 커지면 행동을 자제하려는 경향을 가지게 된다. 아래 표의 F씨를 보면 '걷지 않게 되었다. 그 후로는 넘어지지 않는다. 남들에게 폐만 끼치게 되고 나도 아프고, 해서 서 있는 일이 잘 없다'고 이야기한다. 이 사람은 활동량이 저조한 생활을 하고 있다. 사용하지 않는 다리는 기능

표5 전도에 따른 부상 상황 부상 건수 : 81

항 목	부상자	%
타박상	66	66.7
자상·찰과상	19	19.2
골 절	13	13.1
대퇴부 골절	9	69.2
허리·흉부 골절	3	23.1
팔 골절	1	7.71
기 타	1	1.0

중복 있음

이 저하되고 결국 몸져누운 환자와 비슷한 상황이 되었을 것으로 예상된다. 골절상을 입지 않아도 전도 공포심은 생긴다고 앞서 밝혔는데, 골절 유경험자의 재전도에 대한 공포심은 그 정도가 훨씬 심할 수 있다.

끝으로

지금까지 전도의 요인을 살펴보았다. 전도의 많은 경우가 전도자의 의도적인 행위에서 일어나며 전도자 측의 요인과 환경적인 요인이 복잡하게 얽혀 있음을 알 수 있었다.

전도자의 의도적인 행위는 전도 요인은 아니므로 이 장에서는 크게 다루지 않았다. 전도 사고를 당하면 간호직원은 원인을 추측하고 판단하여 대책을 세운다. 주의해야 할 점은 일방적인 판단을 하지 않는 것이다. 그것은 전도자가 사고 시에 무엇을 하려고 했는지를 중요하게 생각하는 일이다. '무엇을 하려다가 넘어진 걸까, 어떻게 하고 싶었던 걸까'를 가능한 한 확인하고 당사자의 행동을 되도록 당사자의 입장에서 세세하게 되짚어 보길 바란다. 그리하면

표6 재전도 예방을 위해 주의하는 점

주의를 기울이는 부분	사 례	구체적인 예
전도 위험을 느끼는 장소	A	화장실에 들어갈 때는 항상 조심하지만 가장 조심하는 곳은 욕실 타일 바닥이야. '여기서 넘어지면 제대로 다치겠구나'라는 생각이 들어.
	B	화장실에서 팬티를 올리다 넘어졌다. 앞쪽에 손잡이가 있으면 오히려 불편하고 잡을 만한 곳이 없으면 쪼그리다가 넘어진다.
	H	바닥이 젖어 있으면 지팡이도 미끄러진다.
	K	화장실에서 보행기를 놓으면 넘어지지 않을까싶어 겁이 나. 문을 열고 한손으로 손잡이를 잡고 나서야 문을 닫을 수 있고 그 때가 제일 신경이 쓰여.
	J	목욕탕에서 걸을 때나 휠체어에서 변기로 옮겨갈 때 신경이 많이 쓰인다.
자신의 신체 기능 상태	E	화장실 부근에서 넘어졌어. 화장실이 어두웠거든. 시력이 나빠서 앞이 잘 안보여.
	I	천천히 걷기는 하는데 다리가 말을 잘 안 들어. 작은 돌부리 하나 잘못 걸려도 넘어져.
	D	조심하고 또 조심하는데도 앞이 안 보이니 원……. 앞이 안 보이면 아무 것도 못해.
	Q	병이 들어서 몸도 떨리고 겁이 나서 걷지도 못해.
	N	오른 다리 다쳤을 때 쓰면 안 된다고 해서 그랬거든. 습관이 들어서 지금도 무심결에 체중을 실었다가 아차 한다니까.
전도 후의 신체와 타인에 대한 영향	F	신경이 쓰여서 잘 걷지 않게 됐어. 그 후로는 한 번도 넘어지지 않았지. 가족 보기에도 미안하고 나 자신도 아프고 해서 어지간하면 일어서지 않아.
타인으로부터의 충고	G	의사 선생이 내 뼈가 많이 무르대. 뼈가 이렇게 무르면 아무 것도 안 해도 부러지는 수가 있다고 해서 자식들도 조심하란 소릴 입에 달고 다녀. 그래서 항상 신경을 쓰지.
기타	C	안 넘어지려고 조심은 하는데 생각대로 되지는 않아요.
	L	항상 아래를 보고 걸어야 한다고 다짐을 해. 넘어지는 게 무서워서.
	M	지팡이를 짚고 다닙니다.
	P	벌써 두 번이나 큰 사고를 당해서 항상 조심합니다.
	R	항상 조심하는 게 최고지 뭐.

다양한 요인들의 연결 고리가 보이기 마련이다.

 고령 사회에서의 전도·전락 방지 간호은 자립을 유지하고 QOL의 저하를 막기 위한 대책으로 점점 더 중요하게 여겨지고 있다. 사고 요인 간의 관계를 조금이라도 더 빨리 파악하여 간호 개선에 일조하고 싶은 바람이다.

신체구속에 대한 예방적 접근
_ 재택 고령자 전도 예방·실금 예방 체조의 도입과 효과 평가

도쿄의과치과대학원 보건위생학연구과 교수
(고령자간호시스템 개발학)
다카사키 기누코

도쿄여자의과대학 간호학부 지역간호학 조교
나카다 하루미

들어가며

고령자의 배회나 전도와 같은 사고의 배경에는 용변이나 공복, 혹은 흥분과 불안, 망각, 마비 등 병적 증상들이 원인이나 이유가 된다. 특히 자주 일어나는 배설욕은 아주 절실한 사안으로 당사자의 판단력이나 신체적 장애, 능력을 뛰어넘는 행동을 취하게 되며 이로 인해 배회, 전도, 골절, 민폐 행위 등의 사고가 일어나게 된다. 그리하여 사고를 방지하기 위한 예방적 차원이란 명분하에 고령자에게 과도한 신체구속을 가했던 면이 없지 않다.

고령자의 생리적·신체적 상태와 심리적 특징을 바탕으로 고령자의 체력과 근력 강화를 통해 전도 사고 예방적 관점에서 검토해 보도록 하겠다.

메디컬·프론티어 전략과 전도 예방 추진

표1은 고령자가 치료와 간호가 필요하게 된 원인을 표시한 것이다. 뇌혈관 질환, 노쇠, 골절이 상위를 점하고 있는데 4위인 치매까지 포함하면 치료 및 간호가 필요해진 원인의 60~70%를 이들이 차지하고 있음을 알 수 있다. 구속의 대상이 되는 경우가 많은 80~90대 고령자는 표1의 1~4위 가운데 몇 가지 질환을 동시에 앓고 있는 예가 상당수 있다. 다시 말해 마비 후유증을 겪는 뇌혈관 질환, 노쇠, 치매 고령자는 신체구속 고위험군에 속한다고 할 수 있다.

후생노동성은 2001년 메디컬·프론티어 전략과 밀레니엄·게놈 프로젝트의 목적으로 아래 4개

표1 간호 필요 원인		
	간호 대상자	치료 대상자
뇌혈관 질환	29.3%	36.7%
고령에 의한 노쇠	12.1%	13.6%
골절·전도	10.4%	11.7%
치매	10.1%	8.9%
전체 대비 비율	61.9%	70.9%

〈1998년 국민 생활 기초 조사〉

치료 과제 중 중요한 목표 가운데 하나가 치매 대책과 골절 예방이다.

이 장에서는 필자가 실시한 재택 고형자의 전도 예방, 요실금 체조 교실의 프로그램과 결과 평가에 대해 보고하도록 하겠다. 시설 내의 치매성 노인에게도 이를 널리 적용하게 되면 전도 예방과 신체구속 제로 추진의 성과를 높이는 데에 도움이 될 것이다.

항목으로 그 목표를 제시하였다.

[메디컬·프론티어 전략과 밀레니엄·게놈 프로젝트(후생노동성)]

① 게놈 과학과 단백질 과학을 이용한 치료기술·신약 개발 추진.
② 질병 예방, 건강 유지 대책 수립 추진.
③ 수준 높은 암치료의 전국적 보급, 심근경변·뇌졸중의 조기 치료 체제 확립 추진.
④ 종합적 치매 대책의 추진과 골절 예방 대책 수립 추진.

[메디컬·프론티어 목표]
- 암 환자의 5년 생존율(치료율) 20% 개선.
- 심근경색·뇌졸중 사망률 25% 감소(연간 5만 명 이상).
- 자립 가능한 고령자 비율을 5년 후 90%(현재 87%)로 상향, 치료 지원이 필요한 고령자를 70만 명 수준으로 감소.

여기에 나타나고 있는 것과 같이 고령사회에서의

2. 재택 고령자의 칩거 예비군, 전도, 용변에 관한 문제

필자는 1999년에서 2001년까지 3년에 걸쳐 도쿄 이타바시구에서 후생노동성 노인보건 중진사업에 의한 간호예방·생활사업 연구 활동을 전개했다. 기초 데이터로 시범 지구의 70세 이상 고령자 441명 전원을 대상으로 건강생활 종합 조사를 실시한 결과 그림1과 같이 간호 인정을 받고 있는 사람은 44명으로 전체 대비 약 10%에 해당했다. 또한 간호 인정을 받지 않은 사람(대부분이 일상생활 능력 자립도 J레벨에 속함) 가운데 입원·입소나 이사, 조사 거부 등으로 조사가 불가능한 경우를 제외한 315명을 대상으로 간호직원이 방문 조사를 실시했다. 그 결과, 가족과의 만남이나 지역 활동에 참가할 기회가 매우 적은 칩거 예비군('생필품 구입, 산책 이외의 외출이 연 1회 이하'로 정의)이 81명(25.7%)으로 약 4분의 1을

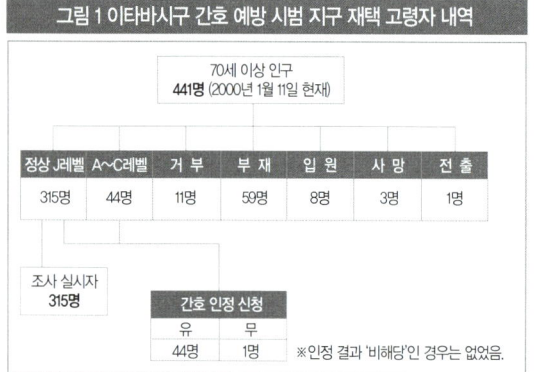

그림 1 이타바시구 간호 예방 시범 지구 재택 고령자 내역

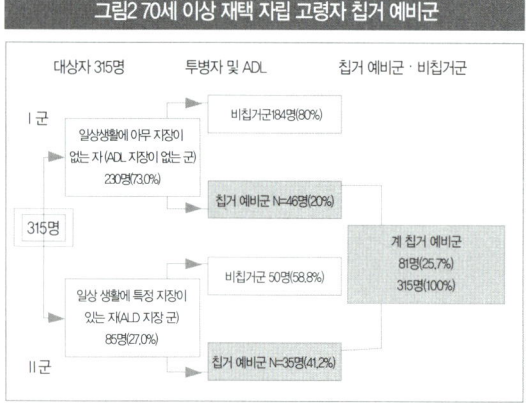

그림2 70세 이상 재택 자립 고령자 칩거 예비군

차지했다(그림2).

또한 과거 2년간 전도를 경험한 사람은 55명 (13.3%)이었다. 화장실 구조 등을 포함한 용변 관련 문제가 있는 사람은 66명(21.1%)이었으며 이 가운데는 요실금이 있어 친구와의 만남을 피하거나 외출을 자제하는 여성도 있었다.

이와 같은 칩거 예비군의 고령자를 줄이기 위해 보건복지센터를 중심으로 민생위원, 반상회, 봉사활동 단체를 포함하는 칩거 예방 활동이 지역 규모로 전개되었다. 전도 예방 교실, 요실금 예방 교실, 걷기모임, 식사모임 등의 구체적 활동을 개최했다. 이 장에서는 시설 내 고령자에게도 활용 가능한 전도 예방 교실, 요실금 예방 교실에 대해 소개하도록 하겠다.

3 전도 예방 체조 프로그램과 근력 측정 효과 평가

앞서 소개한 조사 결과에서 전도 경험이 있다고 답한 고령자를 우선적으로 참가하게 하여 이에 응모한 10명과 일반 공모 신청자 10명을 더한 20명(재택 지도군, 매월 1회 방문 지도군, 평균 연령 76세)과 일반 노인 복지 센터 고령자 20명(일반시설 지도군, 매주 1회 지도군, 평균연령 75세)을 대상으로 의자를 이용한 초급용 전도 예방 체조를 지도했다. 전도 예방 체조 실시 후, 실시 기록표를 배부해 자택에서도 체조를 하도록 요청했다.

체조 개시 전 눈을 뜬 상태로 한쪽 다리로 서있기, 중심 동요, 10m 보행, 최대 보폭 등의 근력 측정을 실시하고 5개월 후 같은 측정을 실시했다. 그 결과 최대 보폭은 ($p < 0.05$)로 의미 있는 수준의 차이를 보였으며 다리 근력을 측정하는 10m 보행, 한쪽 다리로 서서 신체 평형을 측정한 수치도 개선의 경향을 보였다. 특히 재택 지도군의 표준 체중군과 비만군을 비교한 결과 표준 체중군에서 의미 있는 효과가 나타났다(그림4).

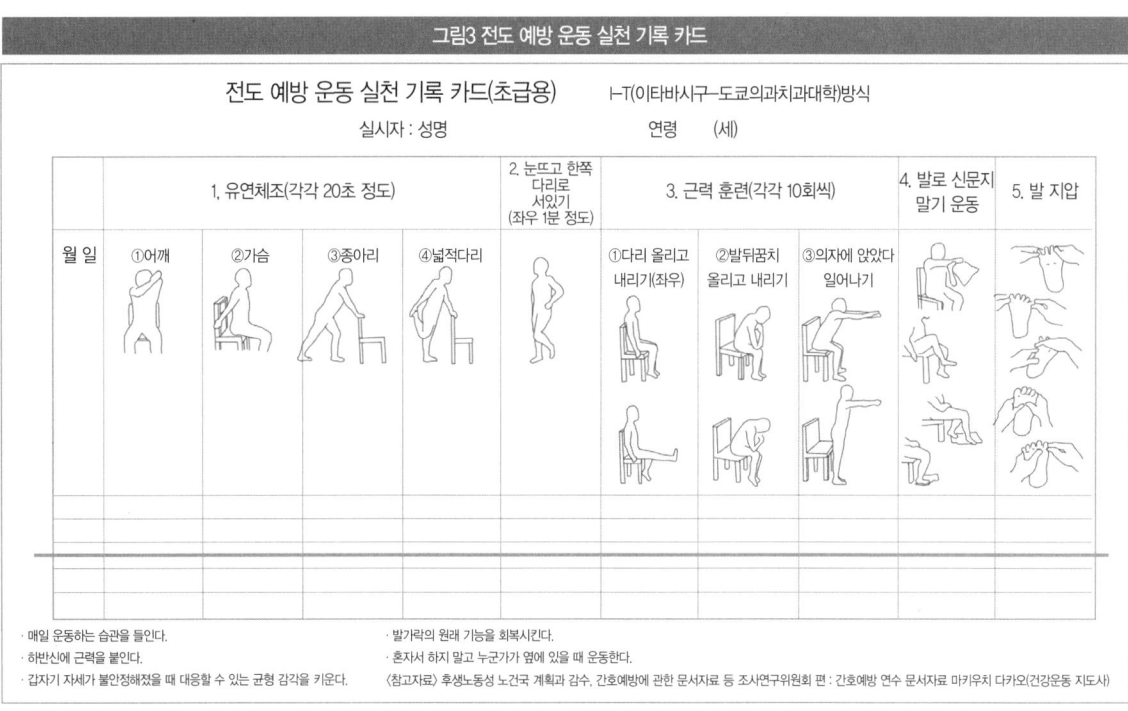

그림3 전도 예방 운동 실천 기록 카드

- 매일 운동하는 습관을 들인다.
- 하반신에 근력을 붙인다.
- 갑자기 자세가 불안정해졌을 때 대응할 수 있는 균형 감각을 키운다.
- 발가락의 원래 기능을 회복시킨다.
- 혼자서 하지 말고 누군가가 옆에 있을 때 운동한다.

〈참고자료〉 후생노동성 노건국 계획과 감수, 간호예방에 관한 문서자료 등 조사연구위원회 편 : 간호예방 연수 문서자료 마키우치 다카오(건강운동 지도사)

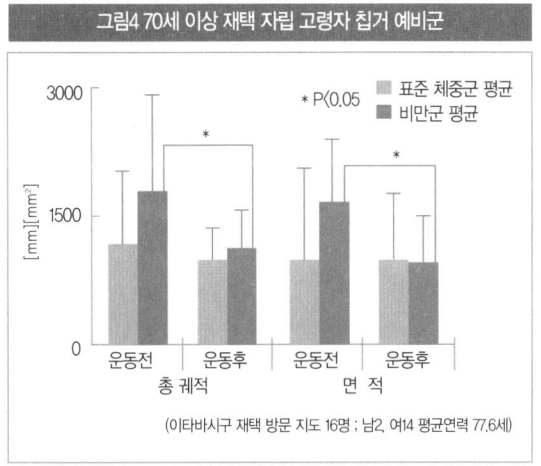

그림4 70세 이상 재택 자립 고령자 칩거 예비군

(이타바시구 재택 방문 지도 16명 ; 남2, 여14 평균연령 77.6세)

4 요실금 예방 체조 프로그램과 효과

통상적으로 성인은 하루에 5~7회 소변을 본다. 10회 이상인 경우를 빈뇨라 한다. 1회 소변량은 약 200~300ml인데 빈뇨인 경우는 그 양이 적다. 일반적으로 나이가 들면서 소변을 보는 횟수가 느는데, 질병이 있을 경우 횟수가 더욱 증가하기도 한다.

니시무라씨는 자택에 거주하며 일상생활을 하고 있는 고령 여성으로 조사 결과 1일 10~14회 정도 소변을 보고 1회 양은 50~100ml이며 요실금 증상은 1일 2~15회인 것으로 보고되었다.

요실금의 원인은 일반적으로 ① 복부 압박성 요실금, ② 절박성 요실금, ③ 일류(溢流)성 요실금, ④ 기능성 요실금, ⑤ 빈뇨로 분류되는데 고령자의 경우 대부분이 복합적으로 나타납니다.

고령에 접어들면서 '화장실 가까이 있게 되는' 빈뇨 상태에 '화장실 가기도 전에 나와 버리는' 증상이

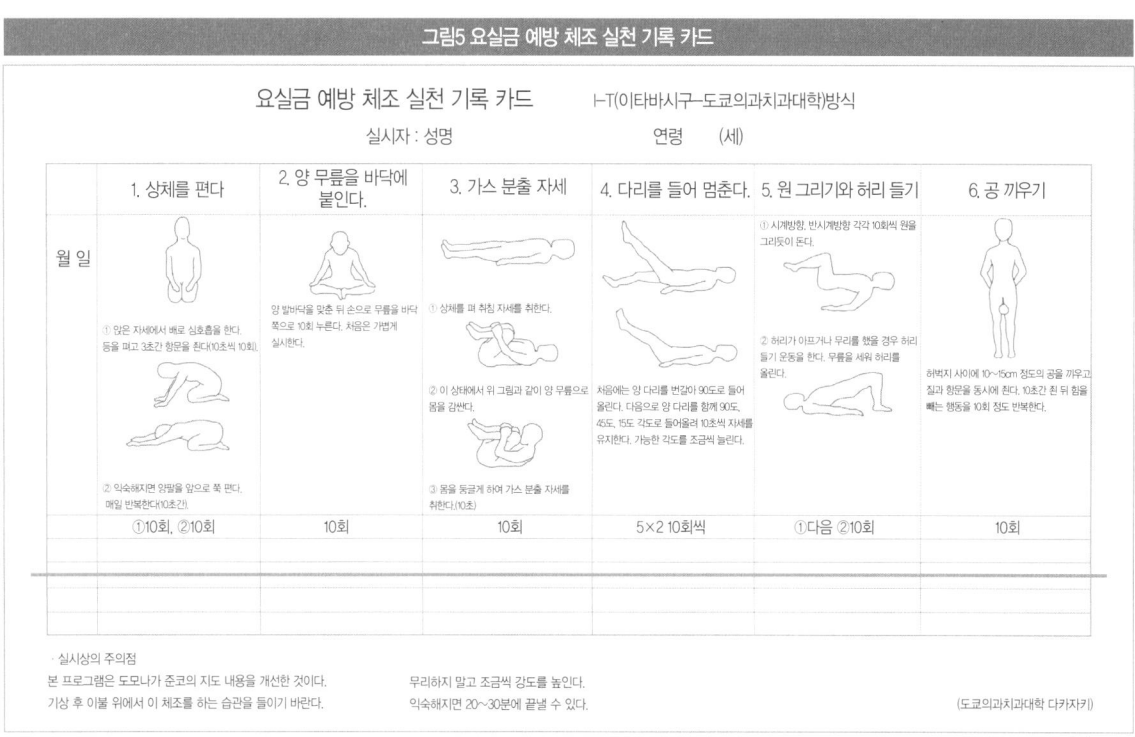

더해져 요실금이 발생한다. 남성은 빈뇨나 잔변감의 원인이 노화 이외에도 전립선 비대증인 경우가 많다. 한편 여성은 해부학적·생리학적 특성으로 인해 중년 이후에는 빈뇨나 요실금을 겪는 경우가 일반적이다. 따라서 비교적 건강할 때부터 골반 근육 훈련 등의 요실금 예방 체조를 실시하는 것이 중요하다. 체조의 효과를 보지 못하는 경우에는 전문 병원의 요실금 검사를 통해 증상에 따른 치료를 받아야 한다. 그밖에 병상에서 일어나지 못하는 상태에 가까운 고령자 가운데 제때 용변 처리를 받기 어려운 경우에는 세정 기능이 있는 침대를 사용하는 것이 효과적이다.

필자는 이타바시구에서 요실금 예방 체조 교실을

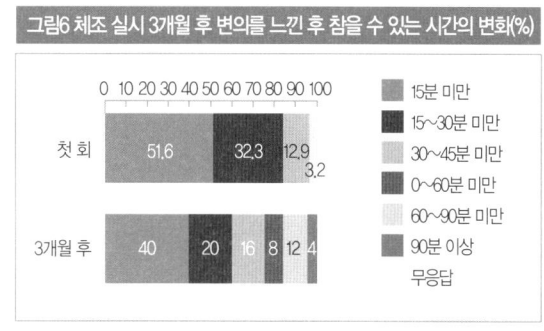

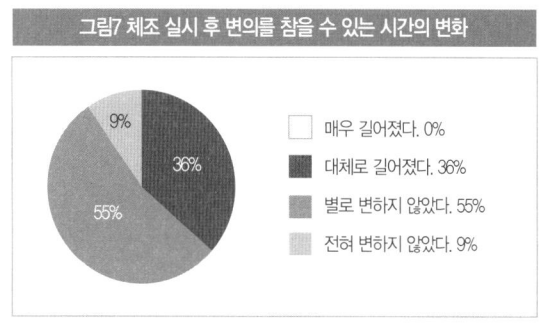

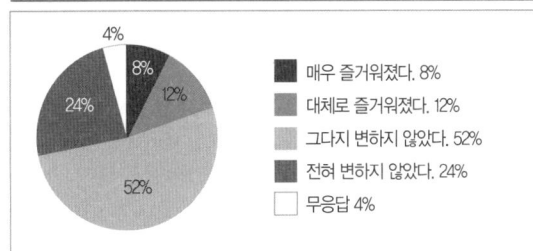

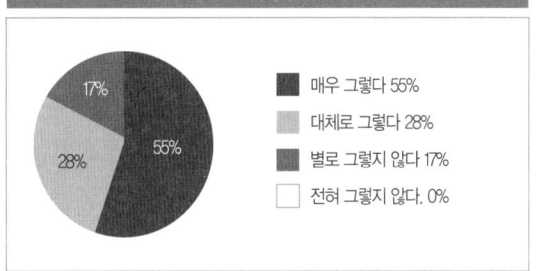

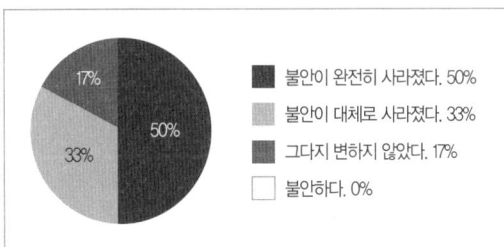

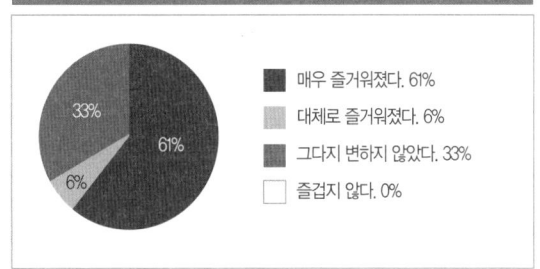

개최했다. 참가자는 보도를 통한 일반 공모에 응한 50대 이상 여성 31명(평균 연령 66.2세)을 대상으로 그림5와 같이 구성한 강의와 요실금 예방 체조를 실시했다. 그 결과, '소변을 참을 수 있는 시간(그림6, 7)'과 '요실금증 횟수'의 개선에 효과를 보였다. 3개월간의 자기 훈련으로 이 정도의 효과를 얻은 것으로 볼 때, 요실금 예방 체조를 보급하는 것이 중요한 과제임을 알 수 있다.

5 예방 교실을 통한 심리적 · 사회적 효과

이카바시구 전도 예방, 요실금 예방 교실 수료자의 심리적 · 사회적 변화를 살펴보니 교실 참가 후 '사람 만나는 것이 즐거워졌다'는 응답이 많았다. 전도 예방 교실에서는 약 80%의 고령자가 '전도에 대한 불안이 완전히, 혹은 대체로 없어졌다'고 답하였으며, 약 70%가 교실 참가 후 '사람을 만나는 일이 매우, 혹은 대체로 즐거워졌다'고 답하고 있다(그림 8, 9, 10). 요실금 예방 교실에서는 40% 정도가 '교실 참가 후 매우, 혹은 대체로 사람을 만나는 일이 즐거워졌다'고 대답하여 비교적 낮은 수치를 보이고 있으나 이는 요실금이라는 미묘한 문제가 있기 때문으로 판단된다. 반대로 생각해보면 요실금 문제를 전문 직원이 적극적으로 대처할 필요가 있음을 시사하고 있음을 알 수 있다.

끝으로

이 장에서는 신체구속의 대상이 되는 고위험군에 속하는 고령자에 대한 전도 예방 교실 및 요실금 체조의 유효성, 재택 고령자 대상 교실 프로그램과 그 효과에 대해 이야기해 보았다. 이와 같은 프로그램은 특히 신체적 기능이 비교적 양호한 치매 고령자에게 상당한 효과가 있다. 즐거움만이 아니라 신체구속 제로와 증상 개선으로 이어지는 치료적 접근은 이를 실시하는 당사자뿐만 아니라 지원자의 입장인 현장 직원에게도 의미가 있다. 시설 고령자, 특히 운동 능력은 비교적 양호하나 병약한 고령자나 치매성 고령자를 대상으로 의자를 이용한 체조, 침대 위에서 할 수 있는 요실금 예방 체조를 도입하면 다양한 효과를 기대할 수 있을 것이다.

사례에서 찾는 전도 방지 대책
_I 환자 및 고령자 측의 전도 요인 고찰

요코하마시립뇌혈관의료센터 간호사
사카이 시마

도쿄의과치과대학원 보건위생학연구과 교수
(고령자간호시스템 개발학)
다카사키 기누코

일본간호연맹 간사 · 전 요코스카북부공제병원 간호부장
오시마 도시코

1 내적요인에 의한 전도 사례와 대응

(1) 마비 증상이 있는 고령자의 사례
① 탈의 중 신체 균형 붕괴로 인한 전도

(사례 A)
사고 당사자와 같은 호실에서 생활하는 입주자로부터 호출이 있어 찾아가보니 침대 아래에 누워있는 것을 발견함. 재활치료용 팬티를 갈아입기 위해 침대 가장자리에 앉아 팬티를 약간 내린 상태에서 미끄러진 것으로 보임. 외상은 없으나 놀란 표정으로 공포심을 느꼈다고 말함.

A씨는 신체 왼쪽에 편마비가 있어 기립 동작이나 탈의 시 도움이 필요했다. 화장실에 갈 때는 간호 호출 버튼을 눌러 보조자를 부르므로 혼자서 움직이는 일은 없었으나 이번에는 혼자 옷을 갈아입으려다 사고를 당한 것이다. 이 분야의 전문가인 즈다 하야토 교수는, 휠체어 사용 뇌졸중 환자의 전도·전락에 관한 연구에서 전도 상황에 있어 의미가 있는 남녀 차를 발견했다. 여성이 남성에 비해 휠체어로 옮겨 갈 때 전도 사고를 많이 당했으며 화장실에 가기 위해서였던 경우가 많았다고 한다. 이는 일반적으로 여성이 남성에 비해 배변 시 도움 받기를 꺼려하며, 특히 고령자의 경우 수치심을 많이 느껴 도움을 거부하고 스스로 해결하려는 경향이 있기 때문으로 판단된다. 또한 변의를 느꼈을 때 이를 참을

표1 사례 A의 개요 및 전도 상황	
사 례	A
성 별	여
연 령	79세
주질환·합병증	뇌경색 심부전
•보조수준 •치매 정도 •환자의 일상	휠체어에서 생활하며 낮 동안은 화장실에서 용변을 봄. 휠체어에서 화장실이나 침대로 이동할 때는 통상의 절반 수준의 보조를 함. 기립 동작이나 탈의 시 보조가 필요함. 야간에는 재활치료 팬티에 패드 2장을 덧대어 요실금에 대비함. 에자와식 치매도 : 간호 호출을 하며 혼자 움직이는 일은 없었음.
전도일	입원 후 4일
전도 경험	있음
약제	이뇨제(전도 24시간 전)
전도 시각	5시 30분
전도 장소와 동기	침대 옆, 탈의 (재활치료 팬티)

수 있는 능력이 떨어지므로 마음은 급한데 몸이 따라주지 않는 경우나 화장실이 있는 곳을 찾지 못할 때, 한밤중에 충분히 각성하지 못한 상태로 화장실에 가다가 다리를 삐끗하는 경우도 전도 요인일 것으로 예상된다.

고령자는 근력 저하와 함께 방광활약근의 수축력 저하로 방광의 부피가 줄어들어 빈뇨 증상이 생기기 때문에 배변 패턴을 고려한 간호가 중요하다.

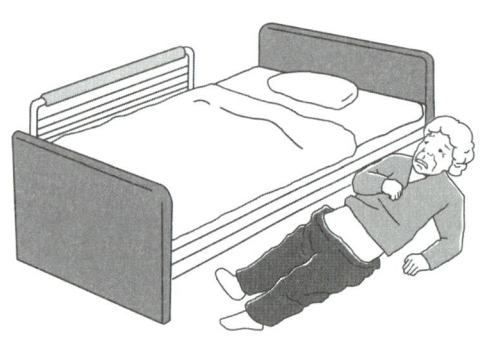

(2) 치매나 질병에 대해 이해하지 못한 고령자의 사례

① 상태 인식력이 낮은 환자의 전도

(사례 B)
담당 간호사가 순회를 마치고 링거 주사를 준비해 돌아오니 휴대용 변기에 엉덩방아를 찧고 넘어진 것을 발견함. 용변을 보려다 넘어진 것으로 엉덩이부터 떨어져 머리는 다치지 않았다고 본인이 답함. 외상은 없음. 팔걸이가 붙어 있었지만 사용하지 않은 듯함.

B씨는 신체 왼쪽에 마비 증세가 있으며 보호 관찰 하에서 이동이 가능했다. 본인의 신체 왼쪽의 동작이 원활하지 않다는 인식이 없어 이동 중 비틀거리

표2 사례 B의 개요와 전도 상황	
사 례	B
성 별	여
연 령	82세
주질환·합병증	뇌경색 재발
•보조수준 •치매 정도 •환자의 일상	입원 후 링거 주사를 맞고 있었으나 전도 시에는 헤파록을 하고 있었음. 용변을 보기위해 휠체어에서 휴대용 변기로 옮겨갈 때 보조 필요. 가끔 요실금 증상이 있어 기저귀를 착용하고 있음. 이동 시 다소 비틀거리지만 보호 관찰 아래 이동이 가능했음. 에자와식 치매도 : 경도, 간호 호출에 대해 수차례 설명했으나 시간이 지나면 잊어버리고 혼자 행동함. 신체 왼쪽의 움직임이 불편한 것을 인식하지 못하고 움직여 링거 노즐이 병에서 빠지는 일도 있었음.
전도일	입원 후 2일
전도 경험	없음
약제	없음
전도 시각	8시 45분
전도 장소와 동기	침대 옆, 용변

※ 헤파록 : 항혈액응고제인 헤파린을 투여해 링거를 일시적으로 빼는 것.

는 경우가 있었다. 설명을 해도 간호 호출을 하지 않고 혼자서 움직이는 경우가 많아 간호사가 자주 방문해 상황을 살폈으나 아침 순회를 하고 있던 시간에 전도가 발생했다. 간호 호출 버튼을 누를 수 없는 환자는 간호 호출로는 자기 의사를 전달할 수 없다는 뜻이기 때문에 더욱 개별적으로 환자의 요구에 부응해야 할 필요가 있다.

② 흥분한 환자의 전도

표3 사례 C의 개요와 전도 상황

사 례	C
성 별	남
연 령	62세
주질환·합병증	뇌경색 당뇨병
•보조수준 •치매 정도 •환자의 일상	휠체어에서 지내며 용변은 주야 모두 변기 혹은 화장실에서 처리하였음. 이동 능력은 때에 따른 편차가 있으며 앉은 자세는 유지할 수 있으나 그 후의 이동은 완전 보조에 의해 이루어짐. 에자와식 치매도 : 중증도, 간호 호출 버튼은 누를 때도, 누르지 않을 때도 있었음. 자신의 욕구가 관철되지 않을 경우 고성을 지르는 경우가 있음. 배우자와 생활하고 있었으나 배우자에 대한 요구가 많고 요구 내용도 의미를 알 수 없는 것들이라 배우자의 간호 고통을 경감하기 위해 입원함.
전도일	입원 후 6일
전도 경험	없음
약제	수면제(전도 6시간 전)
전도 시각	6시 15분
전도 장소와 동기	복도, 침대로 돌아가던 중

(사례 C)
입원 시부터 때때로 흥분 상태에 빠지는 경향을 보였음. 사고 당일도 0시경부터 표정이 험악해지고 진정을 못해 핼시언을 복용하게 하고 가족을 불렀음. 아침에 가족이 돌아가자 다시 불안정 증세를 보여 휠체어에 태워 간호실로 데려옴. 조용히 있었으나 담당 간호사가 다른 환자를 간호하고 있는 사이 휠체어를 끌고 간호실을 나감. 본인 방 앞 복도에서 일어서려고 하다가 휠체어에서 미끄러져 넘어진 것을 발견함. 멍하니 있다가 '돌아가려 한 건데'라는 말을 겨우 함. 외상은 없음.

C씨는 에자와식 노인 지능검사(이하 에자와식 치매도)에서 중증의 치매로 판정 받았으며 종종 갈피를 잡을 수 없는 말을 했다. 자신의 욕구가 받아들여지지 않으면 고성을 지르거나 흥분하는 등의 이상 행동을 보였으나 간호 호출 버튼을 눌러 자신의 욕구를 설명하는 등 때에 따라 정상적인 행동 패턴도 보이는 환자였다. 이동 능력에도 때에 따른 편차가 있어 간호사가 C씨의 성향이나 요구를 파악하는 데 곤란을 겪고 있던 중, 전도 사고가 발생했다.

전도 사고는 입원 후 2주 이내에 발생하는 경우가 많은 것으로 보고되고 있다.

입원 후 얼마 지나지 않은 환자는 병원이라는 익숙하지 않은 환경을 경험해야 하고, 간호사는 한정된 정보만 가지고 환자의 행동과 특징을 파악하기 어렵기 때문에 사고가 쉽게 발생하는 것으로 판단된다. 특히 고령자는 환경 변화에 빨리 적응하지 못하여 전도의 위험성이 높아지는 것으로 예측된다.

(3) 재활치료기의 자신감이나 사회적 배경이 영향을 미치는 사례

① 재활치료기 환자의 전도

D씨는 젊은 시절 운동선수였던 탓에 체력에는 자

(사례 D)
담당 간호사가 수상한 소리를 듣고 달려가 보니 휠체어에서 굴러 넘어져 이마에 피를 흘리고 있는 환자를 발견함. 본인은 어쩌다가 이런 사고를 당했는지 모르겠다고 답함. 같은 방에 기거하는 환자의 말에 의하면 바닥에 떨어진 물건을 주우려다가 사고가 난 것으로 보임. 실제로 휠체어 옆에 설사제가 떨어져 있었음.

신이 있었으며 보호 관찰 하의 이동 능력도 있었으나 간호 호출을 하지 않고 이동하는 모습이 자주 목격되었다. 이동 중인 휠체어에서 일어나 걸어가는 등의 위험한 행동도 목격되었다. 입원 2주 후는 급성기 치료가 끝나고 치료 환경에도 적응하여, 재활치료가 진행됨에 따라 자립도가 상승된 시기였다. 체력에 대한 자신감과 자립심이 강한 성격 등의 사

회적 배경을 전도 요인으로 꼽을 수 있다.

재활치료에 의해 ADL(일상생활능력)이 확대되어 이동 동작이 원활해지면 혼자서 충분하다는 생각이 들게 되고, 현재 자신의 신체 기능과 자립하고자 하는 의지 사이에 낙차가 생겨 전도의 위험성이 커지는 것으로 판단된다. 환자의 신체적 측면, 정신적 측면과 함께 사회적 측면도 전도 예측을 위한 평가 기준으로 도입할 필요성이 대두되고 있다.

2 외적요인에 의한 전도 사례와 대응

(1) 약품(수면제) 복용 중인 고령자의 사례
① 질환 및 약품의 영향에 의한 전도

(사례 E)
그릇 깨지는 소리가 들려 가보니 환자가 침대 옆에 서있었음. 환자는 화장실에 가려다가 오른쪽으로 넘어졌는데 넘어질 때 머리 오른쪽과 오른쪽 겨드랑이가 부딪혔다고 함. 머리는 아무렇지 않으나 오른쪽 옆구리가 아프다고 함. 용변은 끝냈으므로 침대에 누움. 나중에 잠이 덜 깬 상태로 병원을 집으로 혼동하여 넘어졌다고 말함. 검사 결과 오른쪽 늑골에 골절이 발견됨.

E씨는 지팡이를 이용한 자립 보행이 가능했으나 메니에르병에 의한 현기증으로 하루 종일을 침대에

표4 사례 D의 개요와 전도 상황

사 례	D
성 별	남
연 령	83세
주질환·합병증	뇌경색 우측 대퇴부 골절
·보조수준 ·치매 정도 ·환자의 일상	입원 시에는 침대나 바닥에 변기를 설치하고 용변을 보았으나, 전도사고 당시에는 휠체어를 타므로 용변은 보조를 받아 화장실에서 해결하고 있었음. 보호관찰 하에 이동 가능하였음. 에자와식 치매도 : 전 프로야구 선수로 체력에는 자신이 있으며 현재도 후원회 활동을 하고 있음. 때문에 간호 호출을 하지 않고 혼자서 움직이려는 의사가 강해 체크가 필요하였음.
전도일	입원 후 14일
전도 경험	있음
약제	없음
전도 시각	17시 30분
전도 장소와 동기	복도, 바닥에 떨어진 약을 줍던 중

표5 사례 E의 개요와 전도 상황	
사례	E
성별	여
연령	80세
주질환·합병증	뇌경색 위암
•보조수준 •치매 정도 •환자의 일상	병동 내에서는 지팡이를 짚고 자유롭게 보행했음. 그러나 어지럼증이 있어 거의 대부분의 시간을 침대 위에서 보냈으며 낮 동안은 자식이 찾아와 돌봐주었음. 용변은 보조 없이 휴대용 변기에서 해결하였음. 에자와식 치매도 : 경도, 상대방의 이야기에 납득한 듯한 반응은 보이나 어느 정도 이해를 하고 있는지는 불분명함. 간호 호출을 누를 때도, 누르지 않을 때도 있음.
전도일	입원 후 2일
전도 경험	있음
약제	수면제(전도 4시간 전)
전도 시각	0시 05분
전도 장소와 동기	침대 옆 용변

(2) 부적합한 신발에 의한 전도 사례

① 슬리퍼에 의한 전도

> **(사례 F)**
> 수상한 소리가 나 담당 간호사가 찾아가 보니 침대와 휴대용 변기 사이에 모로 누운 자세로 넘어져 있었음. 상황을 물어보니 미안하다는 말만 반복함. 발이 미끄러졌다고 하여 살펴보니 미끄럼방지 양말을 신고 있었으나 슬리퍼가 벗겨져 있었음. 용변 후 이동하려던 순간 발이 미끄러진 것으로 보임.

F씨는 자립 보행이 가능했으나, 신체 오른쪽 마비 증상에 대한 자각이 확실하지 않으며 간호 호출도

서 보내는 경우가 많은 환자였다. 해당 분야 전문가인 스즈키 박사의 연구에 따르면 최면진정제의 혈중 농도가 최고치일 때부터 반감기에 이를 때까지의 시간대에 전도 사고가 집중되어 있는 것으로 보고되었다. 이는 유로진 복용 사례와도 일치하고 있다. 일반적으로 고령자는 중추신경계에 작용하는 향정신성 의약품에 대한 감수성이 예민하여 약물 역학 변화를 반영하고 있을 가능성이 있다고 한다. 따라서 약품을 투여할 때에는 그 필요성을 충분히 고려하고 전문의와 상의하여 용량을 신중히 결정해야 한다. 또한 투여 후에는 약품의 체내 동태를 파악하고 약품이 환자에게 미친 영향을 정확히 평가하여 전도 위험을 예측하면서 간호을 실시할 필요가 있다.

표6 사례 F의 개요와 전도 상황	
사례	F
성별	여
연령	80세
주질환·합병증	좌뇌 출혈
•보조수준 •치매 정도 •환자의 일상	입원 시에는 벌문을 장착하고 있었으며 용변은 장애인용 화장실에서 해결함. 보호관찰 하에 자력으로 휠체어에 옮겨 앉을 수 있었음. 전도 당시는 벌문을 막 탈거했을 때로 보호 관찰 하의 보행은 가능했으며 야간에는 휴대용 변기를 설치해 두었음. 에자와식 치매도 : 중증. 제과점을 운영했던 탓에 밤이 되면 '빵 만들어 가야 된다'며 갈피를 잡을 수 없는 말을 자주 했으나 흥분하는 경우는 없었음. 상대방이 하는 말은 이해하고 있었으나 간호 호출은 설명을 해도 곧바로 잊어버려 이용한 적이 없었음.
전도일	입원 후 23일
전도 경험	없음
약제	없음
전도 시각	5시 10분
전도 장소와 동기	침대 옆 용변

잘 하지 않는 환자였다. 당일은 벌룬 카테터(balloon catheter, 끝이 풍선 모양인 혈관 등에 삽입하는 관)를 막 제거한 날이었으며 혼자서 화장실로 걸어가는 모습이 목격되어 전도 사고를 막기 위해 침대 옆에 휴대용 변기를 설치해 두었다.

고령자는 보폭이 좁고 발을 끄는 경향이 있어 걸리기 쉽다. 때문에 침대 주변 환경 정비의 목적으로 적절한 생활용품의 배치와 조명 제공, 개인의 장애나 동선에 맞춘 휴대용 변기 배치, 침대 난간에 대한 연구가 전도 방지에 있어 중요시되고 있다.

3 정리

이상의 여섯 사례로부터 뇌졸중 환자의 전도 요인으로 판단되는 것을 그림1과 같이 정리해 보았다. 전도는 이러한 요인들이 얽혀 복합적으로 일어난다고 할 수 있다. 전도 방지를 위해 포괄적인 측면에서

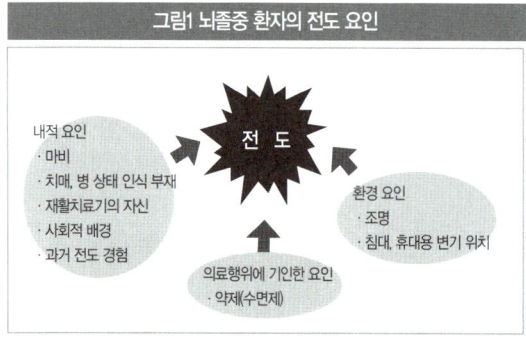

환자를 간호할 필요가 있다.

사례에서 찾는 전도 방지 대책
_ II 현장 직원의 사고 과정과 근무 체제 고찰

요코하마시립뇌혈관의료센터 간호사
사카이 시마

도쿄의과치과대학 의학부속병원 부간호사장
나가이 요코

도쿄의과치과대학원 보건위생학연구과 교수 (고령자간호시스템 개발학)
다카사키 기누코

일본간호연맹 간사 · 전 요코스카북부공제병원 간호부장
오시마 도시코

 전도 장면을 목격한 간호사의 사고 과정

집필진은 전도 장면을 직접 목격한 간호사를 대상으로 면접 조사를 실시하고 질문 항목을 중심으로 간호사가 응답한 특징 다섯 가지 ① 전도 예측 판단 기준(판단), ② 전도 방지 계획(계획), ③ 전도 시 간호사의 생각(평가), ④ 전도 방지를 위한 새로운 대책(수정), ⑤ 전도에 대한 생각을 KJ법(가와다 지로)으로 분류해 그 결과를 그림1과 같이 표시하였다.

(1) 전도 예측 판단 기준(판단)

대부분의 간호사가 전도의 위험성을 예측하고 있었다. 표1과 같이 간호사들은 환자의 전도 위험성을 신체적 요인, 정신적 요인, 질환의 영향 등 내적 요인과 환경적 요인인 외적 요인 양 측면에서 관찰하여 예측하고 있었다. 한편으로 '내 주변에서는 일어나지 않을 줄 알았다.', '보호 관찰을 하고 있었으므로 괜찮으리라 생각했다.' 등의 예측하고 있지 않았다는 응답도 있었다.

(2) 전도 방지 계획(계획)

전도 위험성이 있을 것으로 예상되는 환자를 대상으로 전도 방지 계획을 세워 이를 실행에 옮겼다. 구체적으로는 방문 횟수를 늘려 환자의 활동상의 요구와 특징을 파악하고 보조 방법의 연구, 주변 환경 정리 등을 실시했다.

그림1 전도 장면과 직면한 간호사의 사고 과정

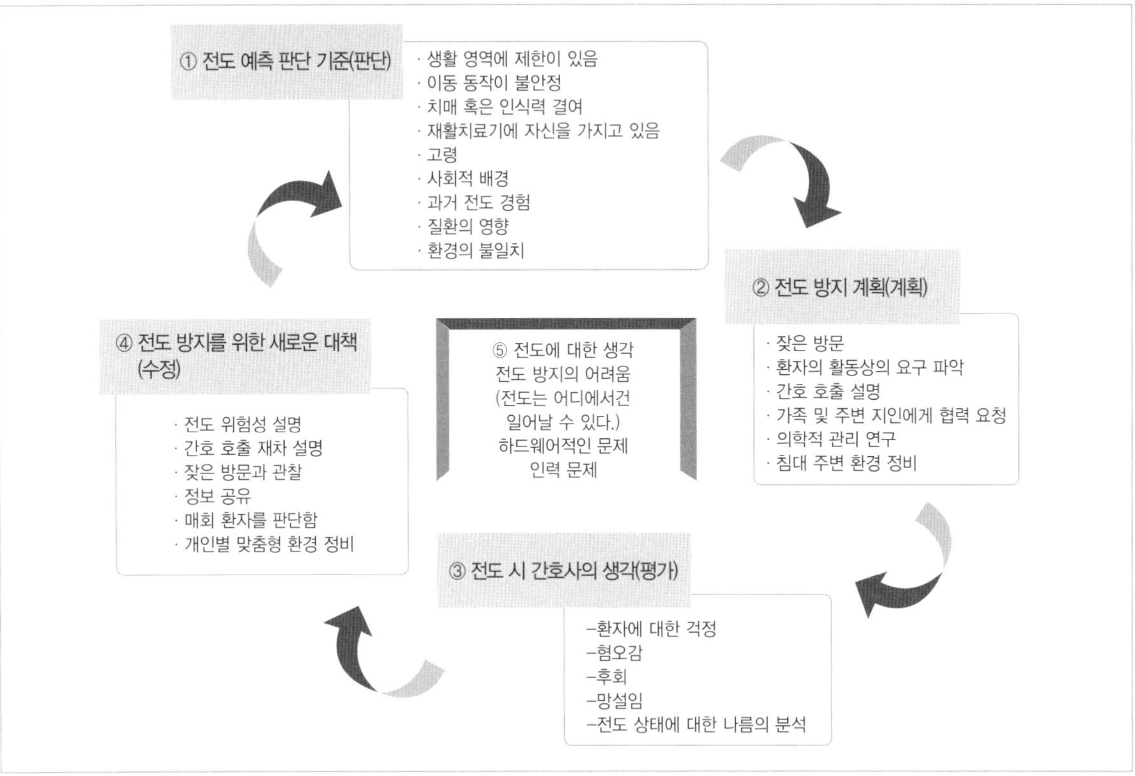

① 전도 예측 판단 기준(판단)
- 생활 영역에 제한이 있음
- 이동 동작이 불안정
- 치매 혹은 인식력 결여
- 재활치료기에 자신을 가지고 있음
- 고령
- 사회적 배경
- 과거 전도 경험
- 질환의 영향
- 환경의 불일치

② 전도 방지 계획(계획)
- 잦은 방문
- 환자의 활동상의 요구 파악
- 간호 호출 설명
- 가족 및 주변 지인에게 협력 요청
- 의학적 관리 연구
- 침대 주변 환경 정비

④ 전도 방지를 위한 새로운 대책 (수정)
- 전도 위험성 설명
- 간호 호출 재차 설명
- 잦은 방문과 관찰
- 정보 공유
- 매회 환자를 판단함
- 개인별 맞춤형 환경 정비

⑤ 전도에 대한 생각
전도 방지의 어려움
(전도는 어디에서건 일어날 수 있다.)
하드웨어적인 문제
인력 문제

③ 전도 시 간호사의 생각(평가)
- 환자에 대한 걱정
- 혐오감
- 후회
- 망설임
- 전도 상태에 대한 나름의 분석

표1 간호사의 전도 예측 판단 기준

활동 영역에 제한이 있음	휠체어를 혼자 끌고 있음. 편마비가 있음. 지팡이를 짚고 있음. 근력이 저하되었음.
이동 동작이 불안정함	관찰 결과, 이동 동작이 불안정. 스스로 완전 기립, 기립 유지가 불가능함. 식당에서 마음대로 걸으려 하다가 휘청거리는 장면을 수차례 목격함.
치매 및 인지능력 결여	신체 왼쪽의 움직임이 불편한 것을 받아들이지 못하거나 잊어버리고 움직임. 알츠하이머 증상도 다소 있어 본인의 이해력이 떨어짐. 입원 후 얼마 되지 않아 링거 주사를 빼버림. 벌룬 장착 중임에도 불구하고 난간을 넘어 걸어감. 간호 호출을 거의 이용하지 않음.
재활치료기에 자신감을 가짐	자신이 있음. 재활치료기에 ADL이 향상되어 있음. 이정도면 괜찮다는 생각으로 조심 없이 이동하는 경우를 목격함.
고 령	83세.
사회적 배경	지금까지 혼자서 해옴. 가족과 함께 생활하며 의존이 익숙한 경우였다면 간호 호출을 이용했을지도 모름. 과거 스포츠 선수였던 탓에 체력에 자신이 있음.
과거 전도 경험	이전에도 전도를 경험한 것으로 사료됨.
질환의 영향	'어~' 이외의 말을 하지 않아 의사소통이 어려움. 어지럼증도 있음. 식욕부진으로 입원하여 링거 주사도 맞고 있으며 항상 비틀거림.
환경의 불일치	혼자 높이를 조절할 수 없는 높은 침대에서 언제나 미끄러지듯 내려 왔음.

(3) 전도 시 간호사의 생각(평가)

예상을 했음에도 불구하고 전도를 목격한 간호사들은 '골절상을 입지 않았을까', '어쩌지', '지팡이를 짚게 하는 거였는데' 등 환자에 대한 걱정과 후회의 반응을 보인다. 또한 '수치심 때문에 스스로 옷을 갈아입으려다 사고가 난 걸까', '미안한 마음에 혼자 움직이려다 그런 걸까' 등 전도 상황을 돌아보고 스스로 전도 원인을 분석하려는 반응도 보였다. 한편 '환자가 졸고 있어서 휠체어를 스스로 끌 거라곤 생각하지 못했다'는 예상외의 행동에 당황했던 반응도 있었다.

(4) 전도 방지를 위한 새로운 대책

전도 방지를 위한 새로운 대책으로, 회의 및 간호 계획을 통해 모든 현장 직원이 통일된 간호를 제공할 수 있는 정보 공유를 하고 있었다. 또한 개인별 맞춤 안전대책의 목적으로 환자의 상황에 맞는 침대 주변 환경 정비를 실시하였다. 아울러 상황을 적당히 판단하지 않고 사안에 따라 철저히 검토하였으며, 어떤 점이 위험한지 맨눈으로 확인하도록 하는 등 환자의 상황에 따른 판단과 유연한 대응을 중요시하는 대책을 세웠다.

(5) 전도에 대한 생각

간호사들은 그림1과 같은 과정 속에서 간호 간호 개선에 힘쓰는 한편으로 '타이밍을 잡기 어렵다', '있어서는 안 될 일이지만 환자 자신의 의사도 있어서……', '환자의 움직임을 예측해야만 한다'와 같은 응답과 같이 전도는 언제 어디서 일어날지 모른다는 데 관해 곤란한 심정을 품고 있었다. 또한 '방을 옮겨 주고 싶어도 빈방이 없으면 수가 없다.', '틈이 생기면 사고로 이어진다.', '누군가 붙어 있지 않으면 사고는 바로 일어난다.'와 같은 응답에서 하드웨어 측면의 문제나 인력 관련 문제가 있음도 알 수 있었다.

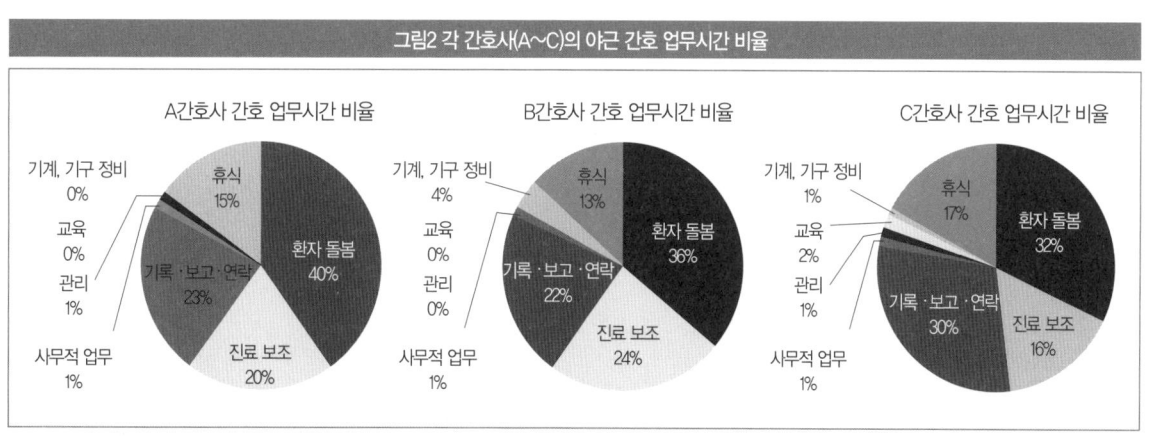

그림2 각 간호사(A~C)의 야근 간호 업무시간 비율

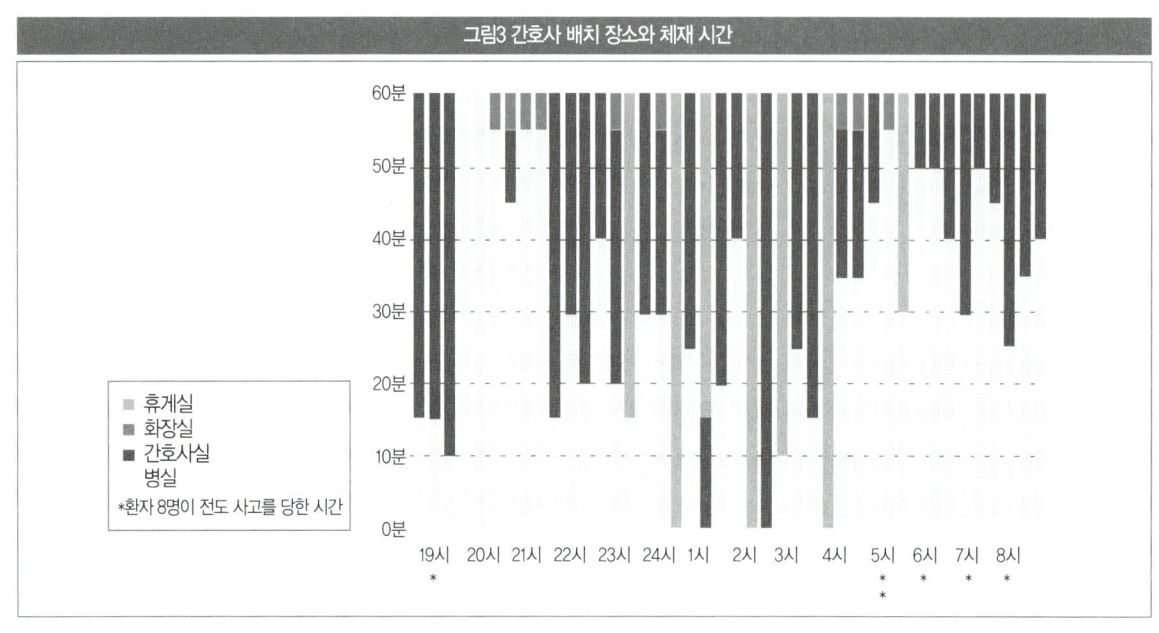

2 야근 간호 제도

집필진의 연구에서 전도는 야근 시간(오후 7시~익일 아침 9시)에 많이 일어나는 것으로 밝혀져 야근 시간대의 간호 업무량에 대한 조사를 실시해 보았다. 야근 간호사 3명(A~C)의 야근 시간대 840분에 걸친 간호 업무 내용이 그림3이다.

가장 큰 비율을 차지하는 것이 관찰과 용변 보조, 호흡 간호, 그리고 간호 호출에 대한 대응 등의 환자 돌보기로, 전체 업무의 거의 3분의 1을 여기에 할애하고 있었다. 또한 환자 돌봄, 진료 보조와 침대 옆 직접 간호이 점하는 비율이 전체의 60%였다.

다음으로 각 간호사의 시간대별 배치와 해당 장소 체재 시간을 조사한 결과가 그림3이다. 간호사들은 오전 5~8시, 오후 8~9시의 시간대에는 80%이상 병실의 환자 옆에서 보내고 있었다. 이 시간대는 관찰 및 용변 보조, 호흡 간호, 청결 보조가 주된 업무였다. 집필진의 연구 결과 환자가 전도 사고를 겪은 시각의 과반수가 오전 5~8시 사이에 집중되어 있었으며 이는 간호사가 병실에서 환자를 직접 간호하고 있는 시간과 정확히 일치하고 있었다.

3 현장의 구체적인 전도 방지 대책

전도 사고 사례를 통해 이유를 분석하고 이를 발전시켜 더 구체적인 행동 수준에서 방지 대책을 입안·실시·평가하는 것은 대단히 중요하다. 사고를 분석했다 하더라도 구체적인 대책을 마련하고 문서화하여 구성원 전원이 대응과 평가를 하지 않는다면 다음을 기대할 수 없다.

(1) 환자 심리 파악

환자가 자신의 신체 능력과 전도 위험에 대한 자각이 희박하거나 치매, 건망증으로 상황 판단이 충분하지 않은 경우가 많다. 이로 인해 자신의 체력·근력 이상의 행동을 하거나 보조를 요청하지 않는 배경에는 환자의 심리가 적잖이 영향을 끼치고 있다.

예를 들어 용변 시에는 남의 도움을 빌리고 싶지 않은 '수치심'이 있기 마련이며 바쁜 간호사에게 수고를 끼치고 싶지 않은 심리도 작용한다. 또한 상태가 호전된 재활치료기에 자주 보이는 '확인 체험(장애의 정도를 확인하거나 가능성에 도전해 보고 싶은 심리)', 회복 의욕, 과신으로 인해 예상 이상의 행동을 하게 되는 심리가 있으며 마비 등의 장애로 지금껏 당연하게 여겨온 행동을 할 수 없게 된 것을 수용할 수 없는 심리가 있다. 특히 자립적인 생활을 해오던 환자는 도움을 받는 것이 익숙하지 않아 용변 보조를 받으면서 자존감을 다치는 등의 예도 보고되고 있다. 우선 환자와 이야기를 나누어 깊이 있는 이해를 시도하면 접근 방법도 달라진다.

(2) 재활치료기 환자에 대한 대응

재활치료기에 ADL이 확대되고 있는 환자의 '확인 체험'에 의한 전도의 경우, 회복 의욕이 있다는 점은 대단히 긍정적으로 볼 수 있다. 따라서 그 의욕을 억제할 것이 아니라 오히려 더욱 촉진시키면서 안전과 ADL 확대의 양립을 꾀한다. 이는 간호사로서의 전문성을 발휘해야할 부분이기도 하다. 환자와 함께 전도 예방(간호 호출의 필요성, 환자 맞춤별 환경 정비 등)에 대해 고민하고 자각을 촉진하는, 환자가 참가하는 간호을 지향해야 한다.

또한 이 시점에서는 '환자를 지원한다.', '환자 앞에서 실시한다.'는 식의 직접적인 간호이 아니라 보호 관찰이나 환경 정비 측면의 간호이 매우 중요하다. 시간도 많이 걸리고 성과가 바로 드러나지도 않지만, 이와 같은 세밀한 간호은 환자의 자립을 도우면서 안전하게 ALD를 확대하는 데에 매우 중요하다. 간호 계획에 있어서도 간호 방침을 확실히 기재하고 마비 상태와 침대 위치, 변기 위치, 침대 난간 개수, 침대 옆 의자, 휴지통, 지팡이 위치 확인, 충분한 공간 확보 등의 환경 정비 문제를 환자와 함께 고민하여 누구나 개인별 맞춤형 환경 정비가 가능하도록 해야 한다.

(3) 환자 전체상 파악과 대응

이와 같은 환자 심리와 함께 환자의 신체 기능, 위험 회피 능력, 전도 위험을 예상할 수 있는 간호사의 예측능력, 안전하고 적절한 보조기구 판정 능력 등도 중요하다.

환자의 상태 변화와 약물 복용 문제도 효과적으로 대응해야 한다. 예를 들어 '발열이 있다, 해열제를 썼다, 진통제를 사용했다, 이뇨제를 썼다, 가려움 증상이 있어 항상 쓰는 수면제 이외에 항히스타민제도 내복했다. 감기 기운이 있어 약을 먹었다.'등의 상황에서 내복양과 내복 시간, 작용 시간을 고려해 예측적인 관찰과 전도 방지 간호를 신속히 실시해야 한다. 숙련된 중견직원을 통한 지속적인 부하 직원 교육도 필요하다.

치매나 건망증 등으로 인지 수준에 문제가 생겨 여러 이유를 설명해도 간호 호출을 하지 않는 경우가 많을 것이다. 자주 방문을 하는 것만으로는 전도를 제대로 방지할 수 없다. 현장의 직원이 노력하는 것만이 아니라 다각적인 접근과 연구가 필요하다. 환자와 상의하여 간호 호출 버튼을 누르기 쉬운 위치에 설치하거나 호출 버튼에 야광 표시를 해 두는 것도 좋은 방법이다. 또한 '침대에서 내려 올 때는 간호 호출을 눌러 직원을 불러주세요.'와 같은 문구를 적어 환자 눈에 잘 띄는 침대나 테이블에 설치하는 것과 같은 간단한 아이디어로도 효과를 볼 수 있다.

한편 행동을 취한 목적(~을 하려다가 넘어졌다.)으로는 특히 용변에 관한 것이 많았다. 따라서 이에 대한 분석과 예측에 기반을 둔 간호도 필요하다. '용변 패턴'을 파악하는 것만이 아니라 소등 전 소변을 유도하고 야간에도 환자의 배뇨 간격을 예측하여 방문하거나 각성 시에는 소변 유도를 시험해 보는 등, 간호 호출을 기대할 수 없는 환자에 대한 '잦은 방문'을 '곧 용변을 볼 시간이니 방문'해 보는 의도적인 형태로 전환해야 한다. 이를 위해 구체적인 방문 시간을 간호 계획에 명기하고 최종 배뇨 시간을 다음 근무자에게 알리는 등의 통일 된 형태의 간호를 실시해야 한다.

아울러 간호 호출이 전혀 불가능할 것으로 판단되는 경우나 위험을 동반하는 경우에는 환자의 상태에 맞추어 침대 이탈 센서나 신체동작 호출 장치 설치, 간호사실과 가까운 병실이나 복도 쪽으로 침대를 이동하는 등의 침상 조절이 필요하다. 의사결정권자 및 중견직원의 판단을 통한 전도 방지 용품 채용이나 침상 조절, 업무 정리(업무가 많은 시간 때에 전도 사고가 다발하는 점을 고려한 해당 시간대의 간호 연구, 업무 우선순위 및 시스템 개혁), 의사와 간호사 간 협력 체제 구축 등, 조직 전체가 대응할 수 있는 전도 방지 대책을 적극적으로 수립해야 한다.

전도를 피할 수 없다면 발상을 바꾸자
_ 대퇴부 골절 예방 벨트의 효과

사회복지법인 기타구사회복지사업단
기타구립특별요양노인홈 시미즈사카아지사이장 부시설장
조카이 후사에

도쿄전기대학 공학부 정보미디어학과 연구원
야마시타 가즈히코

 대퇴부 골절 예방 벨트 '호고마루쿤'의 고안과 제작 과정

'신체구속을 하고 싶지는 않지만, 전도에 의한 골절을 막을 수 없는 이상 환자를 혼자 걷게 내버려 둘 수는 없다. 골절을 당하는 것보다는 휠체어에 앉혀 놓는 것이 낫다'는 것이 간호 현장의 일반적인 목소리이다.

우리 시설은 1998년 설립 이래 신체구속 제로 간호를 지향해 왔지만 전도 골절의 문제는 보호관찰 아래 자유롭게 걷도록 한다는 발상만으로는 해결이 어렵다는 결론에 이르렀다. 특히 대퇴부 골절은 병상에서 일어나지 못하는 원인의 하나인 만큼 골절을 얼마큼 방지할 수 있느냐가 중요한 과제로 떠올랐다. 아지사이장에서는 전도 골절을 당해 병상에서 일어나지 못하는 일을 최대한 줄이기 위해 환자 본인의 신체·정신 상태에 기초해 가족 상담을 진행하고 전문의의 판단을 존중하여 외과적 수술 혹은 보존치료를 선택해 왔다. 이를 통해 전도 골절에 의해 병상에 눕게 되는 상태는 방지할 수 있었다. 그러나 신체구속 없이 자유롭게 움직이면서도 전도 골절을 막을 수 있다면 그것이야말로 고령자에게도 간호인에게도 가장 바람직한 일일 것이다.

전도를 완벽히 방지하는 것은 불가능하다. 보호관찰을 아무리 철저히 한들 어디엔가 반드시 사각이 생기기 마련이다. 그렇다면 발상을 바꾸어 '설령 넘어지더라도 골절상은 입지 않는 방법이 없을까?' 이러한 고민으로부터 골절 방지 도구에 대한 고안이 시작되었다. 그리고 그 결과가 골절 예방 벨트였다.

(1) 격감한 전도 골절 사고

시제품은 2002년 7월에 완성되었으며, 같은 해 10월 몇 가지 보완을 거쳐 전도 위험이 높은 고령자를 대상으로 사용을 개시했다. 그 후 보행, 기립 중 전도로 인한 대퇴부 골절을 입은 건수를 벨트 사용 개시 이전과 이후로 나누어 비교해 보았다. 그 결과 2000년 4월부터 2002년 9월까지 2년 6개월 간 단기 체류 10건, 특수 요양 입소 10건, 합이 20건이었던 사고 건수가 벨트 착용 후인 2002년 10월부터 2003년 9월까지 1년간 단기 체류자 1건, 특수 요양 고령자 1건, 계 2건으로 격감했다.

이 두 건의 사고를 살펴보면, 단기 체류자의 경우 경도의 치매가 있는 고령자로 발가락이 심각하게 휘어져 있어 보행 균형이 무너져 있음을 쉽게 알 수 있다. 혼자 화장실은 갈 수 있으나 옷을 벗고 입는 것은 다소 어려웠다. 때때로 엉덩이를 노출한 채 화장실에서 나오는 일도 있었기 때문에 예방 벨트를 속옷 셔츠 위에 착용하여 용변에 지장을 주지 않도록 하였다. 그러나 배설 후 옷을 다시 입는 데에 번거로움을 느꼈던지 예방 벨트를 빼버렸고 그 결과 사고를 당하게 되었던 것이다.

특수 요양 고령자의 경우는 휠체어에서 일어나다가 전도 사고를 당한 것인데, 이 때 벨트의 위치가 고정되지 않아 가슴까지 올라가버린 것이 사고의 이유였다.

기존 프로텍터 개선

기존 프로텍터의 경우 아래와 같은 문제점이 있었다.

- 착용감이 좋지 않다.
- 몸을 움직이면 원하는 위치에 착용이 불가능하다.
- 요실금으로 옷을 벗으면 같이 벗겨진다.
- 용변 시에 불편하다.

'호고마루쿤' 개발 당시에는 이와 같은 문제점을 개량하는 데 중점을 두었다.

(2) '호고마루쿤' 시미즈사카 아지사이장 사용 현황

[사용 대상자]
- 기립 능력이 있는 자부터 지팡이·보행기 등의 보행 보조도구 사용자까지.

[사용법상 유의사항]
- 벨트 양 끝이 고관절 부위에 닿도록 하여 골반 전체를 감싸듯이 착용함.

① 화장실 유도가 필요한 고령자의 경우
- 일주일 정도는 옷 위에 착용하여 본인이 쉽게 벗을 수 있도록 한다.
- 고령자가 스스로 벗는 일이 없다면 옷 위에 착용해도 문제가 없다.
- 고령자가 벗으려 하는 경우는 속옷 위에 착용하고 바지를 입어 보이지 않게 한다.

② 혼자 화장실을 갈 수 있는 고령자의 경우

옷자락이 충분히 긴 속옷 셔츠를 준비하여 셔츠 위에 벨트를 착용한 후 바지를 입으면 벨트를 착용한 채로 용변을 볼 수 있다.

③ 기타

착용으로 인한 근력 저하의 우려는 없다. 따라서 본인이 불쾌한 느낌을 받지 않는다면 장착 시간은 문제가 되지 않으며 취침 시 착용도 괜찮다.

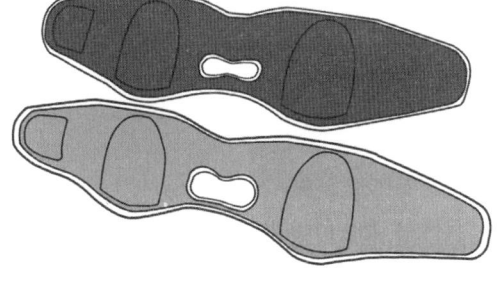

엉덩이 보호대(호고마루쿤).

2 엉덩이 보호대 이용을 통한 대퇴부 골절 예방 효과 검토

고령자의 전도 빈도는 10~20%로 나이가 들수록 넘어지기 쉬운 것으로 보고된다. 또한 골절 빈도는 5~10%로 이 또한 나이가 들수록 위험도가 높아지며 특히 여성의 골절 빈도가 더욱 높은 것으로 알려져 있다. 간호보험에 의한 간호를 받아야 할 정도의 중증 부상을 입는 요인으로는 대퇴부 골절이 큰 관련이 있다.

(1) 전도는 대퇴부 골절로 이어진다.

대퇴부 골절은 연간 8만 건 정도 발생하고 있다. 대퇴부 골절상의 경우 치료와 재활 기간이 타 골절에 비해 30% 이상 길며 그 가운데 40%는 퇴원이 불가능하다는 보고도 있다. 대퇴부 골절 환자의 평균 입원 기간은 28일 정도인데 입원기간을 30일로 잡으면 의료비 총액은 1인당 178만엔 이상이 된다. 대퇴부 골절 환자 8만 명에 이를 단순 대입해 보면 일본에서 연간 1조 4,240엔 이상의 의료비가 대퇴부 골절 치료에 쓰이는 꼴이다.

신체적 관점에서 보면, 단기간일지라도 병상에만 누워있게 되면 호르몬과 내분비계 균형이 무너져 치매 증상 유발과 함께 1일 약 3%의 근력 저하로 3주면 근력의 50% 정도가 저하된다. 특히 보행과 관련된 근력의 저하가 현저해 재활 치료를 받아도 보행 기능의 회복은 굉장히 어려운 것으로 알려져 있다.

전도에 의한 대퇴부 골절의 남녀 차는 1:3 정도이다. 이는 여성이 골량 감소가 현저하며, 하지 근력이 남성에 비해 약하기 때문이다(돗토리대학 정형외과 교실, 1995). 일본의 50대 이상 여성의 약 30%가 골다공증 환자로 그 수는 1,000만 명 이상이다. 또한 잠재적 대상자까지 포함하면 대퇴부 골절 고위험군은 더욱 증가할 것으로 예측된다.

골량이 10% 늘면 골절 확률은 40% 저하되는 것으로 보고되고 있는 만큼 조기에 비타민D와 칼슘을 섭취하면서 보행이나 운동과 같은 외부 압력으로 뼈에 부하를 걸어 골량을 유지하면 더욱 효과적이고 적극적인 골절과 골다공증 예방이 가능하다.

(2) 대퇴부 골절 예방을 위해

골다공증 환자나 예비군, 하지 근력이나 신체 균형 기능 저하에 따른 전도 위험이 높은 환자는 운동지도와 영양지도로 대증요법을 실시한다. 이러한 조치는 쉽게 넘어지지 않는 신체를 만든다는 의미에서는 유효하나 작은 실수나 부주의에 의해 전도 골절이 발생할 가능성은 여전히 존재한다. 이에 대한 대책으로 지팡이와 엉덩이 보호대가 효과적이다. 지팡이는 보행 시 신체 균형 기능을 40% 정도 향상시키고, 엉덩이 보호대는 대퇴부 골절 위험을 50% 저하시키는 것으로 보고되고 있다.

(3) 엉덩이 보호대(호고마루쿤)의 효과

표1은 엉덩이 보호대의 압력 흡수·분산 효과를 나타낸 것이다. 골절을 방지하기 위해서는 전도에 의해 뼈가 받는 압력(충격)의 최대치를 감소시켜야 하기 때문에 압력을 흡수하는 동시에 압력을 받는 범위(면적)를 분산(넓힘)시킬 필요가 있다.

실험을 통해 엉덩이 보호대 바깥쪽에 20kg의 압력을 가했을 때와 엉덩이 보호대가 없이 압력을 받을 경우를 비교해 보았다. 그 결과 엉덩이 보호대를 사용했을 경우 그렇지 않을 때에 비해 최대 압력치가 65%까지 떨어졌다.

즉 엉덩이 보호대가 35% 정도의 압력을 흡수했다고 할 수 있다. 또한 압력 분산 범위를 나타내는 접촉면적은 엉덩이 보호대 사용으로 1.3배 증가하였다. 이와 같은 결과는 전도가 대퇴골에 미치는 충격을 줄이고 효과적으로 압력을 분산시키고 있음을 보

표1 엉덩이 보호대의 압력 흡수·분산 효과		
	압력 최고치 (상대치)	접촉면적 (㎠)
엉덩이 보호대 유	12.8	3.03
엉덩이 보호대 무	19.6	2.40
엉덩이 보호대 효과(유/무 비)	65.1%	126.3%

표2 엉덩이 보호대 이용과 대퇴부 골절 환자		
	대퇴부 골절	기타 골절
엉덩이 보호대 유	7	9
엉덩이 보호대 무	12	9

여준다. 인체에 가해지는 압력을 분산하는 기능은 두꺼운 지방층이 담당하고 있다. 따라서 둔부나 대퇴부에 살이 없는 환자의 경우 엉덩이 보호대가 효과적이라 할 수 있다.

(4) 엉덩이 보호대 이용에 따른 대퇴부 골절 감소

앞서 엉덩이 보호대의 압력 흡수성과 분산성에 대해 설명했다. 여기에서는 엉덩이 보호대 이용과 대퇴부 골절 발생 수의 관계에 대해 이야기해 보겠다. 표2에 시미즈사카 아지사이장의 조카이 부시설장이 제공한 자료를 바탕으로 엉덩이 보호대 여부에 따른 대퇴부 골절 환자 수 변동을 표시했다. 자료는 엉덩이 보호대 사용을 개시한 이후와 이전의 자료를 각각 14개월간 보정한 것이다. 표를 살펴보면 팔 골절이나 늑골 골절의 발생률은 변화가 없는 데에 반해 대퇴부 골절 발생률은 42% 감소한 것을 알 수 있다. 이 자료에는 재택 방문 간호 45명, 단기 거주 40명, 특별 요양 120명의 정보가 포함되어 있다. 상세한 해석을 통해 더욱 전략적인 대퇴부 골절 예방 방법론을 확립할 수 있으나 이 결과만으로도 엉덩이

보호대의 실질적인 대퇴부 골절 예방 효과를 추정할 수 있다.

(5) 끝으로

지금까지 엉덩이 보호대 자체의 기능을 살펴보고 엉덩이 보호대 이용에 따른 대퇴부 골절 예방 효과를 추정해 의미 있는 결과를 얻었다. 엉덩이 보호대를 고령자에게 보급하기 위해서는 도구와 인간의 정합성을 충분히 검토할 필요가 있다. 이를 위해 필자는 수일간 엉덩이 보호대를 착용하고 생활해 보았다. 대퇴부 골절에 굉장한 효과가 있으나 착용감은 개선할 필요가 있음을 실감하였다. 이와 같은 중요한 도구를 보급시키기 위해서는 생리학·심리학·운동학적 관점에서 도구를 검토하여 더 쾌적하고 사용하기 편하게 개발하는 것이 시급한 과제이다.

신체구속 제로를 추진하기 위한 복지 기구·용품

도쿄전기대학 공학부 정보미디어학과 연구원
야마시타 가즈히코

들어가며

신체구속의 계기가 되는 원인은 다양하다. 배회, 전도·전락, 링거 주사 등의 기구 이탈, 휠체어에서 미끄러짐, 치매에 의한 문제 행동, 향정신성 약품에 의한 환각과 기립 자세 불안정에 의한 전도 등 다양한 예가 있다. 특징도 제각기이며 증상도 다르기 때문에 몇 가지 안내서를 정해 대처할 수 있는 간단한 문제가 아니다.

그러나 신체구속을 한다고 해도 사고를 미리 방지할 수 있다는 과학적 근거가 없으며, 오히려 사고와 더 심각한 문제 행동 또는 신체 기능 악화를 불러일으킬 수 있다는 점에 주목해야 한다. 이제부터는 한층 구체적이면서 효율적인 제안과 평가 과정을 통해 '신체구속 제로'를 추진해 나가야 한다.

이 장에서는 간호 종사자의 부담을 경감하고 '신체구속 제로'에 도움이 될 만한 도구와 기기, 방법을 제안하겠다. 신체구속 문제는 대상자에 대한 제안과 간호 종사자의 심리적·신체적 대책을 한데 묶어 검토해야만 한다. 물론 도구와 기기, 방법이란 것은 '도구'의 의미 혹은 '간호 종사자의 좋은 무기'로 이용하는 것이므로 이를 능숙하게 다룰 수 있도록 하여 여러분의 신체구속 제로 프로그램을 발전시켜 나가기를 바란다.

'신체구속 제로' 실시를 위한 순서의 일례로 배회나 침대 전락 문제에 대해서는 아래와 같은 흐름으로 대처하면서 검토해 나가는 것이 좋다.

① 대상자에 대한 평가와 간호인의 대처 수단 확립

② 도구·센서를 이용한 대상자 상태 파악과 간호인의 신체·심리적 부담 경감(보호 관찰 범위와 긴장감 감소) (시간이 걸리는 확인 행동은 센서 등으로 대체한다.)

③ 센서를 통해 얻은 행동 정보에 대한 대응 (도구 및 시스템 이용) (사고 방지를 위해 신속하게 대응하되 안내서의 대응을 통해 큰 사고를 막을 수 있다.)

④ 문제시되는 행동 해결을 위한 접근

각각의 과정에 어떠한 도구를 사용하는 것이 효과적일지 도식화해 보면 좀 더 쉽게 접근할 수 있다. 이용 가능한 공학 기술과 도구는 많다. 정보 수집을 위해 기술자를 만나거나 대학에 방문하여 협의를 진행해 보는 것은 어떨까?

● 복지 도구의 보급과 신체구속 제로를 위한 과제

간호보험의 실시와 함께 피 간호인의 QOL을 고취하기 위해 신체구속 제로가 제안되었다. 신체구속은 굉장히 중요한 문제이다. 신체구속은 보행 등의 신체 기능 저하를 초래하고 근육을 약화시킨다. 감염의 가능성도 커진다. 또한 압박 부위에 욕창이 발생하고 망각이나 흥분, 요실금 등의 부작용을 일으킨다. 전도의 위험성이 커지고 억제 도구에 의해 질식을 당하는 경우도 있다.

신체구속을 없애는 일은 간단하지 않다. 시설 측이 의식을 개혁하고 신체구속을 폐지하기 위한 종합적인 연구를 하지 않는다면 신체구속은 사라지지 않는다. '하면 된다'는 각오만으로는 금방 힘이 부치게 되며 근본적인 해결책이 되지도 못한다. 인력만으로 해결하려는 구상을 버리고 '필요한 부분만 사람이 한다. 기계나 도구로 가능한 일은 최대한 이용한다'는 생각을 가져야 한다. 뭐든지 기계나 도구에 맡기면 된다는 뜻이 아니라 꼭 필요한 부분을 사람 손으로 한다는 발상이다. 이편이 고령자의 심리적 특성에 들어맞는다. '그렇다면 꼭 필요한 부분은 무엇인가?'에 대한 충분한 고민이 출발점이 된다.

복지 기구나 도구 중에는 세심한 고려로 설계된 다양한 제품이 있다. 이를 하나로 뭉뚱그려 복지 기기·도구라 하고 있지만 설계의 면면들을 들여다보면 어떨까? 일반적인 평균치에 맞추어 설계된 제품은 단순히 구입하는 것만으로는 결코 쓸 만한 물건이 되지 않는다. 복지 기기·도구는 고령자의 특성에 맞추어 조정하지 않으면 안전하고 쾌적한 지원을 기대할 수 없다. 금전적인 문제도 있으므로, 전부를 새 것으로 교체하는 것이 아니라 가능한 지금 있는 물건에 덧붙이거나 조합하여 이용할 수 있는 기기와 도구를 도입하면 '신체구속 제로'를 창출해 나가는 원동력이 될 것이다.

이와 같은 시점에서 '신체구속 제로'를 추진하며 자립을 지원하기 위해서는 효율성 있는 복지 기기·도구를 도입하고 간호인과 대상자 모두가 쾌적할 수 있는 지원을 해야 한다. 이 목적을 달성하기 위해서는 표1에서 제시한 몇 가지 해결해야할 문제가 있다.

①, ②는 침대에서 일어나는 것이 첫걸음이다. 침대의 높이와 배치, 매트리스의 형태와 소재에 주의를 기울일 필요가 있다는 말이다. 다음 단계는 휠체어이다. 또한 ②에서는 자존감을 고려하고 자립을 도울 수 있는 휴대용 변기에 대한 대책이 필요하다. 침대 위에서 기저귀에 용변을 보도록 하는 식으로는 목표를 이룰 수 없다. ③은 신체구속을 하는 가장 큰 이유로 꼽히고 있다. 배회는 가벼운 산책이나 주변의 접근, 즉 말 걸어주기나 환경의 변화 등으로 해소할 수 있다는 보고도 있다.

수면제를 사용하고 있는 때의 ② 배변 동작이나 ③ 배회는 전도 위험이 크므로 바닥 이탈 센서를 사용하여 대처할 수 있다. 센서에 대해서는 뒤에서 다루도록 하겠다. ④ 목욕은 QOL 확보를 위해 빼놓을 수 없다. 고령자도 뜨거운 물에 몸을 담구고 싶어 한다. 그러나 비만 등의 이유로 간호인의 도움만으로는 대처가 곤란한 경우도 많다. 이런 때 간호인이 모든 부담을 지지 않도록 목욕 지원 장치를 설치해야 한다. 복지 기기와 도구의 이용을 통해 간호인이 요통 등의 심각한 질환을 겪는 것을 예방할 수 있다.

⑤ 재활치료는 신체 기능의 유지와 향상을 위해 중요하다. 근래에는 다양한 재활치료 장치나 방법이 고안되고 있다. 필자는 운동을 통한 재활 치료 프로그램에 대한 연구를 진행하고 있다. 이 프로그램의 효과에 대해서는 차후에 설명하겠다. ⑥ 전도 방지 대책으로는 재활치료를 통한 신체 기능 향상을 들 수 있으나, 보행을 권장하다 보면 전도를 당할 위험도 늘어난다. 이에 골절 방지 쿠션(엉덩이 보호대)이나 걸림 방지 신발, 장벽 제거 등을 추진하게 되는 것이다. 신체구속이 빈번한 휠체어와 관련한 대책에 대해서는 다음 장에서 자세히 이야기하도록 하겠다.

표1 구속하는 문제점

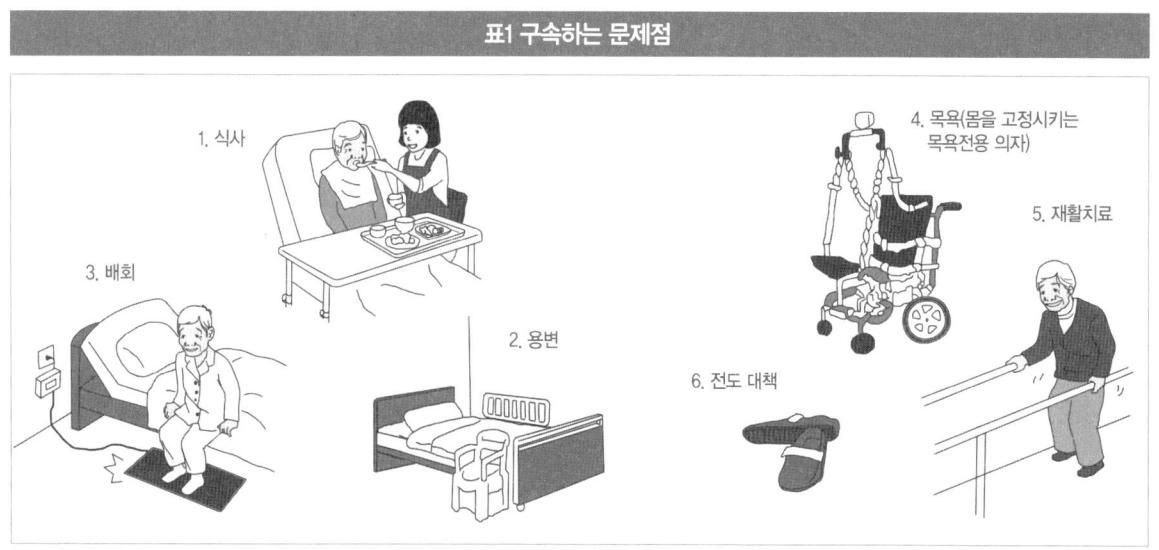

1. 신체구속 제로를 위한 침대 주변 제안

① 편히 앉을 수 있도록

신체구속을 방지하고 QOL을 향상시키기 위해서는 침대의 구조를 먼저 고민할 필요가 있다. 표1의 문제점을 해결하기 위한 첫걸음으로는 앉은 자세가 매우 중요하다. 침대에서 똑바로 앉은 자세를 취할 수 있는 것으로 근력 유지와 향상, 항중력근의 유지와 향상이나 정신적 각성을 도모할 수 있다. 앉은 자세는 화장실에 가거나 휠체어를 타기 전 단계에 해당한다. 자립과 구속 폐지를 위해서는 앉는 것이 힘든 환자가 이를 연습할 수 있게 해야 한다. 또한 식사 시 바른 자세를 취하면 옷을 버리는 것을 막을 수 있고 폐렴 예방에도 도움이 된다.

대상자의 신체 기능 장애가 가벼울 경우에는 침대의 높이와 매트리스의 경도가 적당하면 앉은 자세를 취할 수 있다. 침대의 높이는 발바닥이 지면에 충분히 닿아 몸을 앞으로 굽힐 수 있는 정도가 적당하다. 신체 균형이 잘 맞지 않으나 사지의 기능은 좋은 경우에는 이동용 바처럼 앞 쪽에 잡을 것이 있으면 안정된 앉은 자세를 취할 수 있다. 양 팔의 근력이 약할 경우에는 몸 앞 쪽에 안정성이 확보된 탁자를 설치해 팔꿈치를 올려놓으면 좋다. 이보다 신체 기능 장애가 심한 경우에는 앉은 자세 유지 기구를 사용해 훈련해야 한다.

한 가지 주의할 점이 있다. 고령자의 신체 특성과 심리적 특성은 매일, 혹은 하루에도 몇 번씩 크게 변한다. 때문에 발바닥이 바닥에 닿는 높이의 침대를 이용한다 하더라도 전후방으로 전도·전락 사고가 발생하는 것이다. 전도·전락 방지를 위해서 반드시 이동용 바를 갖추기 바란다. 아울러 중심동요계로 앉은 자세에서의 동요 범위를 조사해 두는

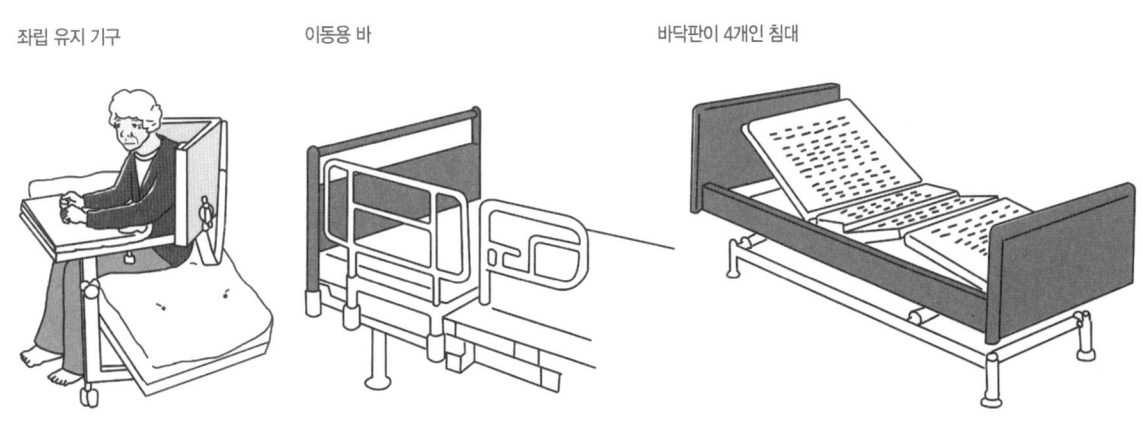

좌립 유지 기구   이동용 바   바닥판이 4개인 침대

것도 좋다. 이 때 움직이지 않는 상태에서 측정하는 '정적중심동요'와 동작 중의 동요 범위를 조사하는 '동적중심동요'를 조사해 보면 다양한 정보를 얻을 수 있다.

② **기립 동작 시의 부담 경감**

침대의 높이에 따른 기립 동작의 부담을 관절 토크(관절이 발휘하는 힘, 토크가 크면 부담도 크다)의 관점에서 생각해 보면, 낮은 위치에서 일어나는 동작은 높은 위치에서 일어나는 동작에 비해 고관절 토크가 클 것이다. 허리 부분의 부담이 크다는 말이다. 한편 무릎 관절 토크는 허리가 바닥에서 떨어지는 순간 최대치가 되며 높이에 따른 차는 미미한 것으로 보고된다. 즉, 높은 자리에서 일어나는 것을 편하게 느끼는 까닭은 무릎의 토크 수치가 낮아서가 아니라 무릎에 부담이 걸리는 시간이 짧기 때문으로 판단할 수 있다. 따라서 너무 낮은 침대에서 일어나는 것은 허리와 무릎 같은 하지 기능에 부담이 커 자립 저해 요인이 될 수 있다. 전도·전락 방지를 위해 낮은 침대를 추천하는 경향이 있으나 위에서 확인한 바대로 기립의 측면에서는 바람직하지 못하다. 일어날 때는 고령자가 스스로 높이를 조절할 수 있는 방법을 고안하는 것도 좋은 방법 중에 하나이다.

③ **침대 기능과 주변 기기**

침대와 매트리스, 사이드 레일 등의 주변 기기는 기립과 앉은 자세 유지에 큰 영향을 미친다. 몸을 옆으로 한 뒤 상체를 일으키는 동작이 힘든 경우 등받이 기능을 이용해 일어난다. 이 때 몸이 미끄러지지 않도록 무릎을 세우는 것이 중요하다. 등을 세우는 기능과 무릎을 세우는 기능을 별도로 조작할 수 있는 전동식 침대가 가장 이상적이라 할 수 있다. 또한 바닥판이 4개인 침대가 안락한 자세를 취할 수 있다. 3개인 경우는 등받이를 들 때 엉덩이가 닿는 쪽이 V자 형태가 되어 등을 움직이면 허리와 등의 미끄러짐에 의해 압박이 발생하고 둔부에 부스럼이 생기는 원인이 되기도 한다. 바닥판을 잇는 부분이 곡선으로 처리된 것은 신체 곡선에 맞물려 적절하게 휘어 미끄러짐을 줄여주고 허리부분, 특히 엉덩이뼈에 걸리는 압박을 감소시킨다. 최신 제품 중에는 등받이와 바닥판을 잇는 부분에 주름이 들어가 등받이를 올리면 주름이 펼쳐지면서 타원 형태로 움직여 미끄러짐을 방지하고 허리의 부담을 줄여주는 것도 있다.

무릎을 세워주는 기능은, 상체를 세웠을 때 미끄러지는 것을 방지하고 안정된 자세를 취하는 데 효과가 있다. 무릎 올림 기능만으로 충분하지 않을 경우 삼각 스펀지 등의 보조 기구를 사용하면 자세를 바꾸거나 유지하는 데 효과가 있으므로 사용을 권한다.

편마비가 있는 환자가 침대를 사용할 때는 마비가 있는 쪽이 벽으로 향하도록 침대를 배치하면 스스로 침대에서 내려올 때 용이하다. 그러나 간호하기가 더욱 어려워지는 경우가 있으므로 주의가 필요하다.

④ 센서

보호 관찰을 지원하기 위해 대상자가 침대에서 내려오려 할 때 센서를 통해 알려주는 시스템을 소개하겠다.

- 손잡이 센서 : 손잡이에 기준치 이상의 하중을 가하면 반응함.
- 침대 가압 센서 : 침대 혹은 매트리스에 정해진 체중 이외의 동요가 발생하면 반응함.
- 체중 센서 : 침대 혹은 매트리스에 정해진 체중 이외의 동요가 발생하면 반응함.
- 매트 센서 : 밟으면 반응함.
- 신발 센서 : 신발에 센서를 삽입함. 신발 센서에 GPS를 장착하면 실외에서도 탐지 가능. 그러나 신발을 신지 않으면 반응하지 않는 결점이 있음.

이 외에도 다양한 센서가 고안되어 있다. 예를 들어 응용된 형태의 체중 센서 가운데는 매트리스 안에 간단히 장착하면 맥박이나 심박수, 코골이, 요실금 등의 관찰이 가능한 것도 있다.

일상생활의 간단한 관찰의 이점으로는 다음과 같은 점들을 들 수 있다. 치매 환자의 경우 상황에 따라 상태가 변하며 날씨나 계절의 영향을 받을 때도 있다. 특히 시설 입소 당시와 같은 긴급한 환경변화는 정신 환경변화에 매우 큰 영향을 미친다. 한 예로 유년기의 정신 상태가 강하게 발현되어 어린 시절 즐겁게 지내던 집으로 돌아가려고 배회를 하는 일이 생긴다. 이와 같은 현상은 좀처럼 이해하기가 쉽지 않고 예측도 어려워 대처가 한발 늦기 십상이다. 이는 생활환경의 변화가 커서이기도 하지만 매일 축적되는 생활이 문제 행동을 일으키는 원인이라고 보면 된다. 밤에는 잠에 잘 드는가? 하루 중 얼마만큼 침대 위에서 보내는가? 운동은 하고 있는가? 용변 간격은 적당한가? 등을 조사해두면 대상자의 컨디션과 정신 상태의 변화를 사전에 알 수 있게 된다.

보통 사람들도 건강검진을 받고 혈당치가 높다거나 혈압이 높다는 등의 평가를 받는다. 이는 일반적인 기준으로 수치화한 것이다. 그러나 신체를 통해 얻는 정보(바이탈 사인)를 일반적인 평균치로 논의하는 것은 위험한 면이 있다. 고령자의 경우 오랜 세월 생활하는 가운데 형성된 독자적인 평균치가 있으므로 각각의 평균치에 합당한 대처를 해야 한다. 이를 위해서는 매일의 자료를 축적하는 것이 중요하므로 본인이 눈치 채지 못하는 모니터링이 효과적이다. 따라서 매트리스 안에 설치한 센서를 이용하는 것은 굉장히 효과적이다. 더욱 적극적인 간호에도 응용할 수 있을 것으로 예상된다.

습관적으로 주변을 배회하는 고령자에게 배회를

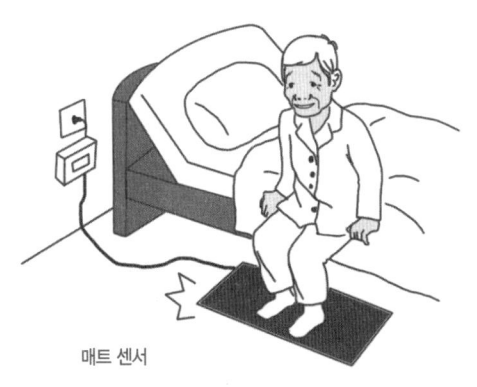

매트 센서

억제하는 행위는 오히려 악순환을 불러일으킬 수 있다. 배회 고령자의 신체적 특성을 살펴 전도의 위험이 적다면 고령자가 어디에 있는지를 파악하는 것만으로 충분할 수 있다. 이를 위해 위치정립, 이른바 포지셔닝을 위한 시스템으로 전파나 적외선을 이용하는 방법이 있다. 전파는 신호 전송 범위가 넓어 휴대전화 기지국, GPS 위성, 방범 시스템을 이용하면 상당히 먼 곳까지 포지셔닝이 가능하다. 그러나 시스템을 구축하는데 많은 비용이 드는 것이 결점이다.

　실내나 입구 주변 정도의, 시설과 가까운 범위라면 적외선을 이용한 저가의 간단한 시스템을 이용할 수 있다. 적외선은 빛을 감지하는 장치를 몇 군데의 장소에 설치하는 것만으로 충분하다. 이것이 고령자 생활의 흐름에 잘 맞추어져 있으면 생활 리듬은 물론 운동 상황을 파악할 수도 있어 자연히 많은 정보를 수집할 수 있다. 문제는 고령자가 발광 장치를 가지고 다니느냐에 있다. '이걸 항상 가지고 다니세요.'라 한다고 해서 가지고 다니지는 않는다. 여기에서 어떤 방법으로 고령자가 이것을 가지고 다니게 할 것인지에 대한 연구의 필요성이 제기된다. 예를 한 번 들어보겠다. 고령자 중에서는 부적을 몸에 지니고 다니는 경우가 많다. 그렇다면 부적이나 고령자가 소중하게 소지하고 있는 물건에 발광 장치를 삽입하는 것도 생각해볼 만한 방법이다. 가지고 다니는 소지품에 발광 장치를 부착하면 확실성을 더욱 증가시킬 수 있다.

　위에서 설명한 모니터링 시스템은 카메라 모니터링과는 달리 사생활을 침해하지 않아 안전하면서 안심할 수 있는 방법이다. 이렇게 수집한 정보를 간호 프로그램의 재료로도 응용할 수 있게 되는 것이다.

2. 침대 전도·전락과 전락 방지를 위한 보조 도구

전도·전락 방지를 위한 신체구속으로 침대 사방에 난간 설치, 끈을 이용한 억제, 휠체어 Y자형 억제대 및 안전벨트 등을 들 수 있다. 간호 사고의 30%가 전도·전락으로 가장 큰 비율을 차지하고 있어 '신체구속 제로' 추진과 함께 간호 사고 방지를 위한 대책을 명확히 수립할 필요가 있다. 그림1은 신체구속이 발생하는 과정을 도표로 나타낸 것이다. 신체구속을 없애기 위해서는 그 원인이 되는 배회, 전도·전락, 치매에 의한 문제 행동에 대해 어떻게 대처해 나갈 것인지가 열쇠이다. 이와 같은 행동에 대한 간호인의 접근으로는 ① 원인 규명과 탐지, ② 적절한 보호 관찰, ③ 자립 지원 등을 들 수 있다.

모든 행동 원리에는 행동을 불러일으키는 원인이 있다. 예를 들어 배회의 원인으로는 일상적인 운동 부족이나 욕구 충족감의 결여 등이 있다. 이 경우 재활 치료 추진이나 앞서 소개한 센서를 이용한 위치 정보 파악, 시설 밖으로 나가는 것에 대한 방지 등을

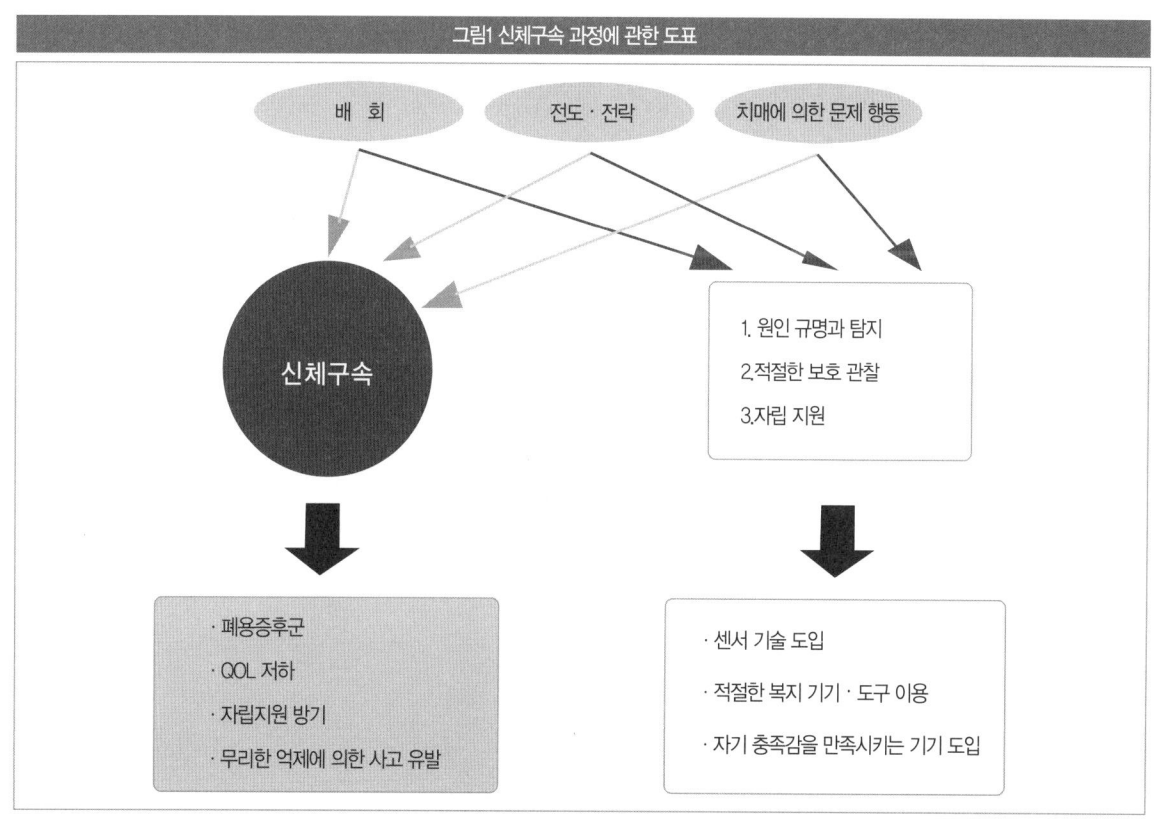

그림1 신체구속 과정에 관한 도표

통해 적절한 보호 관찰을 실시할 수 있다.

전도 방지용 신발과 발·발톱 간호에 대해서도 주목해야 한다. 생활 습관에도 주의를 기울여야 한다. 자택에서 거주할 때 바닥에서 생활한 고령자는 밤중에 잠이 덜 깬 상태에서 화장실에 가려할 때 집에서와 마찬가지로 이부자리에서 일어나는 감각으로 몸을 일으킨다. 그리하여 침대에서 떨어지는 것이다. 자택에서 어떠한 생활을 해왔느냐에 따라 전도·전락의 발생이 달라지는 경우가 있다.

치매에 의한 문제 행동을 방지하기 위해 상하 연결복을 입히기도 한다. 배설물을 만지는 등의 행위는 기저귀에 용변을 봤을 때의 불쾌감이 원인이다. 따라서 용변 센서를 이용해 원인을 탐지하고 그 정보를 토대로 생활 리듬을 파악하여 그에 맞는 간호 계획을 세움으로써 문제 행동을 감소시킬 수 있다. 아울러 화장실로의 유도를 지향하는 가운데 자립을 도울 수도 있다. 물론 이동에는 고령자의 특성에 맞는 기기와 도구를 이용해야 한다.

전도·전락은 크게 나누어 세 가지 형태로 일어난다. 첫 번째는 침대 전락이다. 두 번째는 휠체어에서 미끄러지거나 억지로 일어서려다 일어나는 전도이다. 세 번째가 보행 중 전도이다. 이 가운데 우선 침대 주변에서 발생하는 전도·전락 사고를 살펴보고 방지 대책과 자립 지원에 대해 설명해보겠다.

1 침대 주변의 전도·전락 사고

침대 주변 전도·전락의 예로 편마비 증상이 있는 뇌경색 환자의 경우 다음과 같은 경과로 사고를 일으킨다. 몸이 말을 듣지 않지만 '화장실에 가고 싶다.'는 등의 자립심에 기초한 의지는 그대로이다. 사람을 불러 화장실까지 데려가 달라고 부탁하는 것도 미안하고, 짧은 거리라면 혼자서 어떻게든 걸을 수 있을 거란 과신으로 인해 전도 사고를 당하는 경우도 있다. 또 매트리스나 침대 주변 기기가 고령자의 신체적 특성에 맞지 않아 전도·전락 사고가 일어나기도 한다. 전도·전락 사고는 돌발적으로 발생하는 경우가 많으므로 매트리스에 센서를 설치하는 방법 등을 통해 전도·전락이 일어날 것으로 예측되는

그림2 욕창 예방 매트리스는 자세 불안정의 요인이 됨

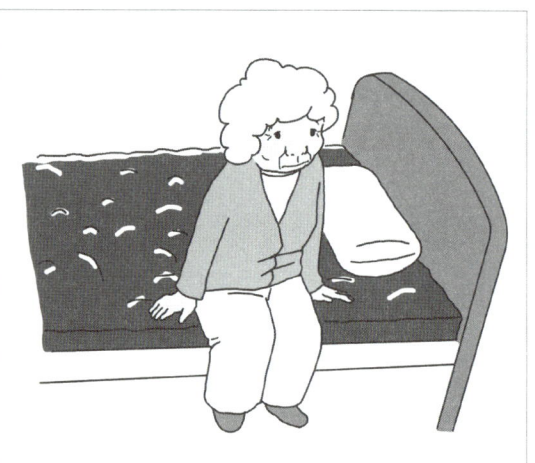

부드러운 욕창 예방용 매트리스로 인해 불안정한 모습.

상황에 맞춘 매트리스 교환

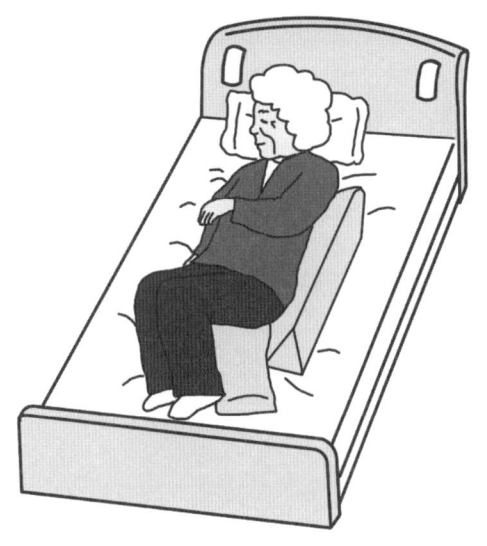
부드러운 욕창 예방용 매트리스.

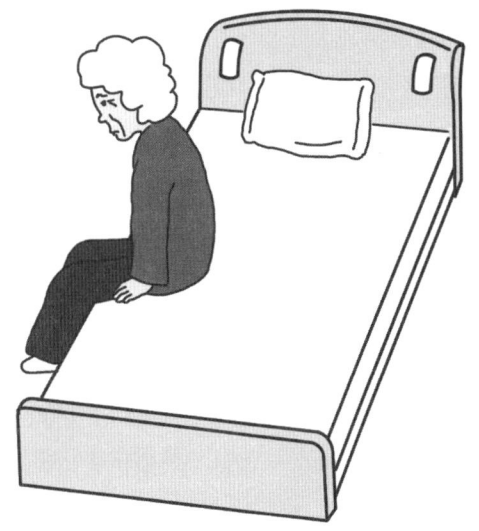
딱딱한 기립 지원용 매트리스.

행동을 사전에 탐지해야 한다. 또한 적절한 보호 관찰 실시를 토대로 고령자의 신체적 기능에 맞는 침대 주변 기기를 도입해야 한다.

이 때 중요한 점으로 기구 및 도구의 사용 상황, 환경에 대한 지식, 고령자의 특성에 적합한 제품, 간호인의 사용 편의 등을 들 수 있다. 또 고령자와 간호인 모두의 부담을 경감해주는 제품을 도입해야 한다. 기기 및 도구를 도입하는 것으로 고령자, 간호인, 생활환경이라는 세 축의 관계가 크게 변화한다. 현 상태와 변화의 폭을 고려하는 것이 원만한 간호 계획을 세우는 데에 도움을 준다.

① **매트리스**

매트리스도 다양한 종류가 시판되어 있다. 매트리스의 폭은 83~100cm 사이에 여러 크기가 있으므

로 고령자의 체격과 성별, 특성을 종합하여 선택해야 한다. 부적합한 매트리스로 인한 전도·전락과 자립 저해는 밀접한 관계가 있다. 예를 들어 욕창을 예방하기 위해 부드러운 매트리스를 도입하는 것은 효과적이지만, 그 부드러움으로 인해 일어서는 동작이 불안정해져 전도·전락 사고를 유발하기도 하며 뒤척이기 어려워 자립이 저해되고 몸져누운 상태가 계속 이어지기도 한다.

침대에서 일어나는 동작은 뒤척임, 옆으로 누움, 한쪽 팔꿈치를 세움, 몸을 일으킴, 똑바로 앉음의 순서로 구성된다. 침대에서 화장실로 이동하는 경우, 어영부영할 시간이 없다. 취침 자세에서 앉고 일어서거나 휠체어로 옮겨가는 동작의 흐름을 잘 살펴 매트리스나 주변 도구를 마련해야 한다.

한편 대상자에게 욕창이 없을 것이라 단언할 수

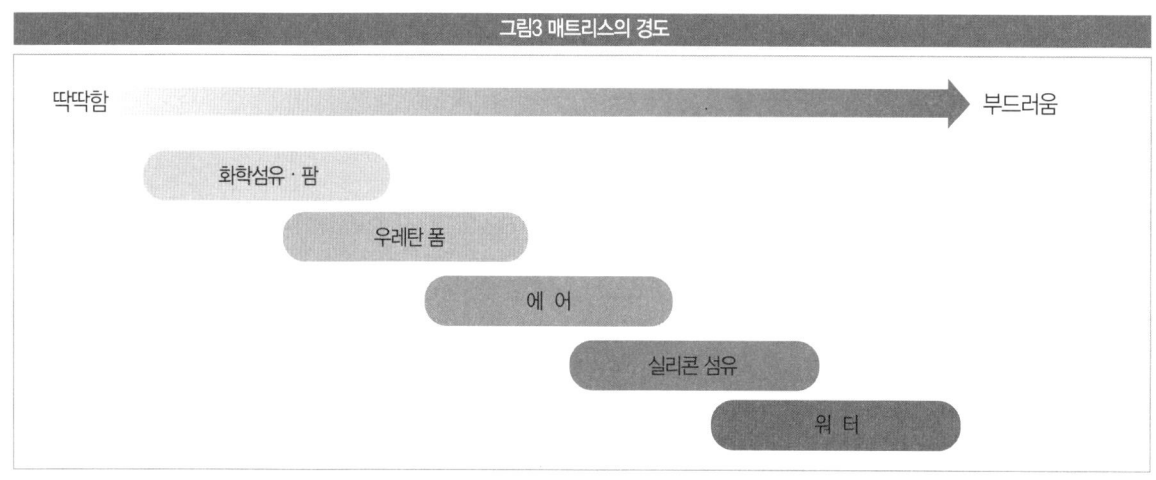

그림3 매트리스의 경도

는 없다. 따라서 욕창과 전도·전락 대책을 모두 고려해야 한다. 욕창 예방을 위한 매트리스와 기립 지원, 전도·전락 방지용 매트리스는 상반된 용도를 가지고 있다. 적절한 처방을 위해서는 그때그때의 상황에 맞추어 매트리스를 바꾸는 것이 바람직하다. 121쪽의 매트리스의 종류별 특징과 효과, 금기 사항을 참고하기 바란다.

매트리스는 단독으로 사용하는 경우와 보조 매트리스를 깔아 사용하는 경우가 있다. 욕창에 주의를 기울일 필요가 있는 고령자는 우레탄 매트리스나 화학섬유 매트리스를 보조 매트리스로 깔고 에어 매트리스를 추가하는 경우가 많다.

매트리스는 생활이나 전도·전락에 큰 영향을 미치기 때문에 특성을 고려해 신중히 선택해야 한다. 체중 압력을 잘 분산하고 압력 제거 효과가 뛰어난 것은 부드러운 탓에 뒤척이는 데 필요 이상의 힘이 들기도 한다. 이는 간호 동작에도 마찬가지 영향을 미친다. 대상자의 신체 중심이 고정되지 않아 간호인의 신체적 부담이 크며 전도·전락을 유발하는 경우가 많다.

반대로 동작 효율이 좋은 딱딱한 매트리스는 전도·전락의 위험성은 감소하나 체중 압력 분산성이나 압력 제거 효과가 부족한 경향이 있어 욕창을 유발할 수 있다. 따라서 압력 제거 효과가 뛰어난 얇은 보조 매트리스 등의 병용에 대한 연구가 요구된다.

또한 욕창 방지와 쾌적성의 관점에서 통기성과 땀 흡수에 대한 부분을 검토할 필요가 있다. 매트리스 덮개 재질에 따라 통기성과 기능성이 저해될 수도 있어 주의를 기울여야 한다. 잘 미끄러지는 매트리스 덮개는 침대 위 동작의 효율을 좋게 하고 간호 부담을 경감시키지만, 침대에 걸터앉았을 때 전도·전락 위험이 커진다. 몸이 쉽게 휘어져 국소적으로 압력이 증가하는 것도 주의해야 할 부분이다. 최근에는 땀 흡수성, 체중 압력 분산성이 뛰어난 실리콘섬유 소재의 매트리스도 보급되고 있다. 실리콘섬유 매트리스는 물세탁을 할 수 있고 건조가 잘 되어 청결도 확보할 수 있다. 이처럼 특성에 맞추어 매트리스를 교환하면 신체구속을 방지하고 자립을 지원할 수 있다.

에어 매트리스

공기를 주입한 주머니(에어 셀)가 신체 압력을 분산한다. 매트리스 내의 공기압을 전동으로 일정하게 유지하여 접촉면의 압력 분포를 일정하게 하는 것과 뒤척임이 어려운 환자를 위해 공기압을 좌우로 움직여 압력 분포를 변화시키는 것이 있다.

에어 매트리스는 공기압을 너무 높이면 매트리스 겉면이 매우 딱딱해져 압력 제거 효과가 사라진다. 반대로 공기압이 부족하면 저접현상(신체의 돌출 부위가 바닥에 닿는 현상)이 일어나기 때문에 압력 유지에 충분한 주의를 기울여야 한다.

에어 매트리스는 자동으로 압력 분포를 조절할 수 있어 뒤척일 수 없는 환자의 체위 변경이 가능해 간호인의 부담 경감에 도움을 주는 경우가 많다. 워터 매트리스와 마찬가지로 표면이 딱딱하지 않아 안정성에 문제가 있으므로 혼자 힘으로 움직일 수 있거나 침대에 걸터앉을 수 있는 이에게는 적합하지 않다.

화학섬유 · 팜 매트리스

주요 소재는 폴리에스테르로, 비교적 딱딱하고 안정성도 뛰어나다. 동작 효율을 좋게 하고 걸터앉은 자세를 취해도 안정감이 있어 전도 · 전락 방지에 적합하다. 통기성과 흡수성이 좋아 바닥에 이불을 까는 것을 선호하는 사람이나 요통이 있는 사람에게 적합하다. 반대로 욕창이 있거나 가능성이 있는 경우에는 적합하지 않다.

워터 매트리스

쿠션을 대신해 물로 내부를 채운 매트리스. 압력 분포를 항상 균일화할 수 있고 신체 압력 분산성이 뛰어나지만, 무겁고 물이 샐 위험이 있으며 온도 조절 대응이 힘들고 통기성이 좋지 않다. 욕창 예방을 기대할 수 있으나 바닥이 물러 안정성을 확보할 수 없다. 따라서 뒤척임 동작이 어렵고 기립할 수도 없다. 혼자 움직일 수 있는 사람이나 걸터앉을 수 있는 사람에게는 적합하지 않다. 휠체어에서 침대로 이동할 때 전도가 발생할 수 있다.

우레탄 폼 매트리스

저가, 경량에 두께도 얇아 취급이 용이한 것이 특징이다. 개별적인 신체 조건에 맞춘 체중 압력 분산은 기대할 수 없으나, 안정성이 좋아 뒤척이거나 팔꿈치를 짚고 일어나기 쉽고 침대에 걸터앉기도 좋다. 일정 수준의 욕창 예방 효과와 압력 제거 효과가 있어 전도 · 전락 방지를 기대할 수 있다.

3. 침대에서의 기립 지원을 위한 보조 도구

지금까지 침대에서의 구속을 없애기 위한 복지 기기·도구에 대한 제안으로 침대 본체, 센서, 매트리스에 대해 설명했다. '간호'란 병상의 고령자를 수발하는 것뿐만 아니라 피간호인의 자립을 적극적으로 지원하는 것을 가리킨다. 침대와 복지 도구의 조합을 통해 기립, 앉은 자세 유지, 이동 등의 다양한 동작을 안전하게 지원할 수 있다는 것을 염두에 두어야 한다.

침대에서의 구속 이유로, 일어나려다 떨어지거나 떨어지지 않게 일으키는 수단을 찾을 수 없다는 점을 든다. 안전하고 원활한 기립지원이 필요한 이유가 여기에 있다. 다음 장에서 침대에서 일어나는 동작을 지원하는 도구인 이동용 바와 사이드 레일, 슬라이딩 보드, 턴테이블에 대해 설명해 보겠다.

1 이동용 바(손잡이)와 사이드 레일(침대 난간)

① 사이드 레일 규격

침대와 주변 도구는 사용 편의성과 안전성 등을 고려해 표준화(JIS)되어 있다. 이중 부착식 사이드 레일의 가중 강도에 대해 JIS규격은 아래와 같이 규정하고 있다.

그림4와 같이 '수평 방향으로 약 30kg의 힘을 30초 간 10회 가했을 때', 그림5와 같이 '사이드 레일의 이동 거리가 8cm 이하이면서 사이드 레일 부착부에 파손 및 손상이 없을 것'을 요구한다. 이는 30kg 이상의 무게를 사이드 레일에 가하면 부착부가 파손되거나 사이드 레일이 변형되어 전도·전락을 유발할 수 있다는 이야기이다. 30kg 이하의 힘에도 8cm 정도의 흔들림이 있을 수 있음을 염두해야 한다.

② 사이드 레일, 이동용 바의 역할과 선택, 주의점

간호인은 일어서거나, 걸터앉는 등의 침대 상에서 일어나는 동작을 적절히 지원한다. 대상자의 입장에서 이것은 모두 '미는' 동작이며 미는 동작은 복근, 팔꿈치 근육의 움직임으로 힘이 발생한다. 힘이 약하고 요령이 부족한 고령자 중에는 사이드 레일이나 끈, 루프를 '당겨' 몸을 일으키는 이도 많으므로 이를 이용해보자. 사이드 레일 등은 세게 당기면 떨어져 나가는 경우가 있기 때문에 고정 상태를 꼭 확인해야 한다.

이동용 바의 유무에 따라 다음과 같은 힘의 차이가 발생한다. 이동용 바가 없을 경우 발바닥을 땅에 붙인 상태에서 일어나면 약 60kg의 힘이 걸리며(체중을 60kg으로 상정했을 경우이며 주로 무릎에 부담이 집중됨), 자세를 유지하면서 신체 중심 위치를 위쪽으로 가속시키는 데에 약 10kg의 힘이 필요하다. 70kg의 무게를 들어 올리는 일은 신체 기능이 저하된 고령자에게는 큰 부담이다. 정확한 지탱을 받지 못한 힘은 목표한 방향을 벗어나 이동하게 되는데, 이 힘이 신체의 흔들림이나 균형 붕괴로 이어지게 된다.

이동용 바가 있을 경우에는 이동용 바를 쥔 오른손과 반대쪽 왼다리가 52%를 지지하고 왼손과 오른발이 48%를 지지하게 된다. 즉 신체 지지의 안정성을 오른쪽이 확보하면서, 왼다리가 위쪽으로 향하는 동력을 만들기 때문에 기립 동작이 손쉬워지고 신체적 부담이 경감하는 것이다.

이상의 설명으로 알 수 있듯이 사용이 편리한 이동용 바는 자립을 촉진하고 자세 붕괴로 인한 전도를 방지한다. 상반신 기능이 양호한 사람은 기립 시 이동용 바를 사용하는 것으로 자립 지원과 전도 예방이 가능해진다. 이동용 바는 길고 쥐기 쉬운 굵기가 적절하지만, 너무 길면 침대에 걸터앉을 때 대퇴부를 부딪쳐 옆으로 이동해야 하는 상황이 생긴다. 등받이 올림 기능을 사용하여 일어나는 사람은 등받이를 올릴 때의 엉덩이 위치를 고려하여 이동용 바나 사이드 레일의 길이를 조절하는 것이 좋다.

침대 양쪽에 큰 사이드 레일을 설치하면 야간이나 새벽에 화장실에 갈 때 발이 걸려 전도·전락을 유발하게 된다. 밤중에 잠이 덜 깬 고령자가 시설을 자기 집으로 착각하는 경우가 있으므로 사이드 레일의 위치와 크기는 특히 주의를 기울여야 할 부분이

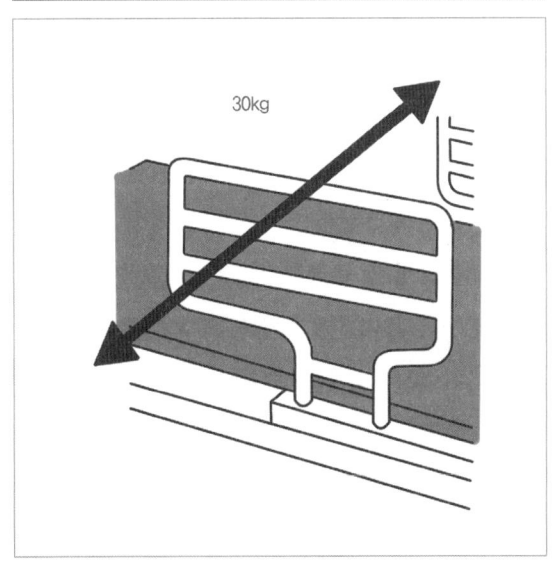

그림4 사이드 레일이 견디는 무게

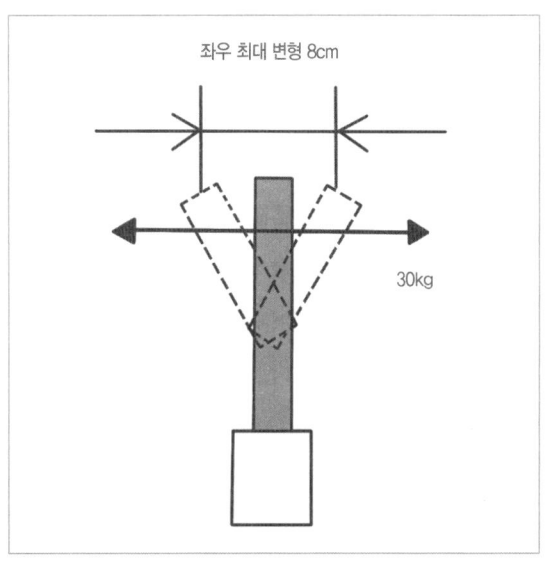

그림5 무게에 의한 사이드 레일의 변형

다. 사이드 레일은 침대의 머리판에서 3분의 1정도 오는 길이가 쓰기 편하다고 한다.

이동용 바와 사이드 레일은 기립을 도와주고 전도·전락을 방지한다는 점에서 이용을 권하고 있으나, 침대에서 내려오지 못하게 할 목적으로 설치하는 경우 생각지 못한 사고를 유발하는 원인이 된다.

사이드 레일과 이동용 바의 형태에도 주목해야 한다. 이러한 보조 도구의 틈에 목이 끼어 질식하거나 손발이 끼이는 사고가 일어나고 있다. 주의를 요하는 틈은 아래와 같다.

① 사이드 레일 자체의 틈, ② 두 개의 사이드 레일을 설치했을 경우 그 사이의 틈, ③ 사이드 레일과 매트리스 사이의 틈, ④ 머리판 혹은 다리판과 사이드 레일 사이의 틈.

사고 방지 대책으로, 사이드 레일 자체의 틈에 신체가 끼지 않는 구조로 바꾸는 것과 사이드 레일 스페이서를 이용해 사이드 레일 사이를 연결하는 방법이 있다. 이러한 틈은 어느 정도까지 괜찮다는 식이 아니라, 대상자의 동작과 습관에 맞춘 대책을 취하는 형태로 접근해야 한다. 한 가지 주의할 점은 이러한 구조가 기립을 방해하지 않도록 신중히 결정하는 것이다. 현재 전 일본 침대 공업회에서는 이와 관련된 사고 방지 대책이 연구되고 있다.

그림6 사이드 레일의 위험한 틈

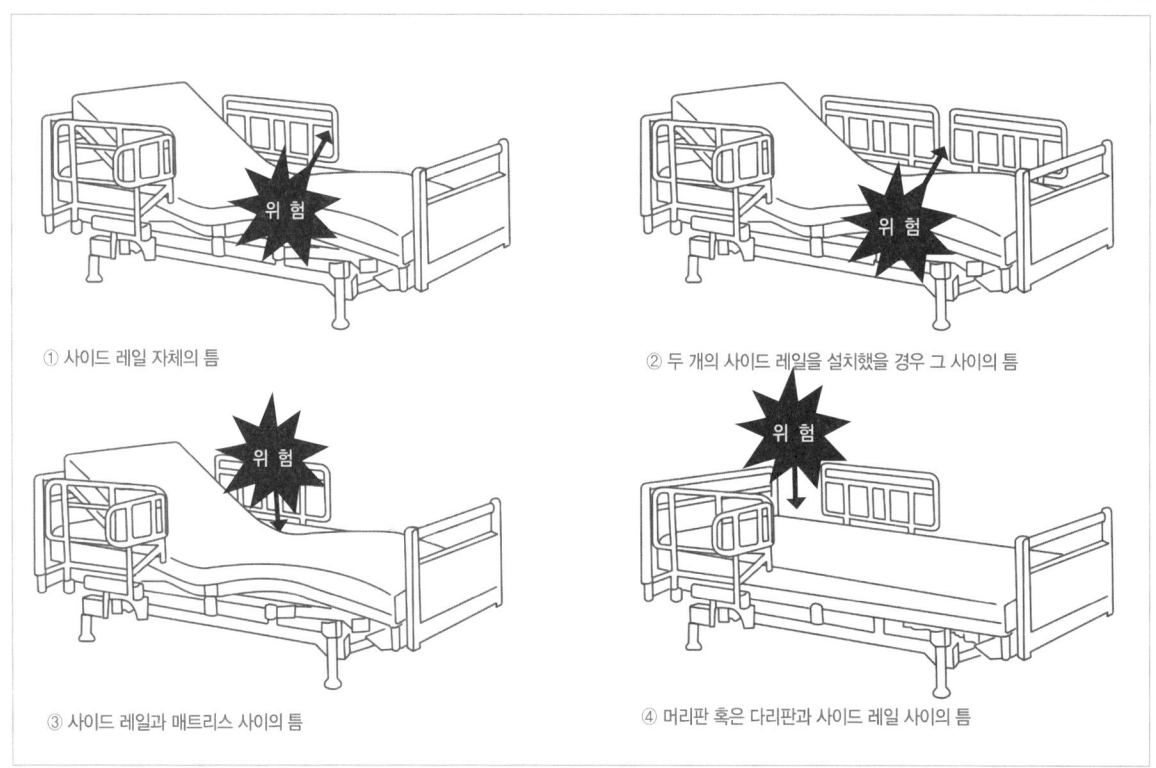

① 사이드 레일 자체의 틈

② 두 개의 사이드 레일을 설치했을 경우 그 사이의 틈

③ 사이드 레일과 매트리스 사이의 틈

④ 머리판 혹은 다리판과 사이드 레일 사이의 틈

2. 슬라이딩 보드와 턴테이블

침대에서의 간호 동작 중에 부담이 큰 것 중 하나가 등받이를 올린 후의 방향 전환이다. 엉덩이 부근의 무게는 체중의 45%에 달한다고 일컬어지는 만큼, 대상자가 비만일 경우 회전 동작이나 휠체어로 옮기는 동작은 간호인에게 큰 부담이 된다. 침대에서 다른 곳으로 옮겨 주고 싶지만 부담이 커서 그 횟수를 줄이거나 휠체어에 계속 앉혀 놓기만 하거나, 화장실로 데려가고 싶으나 시간이 걸린다는 이유로 기저귀를 이용하는 일은 없는가? 이러한 이유로 기저귀를 채울 경우 고령자는 자존감에 큰 상처를 입게 되며 헤아리기 어려울 정도의 정신적 충격을 받는다. 이것이 원인이 되어 치매가 발생하거나 칩거 생활을 하는 경우도 많기 때문에 반드시 피해야 한다. 때문에 신속하고 안전하게 대응할 수 있으며 고령자와 간호인 모두 신체적 부담을 줄일 수 있는 도구를 선택해야 하는 것이다.

신체 역학적 관점에서 보자면 들어 올리는 동작은 신체 각 관절에 걸리는 부담이 크기 때문에 들어 올리기보다 미끄러뜨리는 것이 부담을 경감시킨다. 이 까닭에 슬라이딩 보드와 턴테이블 같은 도구가 권장되고 있다. 슬라이딩 보드는 미끄러뜨리기 쉬운 소재로 만들어져 있어 앉은 채로 옆 방향으로 이동시킬 수 있는 편리한 도구이다. 물론 침대의 높이와 휠체어 같은 이동기구의 높이를 맞출 필요가 있는 등 개선할 부분이 많아 연구가 필요하다.

턴테이블은 엉덩이나 발끝을 올려 신체 중심을 회전하거나 방향을 전환하는 데 이용하는 도구로 몇 가지 종류가 있다. 침대 위에서 등받이를 올리기 전에 엉덩이 아래에 넣어 두면 간호인의 부담을 크게 줄여주고 이동 동작도 빨라진다. 도구를 적극적으로 사용함으로써 간호인의 부담이 경감되고 여유로운 대처가 가능해져 전도와 전락을 방지할 수 있다. 단, 사용 방법을 착각하거나 서두를 경우 고령자의 불의의 행동으로 인해 사고가 발생할 수도 있으므로 사용 방법을 충분히 숙지하여 대응하기 바란다. 또한 항상 고령자의 움직임을 관찰하는 자세를 가져야 한다.

3. 간호인의 입장

많은 간호인이 요통을 호소하고 있으며 심각한 장애를 입는 경우도 있다. 고령자의 인격 존중도 중요하지만 간호인의 부담을 경감하는 것도 중요하다. 침대에서 일어나는 고령자를 돕거나 전락을 예방하고 부상을 최소화하기 위해 침대의 높이는 고령자의 하반신 길이를 고려해 대략 36~45cm로 맞추는 것이 가장 좋다. 이상적인 침대의 높이는 걸터앉은 자세를 유지하기 위해 발바닥이 바닥에 충분히 닿는 정도로 맞추어야 한다. 그러나 이는 간호인의 요통을 유발하기 가장 좋은 높이이기도 하다. 요추에 가해지는 힘은 허리를 깊이 구부릴수록 비약적으로 증가한다.

지렛대의 원리를 생각해 보자. 팔을 앞으로 뻗으면 어깨가 받침점이 된다. 이 때 손끝에 부하가 걸리면 받침점의 반대쪽 길이에 비례한 부하가 걸려야만 균형을 맞출 수 있다. 즉, 부자연스러운 자세로 고령자를 드는 행동은 요추 부근에 그 몇 배의 부하를 거는 것이 된다. 자각 없이 지속적으로 허리에 부담을 주면 되돌릴 수 없는 결과를 초래하게 된다.

간호인에게 가장 부담이 덜한 침대 높이는 옆에 서서 허리를 크게 구부리지 않고 손바닥 전체를 침대에 댈 수 있는 70cm 정도이다. 실제 간호 현장의 상황을 살펴보면 협소한 공간 문제 등으로 무리한 자세를 취해가며 간호를 해야 하는 상황이 눈에 띈다. 시간에 쫓길 경우에는 있는 힘을 다해 간호 업무를 이행할 때도 많다. 기기·도구, 신체공학을 잘 이해하여 간호 활동을 하면 대상자의 신체 부하 감소는 물론 간호인의 부담 경감, 장애 및 사고 방지에 도움이 된다.

4 과도한 위험 관리로 이어지지 않기 위해

침대에서의 구속을 없애기 위해서는 고령자의 신체적·심리적 특성, 생활 패턴 등을 충분히 이해한 후 적절한 처방을 내릴 필요가 있다. 이를 통해 전도·전락을 방지하고 위험 관리 또한 원활히 추진할 수 있다. 위험은 항상 변화하며 각각 다른 형태로 찾아오기 마련이다. 이를 한쪽 방향에서만 판단해서는 구속 제로를 추진하기 위한 방책을 발견하기 어렵다. 과도한 위험 관리로 인해 또 다른 구속이 발생하는 것으로 보고된다. 이대로의 방법으로 구속은 근절되지 않는다. 처음부터 불가능할 것이라 생각하지 말고 구속을 없앤다는 입장에서 논의해 나가면서 대담하게 대책들을 도입해야 한다.

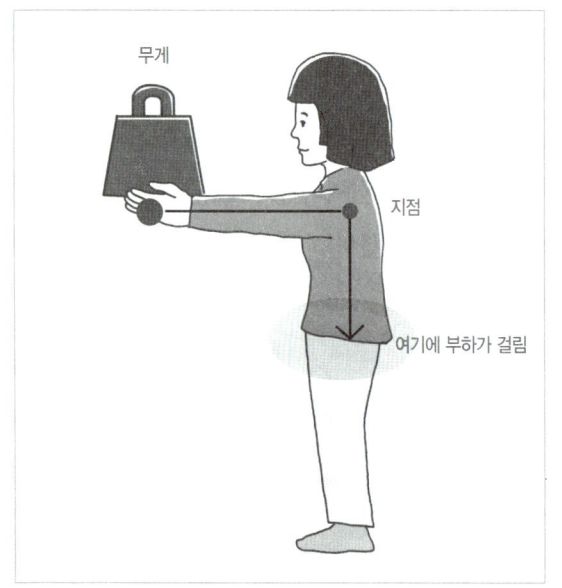

그림7 지렛대의 원리와 몸의 부하

4. 휠체어 맞춤

※ 이 부분은 우메자와 아츠시(도쿄전기대학 공학부 정보통신공학과)와 공동 집필함.

침대에서 일어날 수 있게 되고 휠체어 이용을 추진하는 것은 자립을 위한 첫걸음으로 아주 긍정적이라 할 수 있다. 그런데 휠체어 상의 구속으로 '앉혀두기만 하는' 것이 새로운 문제로 떠올랐다. 신체적 특성에 맞지 않는 휠체어에 계속 앉혀두어 자세가 비스듬해지고 그 결과 욕창이 유발되는 일도 있다.

이 문제에 대처하기 위해서는 두 가지 측면에서 접근할 필요가 있다. 하나는 휠체어의 개선이며 다른 하나는 간호인의 지식과 자세이다. 어느 한쪽만 개선해서는 문제를 해결할 수 없다. 제대로 앉지 못하는 원인은 대상자의 적응력보다 휠체어 자체에 문제가 있는 경우가 많다. 욕창 발생은 어쩔 수 없는 일이라는 인식을 가지고 있지는 않은가? 이차적 장애인 욕창은 '간호인 측의 중대한 과실'임을 잊지 말아야 한다. 휠체어 자체에 문제가 있음에도 불구하고, 욕창이 생겨도 별 수 없는 일로 치부하는 것은 사실 간호인의 부담도 증가시키는 일이다.

휠체어의 적절한 적용을 지원하기 위해서는 PT나 OT 등 전문 기술자의 힘이 필요하다. 고령자의 신체적 특성과 이용 상황은 수시로 바뀌기 때문에 최선의 상태를 유지하기 위해서는 복지 업무를 담당하는 모든 이가 일정 수준의 지식을 보유해야 한다. 이것이 휠체어에 의한 신체구속을 해소할 수 있는 지름길이다. 이 장에서는 휠체어의 구속대를 푼 상태에서 미끄러짐이나 전락을 방지할 수 있는 바른 자세와 대처법에 대해 설명하겠다.

1 그 휠체어가 맞는가?

① 주목할 부분

휠체어 구속이 일어나는 이유로 '미끄러짐', '무리한 기립', '전락의 우려' 등을 들곤 한다. 모두 '이동 도구'로서의 휠체어 기능이 아니라 '생활 도구'로서의 휠체어 기능을 논의하는 데서 생기는 것이다. 일정 시간 이상 앉아있으려면 '좌립 유지 기능'이 좋은 휠체어를 고르는 것이 전제되어야 한다. 신체구속이 일어나는 이유를 거꾸로 생각해 보면 '앉는다'는 기본적 생활 동작에 맞춰지지 않은 휠체어를 사용하고 있는 데서 원인을 찾을 수 있다. 앉는 것을 우선시하면 대상자의 '이동', '안락함', '자유성', '안정성'을 확보할 수 있는 휠체어를 찾게 된다.

전문적인 휠체어 조정(시팅)은 전문적인 기술을 요구하므로 이 부분은 전문가에게 맡긴다. 간호인은 휠체어의 상태가 고령자에게 적절한가를 판단할

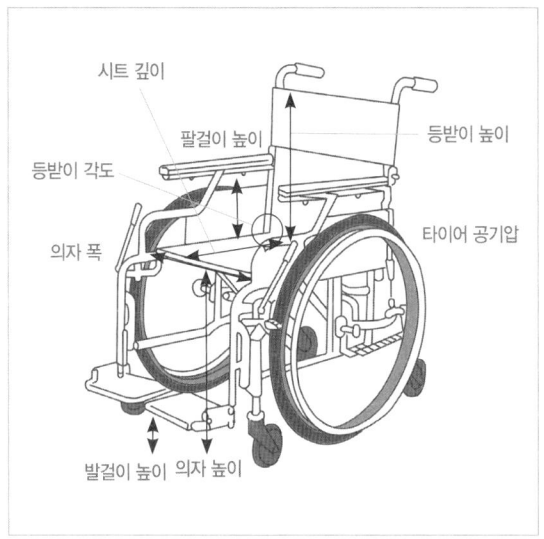

그림8 휠체어의 적합 포인트

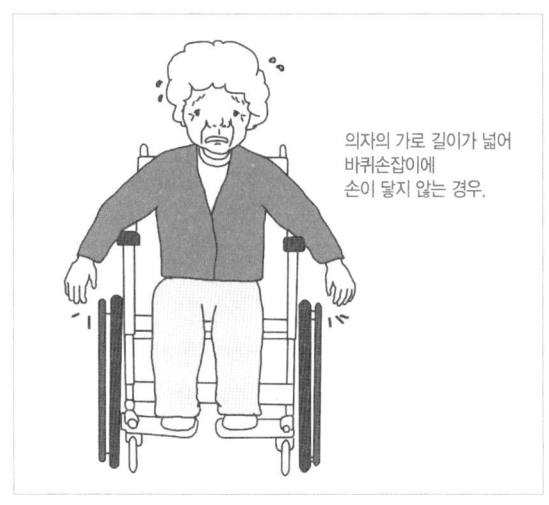

그림9 의자 폭

의자의 가로 길이가 넓어 바퀴손잡이에 손이 닿지 않는 경우.

수 있는 지식을 획득하는 것이 중요하다.

간호인이 주목해야 할 휠체어 상태로 의자 폭, 시트의 깊이, 팔걸이 높이, 의자 높이, 발걸이 높이, 등받이 높이, 등받이 각도, 타이어 공기압 등을 들 수 있다. 각각의 항목에 대한 적정 수치를 제시하겠으나 이는 정상적인 자세를 유지하고 있는 고령자를 대상으로 한 것이므로 신체 변형이 있는 고령자에게도 통용된다고 할 수는 없음을 유념하기 바란다.

② **의자 폭**

가장 이상적인 의자 폭은 좌석 옆판과 허리 옆쪽의 가장 돌출된 부분 사이의 여유가 좌우 1~2cm 정도이다. 물론 옷의 두께도 고려해야 한다. 의자 폭이 너무 넓으면 바퀴손잡이가 멀어져 고령자의 어깨와 등에 부담이 커진다. 이로 인해 이동 조작이 어려워질 뿐만 아니라 자세가 무너지고 엉덩이가 의자에서 미끄러져 상해를 입게 되는 원인이 된다. 반대로 너무 좁으면 고령자를 휠체어에 태우기가 어려워지고, 고령자 자신도 갑갑함을 느끼게 된다.

시판 중인 휠체어의 의자 폭은 38, 40, 42cm가 가장 많다. 그러나 60세 이상의 고령자가 자리에 앉았을 때의 엉덩이 폭은 남성이 30~40cm, 여성이 28~40cm가 평균치로 보고되고 있으므로 시판 중인 휠체어는 너무 큰 경우가 많다. 따라서 시판되고 있는 휠체어를 그대로 사용하면 신체적 특성에 맞출 수 없을 뿐만 아니라 이차적 장애를 불러일으키는 원인이 되기도 한다. 이대로는 미끄러짐이나 전락을 방지할 수 없다.

③ **시트 깊이**

시트의 깊이는 앉은 자세를 취했을 때 무릎 안쪽에서 등허리의 가장 돌출된 부분까지의 거리보다 5cm 정도 짧은 것이 좋다. 시트의 깊이는 고령자의 앉은 자세를 결정하는 요소이므로 신중히 선택해야 한다. 적절한 자세를 취할 수 있는가? 앉았을 때 엉덩이 부분의 중심은 어디 즈음에 위치하는가? 엉덩이뼈에 압력이 집중되고 있지는 않은가? 등을 주의 깊게 살피기 바란다.

시트가 너무 깊을 경우 무릎 안쪽이 시트에 쓸려 불쾌감을 느끼거나 자세가 앞쪽으로 기울어 불안해진다. 이렇게 되면 골반이 뒤로 빠져 등이 굽거나 욕창이 발생하는 원인이 되기도 한다. 피로가 쉽게 쌓이기도 한다. 반대로 시트가 짧으면 자세가 안정되지 않아 엉덩이에 압력이 집중되어 욕창을 발생시킨다. 압력은 무게(체중)를 면적(엉덩이가 시트에 접한 넓이)으로 나누어 구하는 것이므로 엉덩이와 대퇴부의 면적을 넓히면 압력을 골고루 분산할 수 있어 자세가 안정된다.

휠체어 시트의 깊이는 40cm 정도가 많이 보급되어 있다. 60세 이상 고령자에게 가장 적합한 시트 깊이는 40cm 정도이므로 평균적인 체격이라면 별다른 조정은 필요하지 않다. 그러나 키가 작은 여성 고령자의 경우는 시트 깊이를 짧게 할 필요가 있다.

고령자 중에 등이 굽은 경우를 자주 볼 수 있다. 등이 굽은 고령자가 자세에 무리를 주지 않고 휠체어에 앉게 하려면 시트의 깊이를 늘여야 한다. 그런데 이렇게 하면 골반이 뒤로 빠져 자세가 무너지고 결국 미끄러지게 된다. 이 경우에는 시트 각도와 등받이 각도를 바꿀 수 있는 리클라이닝 기능을 이용하는 것이 좋다. 리클라이닝 기능을 이용하면 등뼈의 돌출부에 압력이 집중되는데, 가운데를 도려낸

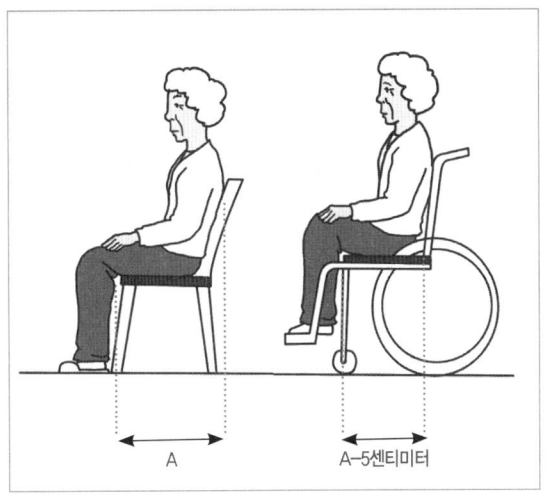

그림10 시트 깊이

쿠션을 등에 대면 적절한 자세를 유지하면서 등과 엉덩이의 압력을 분산할 수 있다.

④ 팔걸이 높이

팔걸이는 팔꿈치를 수평으로 자연스럽게 놓았을 때의 높이가 좋다. 60세 이상의 고령자가 팔꿈

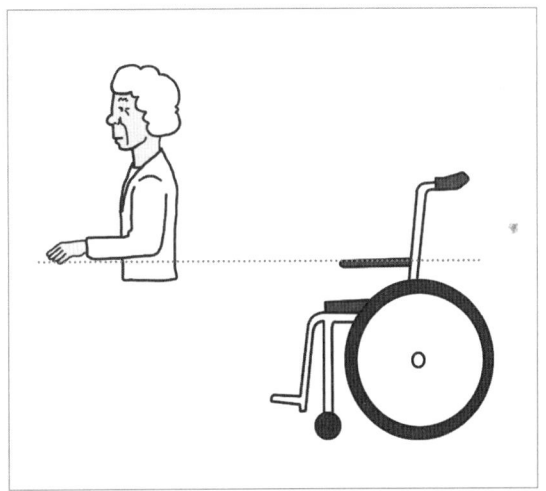

그림11 팔걸이 높이

치를 놓았을 때의 높이는 남성이 20~30cm, 여성이 15~28cm이다. 쿠션의 두께를 고려하면 25cm를 기준으로 상하 10cm 내에서 조정하면 거의 대부분의 고령자에게 적용할 수 있다. 팔걸이가 너무 높으면 어깨가 올라가 피로와 어깨 결림의 원인이 된다. 너무 낮으면 좌우 지지가 불안정하여 자세가 흐트러지게 되고 이로 인해 팔걸이를 세게 쥐는 경우가 많다.

⑤ **의자 높이, 발걸이**

의자 높이는 시트 전면부에서 바닥까지의 거리를 가리킨다. 시판 중인 휠체어는 40~47cm 사이인 제품이 많다. 60세 이상 고령자의 평균적인 다리 길이를 고려한 의자 높이는 남성이 34~42cm, 여성이 30~38cm이므로 발걸이 높이를 조정해야 적절한 높이를 맞출 수 있다.

지면으로부터의 발걸이 높이는 7cm 정도를 확보해야 한다. 이보다 낮게 발걸이를 설치하면 지면이나 장애물에 발이 걸려 상해나 전도의 원인이 된다. 반대로 의자 높이를 고려해 발걸이를 너무 높게 설치하면 휠체어에서 일어날 때 발이 바닥에 닿지 않는 문제가 생겨 전도를 유발하게 된다.

종아리가 길어 무릎이 시트 위로 뜨면 골반이 뒤로 빠지기 쉬워 미끄러지거나 등이 휘는 원인이 된다. 또한 엉덩이뼈에 압력이 집중 되어 욕창이 발생한다.

의자의 앞·뒤의 높이가 달라 시트가 뒤로 젖혀지면 등받이에 체중이 걸려 앉은 자세는 안정되지만 무릎이 벌어져 골반이 뒤로 빠지기 쉬워진다. 엉덩이 끝으로 앉는 경향이 있는 고령자는 전후 차이를 넉넉히 주면 자세가 안정되고 등으로 압력을 분산할 수 있다. 반대로 의자의 앞부분이 더 낮으면 앞으로 미끄러지기 쉽다.

이상을 종합해 보면 전좌고는 무릎이 시트 위로 뜨지 않고 엉덩이와 대퇴부로 압력을 분산할 수 있는 정도의 높이가 좋다고 할 수 있다. 이는 오금에서 발꿈치까지의 거리에 7cm 정도를 더한 길이이다. 후좌고는 고령자의 자세를 고려해 엉덩이 전체로 압력을 분산할 수 있는 정도의 기울기를 잡는 것이 좋다.

⑥ **등받이 높이**

통상적으로 등받이 높이는 견갑골보다 약간 낮은 것이 좋다고 알려져 있다. 즉 앉은 자리에서 겨드랑이까지의 거리보다 3cm 정도 짧은 것이 이상적이라 할 수 있다. 등받이가 너무 높으면 바퀴손잡이를 움

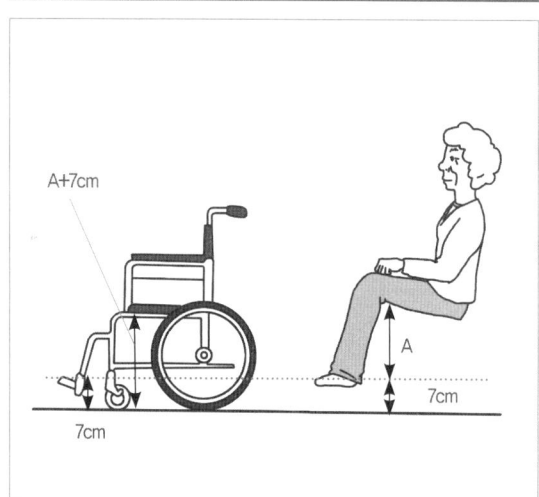

그림12 의자 높이와 발걸이

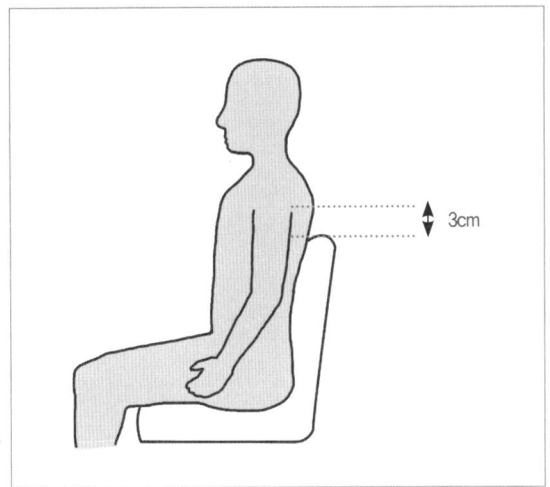

그림13 등받이 높이

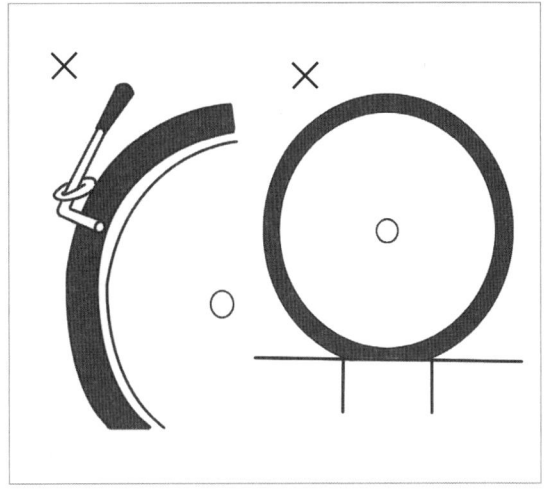

그림14 타이어 공기압

직일 때 방해가 되며, 너무 낮으면 신체 균형 유지가 어려워 비스듬히 앉게 되어 등이 굽는 경우가 있다. 앉은 자세의 균형을 고려해 적절히 높이를 조정하기 바란다.

⑦ 타이어 공기압

타이어 공기압은 지면 접촉 저항(바퀴가 구를 때의 저항)과 밀접한 관련이 있다. 공기압이 낮으면 지면에 닿는 면적이 커지므로 그만큼 구동 시의 저항이 커져 힘이 들게 된다. 또한 브레이크 기능에 지장을 초래해 생각지 못한 전도가 발생할 수 있다. 따라서 고령자와 간호인이 적은 힘으로 휠체어를 구동하고 사고를 방지하기 위해서는 정기적으로 타이어 공기압을 점검해야 한다. 펑크가 잘 나지 않는 타이어를 고르는 것도 중요하다. 사용 환경에 따른 차이는 있으나 공기를 충분히 주입한 상태에서 대체로 3.0kg/f 정도의 공기압을 유지하면 양호하다

고 볼 수 있다.

⑧ 쿠션

휠체어에는 쿠션을 사용한다. 쾌적성, 안정성, 자세 유지라는 관점에서 보자면 쿠션은 아주 중요한 의미를 갖는다. 쿠션을 사용하지 않으면 엉덩이에 통증과 위화감을 느끼게 되어 엉덩이를 드는 행동을 반복하게 된다. 엉덩이를 떼는 동작은 미끄러지는 사고로 이어지며 엉덩이에 쓸데없는 압력을 가하게 되는 원인이 되기도 한다.

압력 분산의 관점에서 볼 때 쿠션을 사용하지 않으면 엉덩이와 슬링 시트의 접촉 면적이 감소하여 압력이 높아진다. 따라서 적절한 쿠션을 사용함으로써 안정된 자세를 유지하고 압력을 분산하는 효과를 얻을 수 있다.

욕창을 방지하기 위해 도넛형 쿠션을 까는 것은 좋지 못한 예이다. 쿠션으로서의 기능을 발휘하지

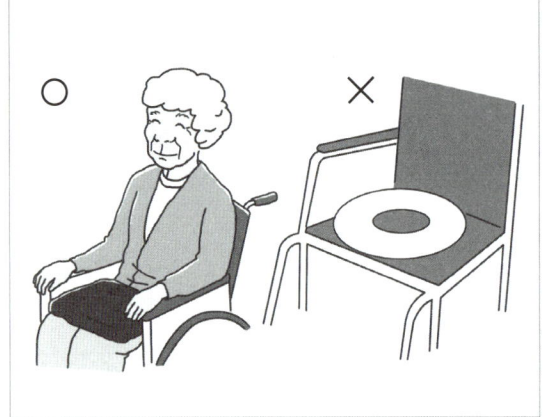

그림15 쿠션의 좋은 예와 나쁜 예

못할 뿐만 아니라 욕창 방지 효과도 기대할 수 없다. 이 쿠션을 사용하면 골반이 뒤로 빠져 미끄러지게 되는 경우가 있다. 고령자에게 적합한 유연성(부드러움)과 크기를 갖춘 쿠션을 고르는 것은 자세를 유지하고 전도를 방지하기 위해 대단히 중요하다.

⑨ **휠체어의 다양한 기능**

이외에도 자세를 유지한 채로 전체적인 각도를 바꾸는 틸트 기구나 앉은 자리와 등의 각도를 조절할 수 있는 리클라이닝 기구도 있다. 틸트 기구는 등 부분의 마찰 저항을 높여 엉덩이의 압력을 분산할 수 있고 무릎이 엉덩이보다 위쪽에 위치하게 되므로 아래로 미끄러지지 않는 이점이 있다. 리클라이닝 기구는 등이 굽은 고령자의 커뮤니케이션을 촉진하는 데 도움이 된다. 그러나 휠체어에 앉은 채로 틸트, 리클라이닝 기능을 사용하면 팔이나 손가락이 시트와 타이어 옆판 사이에 끼어 다칠 수 있으므로 주의를 기울여야 한다.

2 이상적인 자세

지금까지 휠체어에서 조정이 필요한 부분과 주의를 기울여할 할 사항에 대해 설명했다. 각각의 부분은 다른 부분과 긴밀하게 연결되어 있다. 한군데를 변경하면 다른 부분도 조정해야 한다. 각 부분에 대한 조정이 끝나더라도 최종적으로 고령자가 최적의 자세를 취할 수 있는지, 자세에 무리가 가지는 않는지를 확인해야 한다.

휠체어에 앉았을 때 엉덩이와 대퇴부에 균형 있게 압력이 가해져야 하고 고관절, 무릎관절, 다리관절은 모두 약 90도의 굴곡을 유지할 수 있어야 한다. 귀와 어깨의 차축은 동일선상에 위치하는 것이 가장 이상적이다. 충분한 압력이 가해지면 대퇴부가 크게 벌어지는 일은 없다. 잘못하면 미끄러짐이나 자세 붕괴의 원인이 되는 골반의 위치는 아주 약간 앞으로 기울어지거나 수평을 유지하는 것이 이상적이다. 이는 틸트를 이용하거나 의자 높이를 약간 높이면 해결할 수 있다.

또한 시선은 수평을 유지하는 것이 바람직하다. 등이 굽은 고령자에게 리클라이닝 기능을 사용하는 것은 바로 이 때문이다. 시선의 방향을 조정하여 적절한 커뮤니케이션을 촉진하는 것은 고령자의 고독감을 해소하고 자립을 지원하는 방책의 하나라 할 수 있다.

이상의 사항은 휠체어에 탄 고령자를 주위에서 관찰하는 것으로 쉽게 해결할 수 있으므로 항상 관

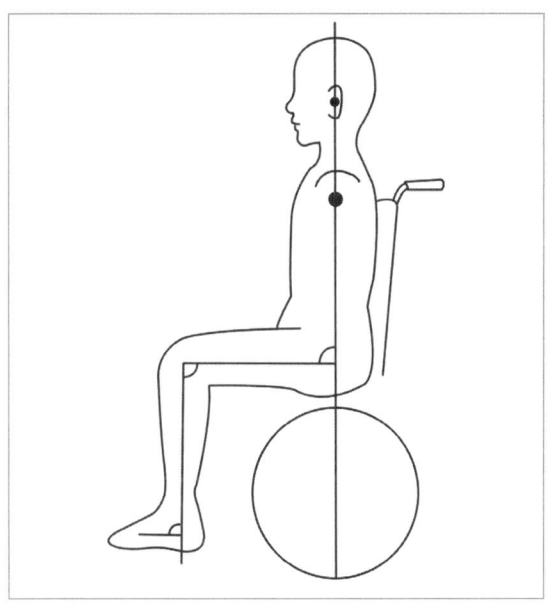

그림16 이상적인 휠체어 사용 자세

발걸이를 밟고 일어나 전도 사고를 당하는 경우가 있는데, 이는 구속을 하고 있거나 의자의 앞·뒤 높이 차가 클 때 잘 일어난다. 전자의 경우는 발걸이의 높이와 각도를 적절히 조절하고 간호인의 주의를 환기시키는 것으로 해결할 수 있다. 그러나 후자는 대상자의 정신 상태와 관련된 문제이거나 앉은 자리가 불편해 몸을 뒤척이다가 일어난 문제일 가능성이 높다. 따라서 고령자의 정신 상태를 충분히 고려하여 주의가 필요한 것으로 판단되는 고령자는 보호 관찰을 더욱 철저히 하고 센서를 이용하거나, 시트의 쾌적성을 높여 전도·전락 사고를 방지해야 한다.

브레이크 기능을 효과적으로 사용해 사고를 미연에 방지하기 위해서는 연 1회 브레이크 와이어를 교환하는 것이 중요하다. 휠체어에 옮겨 탈 때 브레이크를 걸어 두지 않거나 한쪽이 걸도는 상태가 되면 고령자와 간호인이 전혀 예상하지 못했던 상황이 벌어질 수 있다. 큰 사고는 예상치 못한 상황에서 일어나므로 주의를 기울여야 한다.

찰하는 자세를 유지하기 바란다. 이상적인 자세를 찾아내기 어려울 경우에는 전문가와 상담하거나 앞서 밝힌 항목들에 기초하여 대처하기 바란다.

3 사고 사례의 관점에서

전도사고 발생 원인의 많은 부분을 발걸이와 브레이크가 차지하고 있다. 발걸이에 다리가 제대로 놓여있지 않은 것을 모르고 있다가 장애물에 발을 부딪쳐 발톱이 빠지거나 관절 부위에 골절상을 당하는 경우가 있으며 그대로 전도 사고를 당하는 사례도 보고되고 있다. 한편 무리하게 일어나려다가

4 휠체어에 의한 사고 방지를 위해

지금까지 휠체어에서의 구속을 없애기 위한 가장 이상적인 자세 확보와 휠체어 사이의 관계에 대해 살펴보았다. 직접 보고 휠체어를 적절히 이용하고 있는지, 쾌적한지, 사고가 일어날 가능성은 없는

표2 휠체어 적합성 점검 사항

성명:
휠체어 형태:　　　　　　　제품번호:

점검사항		의 견	점검내용	개선점
1. 의자 폭		(예) 너무 넓음	· 옆판과 허리 사이의 틈은 좌우 모두 1~2cm가 적당함. * 너무 넓으면 바퀴손잡이가 멀어져 조작이 어렵고 미끄러지기 쉬움.	(예) 좌폭이 좁은 것으로 교체
2. 시트 깊이			· 무릎 안쪽에서 등허리의 가장 돌출된 부분까지의 길이보다 5cm 정도 짧은 것이 적당함. * 너무 길면 골반이 뒤로 빠져 등이 굽거나 욕창이 발생하는 원인이 됨. * 너무 짧으면 앉은 자세가 불안정해 욕창의 원인이 됨.	
3. 팔걸이 높이			· 쿠션의 두께를 포함해 팔꿈치를 수평으로 놓을 수 있는 높이임. * 너무 높으면 어깨의 통증이나 결림의 원인이 되고 너무 낮으면 좌우 지지가 불안정해짐.	
4. 의자 높이			· 발걸이에 다리를 올리면 무릎 뒤가 올라가지 않고 대퇴부가 시트에 밀착되어 있음. * 너무 높으면 내려올 때 몸을 크게 기울이게 되어 전도의 위험으로 이어짐.	
5. 발걸이 높이			· 바닥에서 7cm를 유지함. * 너무 낮으면 발이 지면에 닿아 상해나 전도의 원인이 됨.	
6. 등받이 높이			· 앉은 자리부터 겨드랑이 아래까지의 거리보다 3cm 정도 짧음(견갑골 보다 약간 아래 있음). * 너무 높으면 바퀴손잡이 조작이 불편함. * 너무 낮으면 신체 균형 유지가 힘듦.	
7. 타이어 공기압			· 공기압이 높은 것이 이상적(너무 낮지 않음). * 낮을 경우 구동에 저항이 커져 브레이크 기능에 지장이 발생함.	
8. 쿠션			· 쿠션은 반드시 사용함. 품질이 좋고 신체를 쾌적하게 보호함. * 쿠션을 사용하지 않으면 자세가 불안정해져 미끄러지는 원인이 됨. 도넛 형 쿠션은 사용 불가.	
9. 자세			· 옆에서 봤을 때 귀, 어깨, 차륜이 동일선상에 있음. * 시선 방향이 수평임. * 최종적인 자세로 휠체어의 적절성을 판단함.	
종합 평가		교환	(예) 시트 깊이와 좌폭이 너무 길어 자세가 불안정해지고 구동이 힘듦.	적합형태 : OOO

지를 항상 점검하는 자세가 필요하다. 제조업체는 사용자의 현황을 충분히 파악하지 않고 물건을 만든다. 사용자가 업체 측이 제공한 사용 정보를 완전히 익히지 않는 부분도 있다. 이러한 점들을 보충하여 구속을 없애고 사고가 발생할 뻔했던 사례를 정리하여 원인과 대처 방법을 연구해 나가면 구속 폐지로 인한 사고를 방지할 수 있을 것이다.

5. 배변 도구

배변은 생활의 기본이다. 간호 지원 가운데 가장 어려운 것이 배변이기도 하다. 인간의 기억 메커니즘이 기저귀에 언제나 일을 볼 수 있다는 것에 익숙해지면 본래의 생리 기능을 간단히 잃어버리는데 반해 이를 다시 획득하는 데에는 엄청난 노력과 시간이 필요하다.

배변은 기기나 도구의 도입만으로 해결할 수 있는 간단한 문제가 아니다. 배변 지원에 관한 기기·도구 개발에 있어서는 연구·개발자와 고령자 사이에 큰 인식차가 있어 현 시점에서는 무엇 하나 만족할 만한 수준에 이르지 못한 실정이다. 중요한 점은 개발자 측과 고령자 측이 각각의 의도와 기기 사용을 통해 예상할 수 있는 장래의 비전을 서로 명확히 이해해야 한다는 것이다. 서로의 의견을 교환하는 장을 마련하여 정말로 쓸모있는, 쓸수록 기분이 좋은 물건을 함께 개발·활용해 나가는 것이 시급한 과제이다.

현재 개발되어 있는 기구나 도구를 효과적으로 이용하기 위해서 간호인은 고령자의 신체 기능, 활동 수준, 어느 부분을 지원하는 것이 효과적인지를 충분히 검토하여 당사자에게 가장 적합한 것을 골라 적극적으로 활용을 해야 한다.

1 배변 센서 침대

① 배변 센서 침대

배변과 관련하여 신체구속이 일어나는 현장에 가 보면 상하 연결복으로 억제를 하고 있는 경우가 있다. 연결복은 기저귀를 벗어버리거나 오물을 만지는 행위를 방지하기 위한 구속 방법이다. 그러한 행위를 하는 이유는 배설물로 인한 불쾌감이나 가려움에 있다.

배변 감각이 정상적이지 못하거나 의사 표현에 어려움을 겪는 경우에는 기저귀 안에 배변 센서를 설치할 수 있다. 배변 센서는 냄새, 온도, 습도에 반응하도록 설계되어 있다. 배변 센서의 장점은 기저귀 안을 확인하지 않고 배변의 유무를 확인할 수 있다는 데에 있다. 또한 센서는 '시간'의 문제에 대응할 수 있다. 센서 장착을 통해 기저귀 교환을 신속히 결정할 수 있기 때문에 재빠른 대응이 가능하고, 불쾌감이나 욕창 등 대상자의 이차적 피해를 방지할 수 있게 된다.

또 다른 감지 방법으로 색이 변하는 기저귀가 개발되었다. 기능이나 효과는 센서와 같지만 이 기저귀는 일회용이다. 일회용 기저귀는 쓰레기 문제나 비용 문제로 이어진다. 어느 쪽이 더 좋을지는 고령자의 경제적 사정이나 신체 기능에 따라 달라지므로 상황에 따른 충분한 검토가 필요하다.

② 기저귀 교환 지원 침대

기저귀 교환은 신속함이 중요하지만 간호인에게 있어 기저귀 교환은 중노동이다. 고령자의 허리를 들어 올리기 위해서는 간호인이 팔을 뻗어 자신의 신체로부터 먼 위치에서 작업을 해야 하므로 신체적 부담이 크다. 따라서 기저귀를 교환할 때 대상자의 허리를 들 수 있는 구조의 침대가 있다면 작업이 쉬워질 수 있다.

간호용 침대 중에는 허리를 들어올리는 기능을 갖춘 제품이 개발되어 있다. 이 장치를 이용하면 기저귀를 신속하게 갈 수 있어 대상자의 불쾌감을 해소할 수 있기 때문에, 이상 행동을 억제하기 위한 신체구속을 없애면서 동시에 간호인의 신체적 부담을 대폭 경감할 수 있다. 허리를 들어올리는 것이 기저귀 교환의 핵심이므로 침대와 일체형이 아니더라도 들어올리는 기구를 도입하면 배설 지원이 크게 개선될 것으로 예상한다.

2 휴대용 변기

① 형태

보행이 불안정한 사람, 앉은 자세에서 옆으로 이동하는 것이 가능한 사람은 우선적으로 휴대용 변기를 사용하는 경우가 많다. 이 때, 이동의 간편함은 배변의 자립은 물론 자신감 유지와도 밀접한 관련이 있다. 침대나 휠체어에서 쉽게 휴대용 변기로 이동하기 위해서는 높이와 구조에 주의를 기울여야 한다.

휴대용 변기 중에서 손잡이가 달린 것이 있다. 손잡이는 짚고 일어서거나 앉은 자세를 유지할 때 도움을 주므로 아주 효과적이지만 침대나 휠체어에서 이동할 때는 방해가 될 수도 있다. 따라서 변좌의 높이까지 내릴 수 있는 접이식 손잡이가 있는 것이 편리하다. 단 필요할 때 손잡이를 사용할 수 없으면 무용지물이므로, 손잡이 구조와 안정성에 충분한 주의를 기울여야 한다. 고령자가 어떤 방법으로 변좌로 이동하는가? 간호인은 어떤 수순으로 유도하는가? 그 순서도를 고려하여 확인하기 바란다.

배변이 끝나면 일어서는 동작으로 이행한다. 일어날 때는 반드시 무릎관절과 다리관절을 예각으로 유지해야 한다. 발밑에는 다리를 뒤로 당길 공간이 확보되어야 한다. 이 공간이 확보되지 않으면 일어나는데 어려움이 있으므로 휴대용 변기를 도입할 때 이 점을 확인하기 바란다.

변기의 표준 높이는 40cm 정도이다. 고령자의 신장과 신체 기능이 제각각이기 때문에 너무 낮으면 앉고서기 힘들고 너무 높으면 발이 닿지 않아 불안정해진다. 따라서 높이 조절 기능이 있는 것을 선택해야 한다.

② **냄새**

휴대용 변기의 문제로는 냄새, 옮겨 앉기, 엉덩이 위생 등이 있다. 이중 이용을 꺼리는 가장 큰 문제인 '냄새'는 생활환경이나 주변 사람에게 큰 영향을 미치므로 위생적·심리적으로 대단히 중요한 요소이다. 냄새를 적절히 차단하는 제품을 고르지 않으면 결국 사용하지 않게 되거나, 주변 사람들이 다가오기를 꺼려해 고독감을 느끼게 되는 경우도 있다.

최근 시판중인 휴대용 변기는 다양한 탈취 기능이 갖추어져 있다. 탈취제만 사용하는 것보다 활성탄이나 오존가스를 이용한 기계식 탈취기를 장착하고 밀봉식을 채택한 것이 타 제품에 비해 상당한 냄새 제거 효과가 있다. 그러나 이러한 제품은 너무 고가인 탓에 가격 경쟁력이 떨어진다. 적정한 가격의 장치를 찾아야 한다.

휴대용 변기를 구입하거나 렌탈할 때 냄새의 원인이 되는 황화수소의 시간별 발생량을 참고하면 탈취기의 성능을 알 수 있으므로 제조사와 상담하기 바란다. 냄새 발생 문제에 인내심을 가지고 시간을 투자해 대처하면 고령자와 간호인 모두 쾌적한 환경을 확보할 수 있을 것이다.

③ **엉덩이 닦기**

엉덩이의 청결은 위생과 직결된다. 그러나 신체 기능이 저하된 고령자는 스스로 청결을 유지하기가 어려운 경우가 많아 간호인의 도움이 필요하다. 엉덩이를 닦는 일은 간호인에게 있어서도 고령자에게 있어서도 정신적·신체적 부담이 매우 크다. 간호 행위 가운데 배변 지원은 기계가 모든 것을 담당하는 것이 이상적이다. 배변 행위를 누군가에게 보여주거나 누군가의 힘을 빌리는 것은 적잖은 정신적 부담을 동반하기 때문이다.

이러한 점을 고려하면 엉덩이 청결을 위해 자동 세정기능과 건조기능이 있는 제품을 도입하는 것이 좋다. 요즘은 자동 세정기능 성능이 매우 뛰어난 제품이 많다. 온수로 항문을 자극하는 것은 배변을 촉진하는 효과도 기대할 수 있기 때문에 설사제 등의 약물에 의존하지 않는 안전한 배변 유도에도 이용할 수 있다. 이러한 기능은 기제품에 장착할 수도 있으니 도입해 보기 바란다.

자동 세정기능을 이용하기 위해서는 약간의 훈련이 필요하다. 분출구의 위치는 고령자 스스로가 조정해야 하기 때문에 청결하게 사용하기 어려울 수가 있다. 간호인이 충분히 주의를 기울여야 한다.

④ **옷 버림**

불쾌한 냄새는 변기뿐만 아니라 옷에서도 날 수 있다. 자세 유지가 어려울 경우에는 변기 안에 배변을 하는 것이 힘들다. 옷이 빨리 벗겨지지 않으면 변기에 앉는 시간을 맞추지 못할 때도 있다. 이러한 점에 착안하여 허리를 내리는 동작만으로 엉덩이가 나오는 속옷과 바지가 개발되었다. 최근에는 이런 의복에도 디자인성이 가미되어 이용에 대한 거부감이 줄어들고 있다. 배변 시마다 옷을 갈아입을 수는 없는 노릇이기 때문에 의복을 더럽히지 않는 방법에 대한 더 깊은 연구가 필요하다.

아무리 좋은 기기나 도구가 개발되더라도 몸에 걸치기 싫으면 이상적인 배변을 지원할 수 없다. 수려한 디자인은 고령자의 자율신경기능을 향상시키는 것으로 보고되고 있다. 무엇을 입을지 고민하는 마음이 생기면 옷을 더럽히고 싶지 않은 적극적인 심리도 더불어 생겨나지 않을까? 배변 지원은 이와 같이 고령자의 적극성을 유발하는 것도 중요하게 여겨지고 있다.

3 변기 장착 침대

야간에 배변지원을 하는 경우를 생각해 보면 약품이나 수면제 복용, 잠기운 때문에 전도·전락의 위험이 높은 사람이 있다. 간호인 측의 입장에서도 인력 부족 등의 문제를 안고 있다. 이러한 상황이라 할지라도 가능한 기저귀에 용변을 보는 것을 삼가기 바란다.

이러한 점을 고려해 변기 장착 침대가 개발되었다. 조금이라도 이동이 가능한 고령자가 하루 종일 침대 위의 변기를 사용하는 것은 피해야 할 일이나 자택에서 생활하는 고령자가 도움을 받기 어려운 야간이나 특별한 경우에 스스로 변기에 용변을 볼 수 있는 것은 의미가 있다. 변기에 용변을 보고 있다는 의식이 고령자의 QOL을 유지·향상 하는 데에 큰 관련이 있기 때문이다.

배변 시 중요한 것이 자세이다. 침대에 누운 자세로는 생물학적으로 배변이 불가능하다. 이에 배변이 쉬우면서 자세 유지가 가능하도록 형태를 바꿀 수 있는 기능이 변기 장착 침대에 요구된다. 즉 허리 부분의 각도를 충분히 앞으로 기울일 수 있는 기능을 통해 배변이 촉진된다는 뜻이다.

이와 같은 변기 장착 침대를 사용하려면 고령자가 용변을 보기 좋은 자세를 취할 수 있도록 간호인이 지원할 필요가 있다. 배변 지원의 첫걸음이라는 의미에서 도입해 볼 것을 추천한다. 특히 고령자가 고령자를 간호하는 가정에서는 이러한 장치의 도입으로 큰 도움을 받을 수 있다.

4 자립 지원의 관점과 배변

배변을 지원하는 기기·도구는 앞서 밝힌 것보다 훨씬 많다. 삽입식 변기나 수뇨기, 배변촉진 보조구 등 다양한 종류가 있다. 또한 배변 문제는 치매와 관계가 있는 경우가 많아 더더욱 다양한 기능의 제품이 개발되고 있다. 고령자의 자립을 위하여 개인의 특성에 맞춘 기기·도구를 도입해 쾌적한 지원을 실시해야 한다. 이를 위해서는 기저귀를 이용한 배변을 중지하는 것이 불가결한 요소이다.

배변 주기는 사람에 따라 다르므로 식사 보조처럼 동시에 대처할 수 없다는 점이 기저귀 사용을 확대시키는 것으로 판단된다. 따라서 규칙적인 생활, 규칙적인 배변 주기를 갖게 하는 운동 지원, 신체적·정신적 자극 등이 중요하다.

신체 활동을 통한 규칙적인 생활은 가장 기본적인 것이지만 간호인 입장에서는 굉장한 중노동일 수 있다. 그러나 자립 지원이 가능하다면 구속도 없어질 것이다. 구속이 사라진 쾌적한 지원이 가능하다면 신체적으로도 정신적으로도 자유로운 복지와 간호를 실현할 수 있음을 명심하고 이를 향해 나가야 한다.

끝으로

필자는 지금까지 전도 예방 활동에 참가하며 수많은 고령자의 신체 기능을 계측해 왔다. 이를 통해 전도 예방, 운동 지원, 재활 치료는 동기가 가장 중요하다는 점을 통감했다. 이를 복지에 대입해 보면 복지는 자립 지원이자 쾌적 지원이라야 한다는 결론을 얻을 수 있다. 쉽게 이야기하면 복지는 엔터테인먼트이다. 간호인과 대상자가 즐겁지 않으면 길게 가지 못한다. 침상에서 일어나지 못하는 고령자 100만명, 치매 고령자 100만명의 시기가 도래한 뒤의 대처는 한발 늦는다. '동물 다루듯 하지 않는 간호'도 물론 중요하지만 더 큰 관점에서 보자면 '기분 좋고 쾌적한 적극적 간호'를 추구해야 하는 것이다. 이것이 신체구속제로, 더 나아가 심신구속 제로로 가는 길이라 믿는다.

QOL을 향상시키는 배변 간호
_ 피부 트러블 예방의 관점에서 본 콘티넌스 관리(배변 간호)

가오주식회사 가오생활문화연구소 주임연구원
고지마 미사오

들어가며

간호보험이 도입된 후 고령자 간호는 가족뿐만 아니라 사회 전체가 지원하는 제도로 정착되었다. 그러나 실상 자택에서 고령자 간호를 담당하는 간호인의 경우 온종일 눈코 뜰 새 없이 바쁜 가운데 신체적, 심리적, 사회적, 경제적 부담도 지고 있다. 재택 간호의 경우 간호 내용이 생활 전반에 걸쳐 있고 그 중에서도 노쇠나 질병에 의한 배변 간호는 대상자와 간호인 쌍방에 큰 부담을 안기고 있다. 특히 엉덩이 피부 트러블을 경험하는 경우가 적지 않고 간호 기간이 길어질수록 이 문제가 더욱 커지는 것으로 알려져 있다.

실금·배변 장애는 누구라도 겪을 수 있는 문제임에도 불구하고 더럽다, 혹은 부끄럽다는 선입견이 있어 원만한 상담도 이루어지지 않는 실정이다. 이러한 탓에 당사자는 정확한 정보를 얻지 못해 올바른 간호 방법을 이해하지 못하는 경우가 적지 않다. 최근에는 '실금'이라는 단어의 부정적인 이미지를 벗어나고자 상쾌한 배변을 지향한다는 의미로 '콘티넌스(continence) 간호'라는 표현이 쓰이기 시작하고 있다. 콘티넌스 간호는 누구에게나 일어날 수 있는 배변 트러블을 예방·치료·간호의 관점에서 연구하고 바른 지식과 적절한 처치를 통해 기분 좋은 일상을 보내기 위한 간호를 가리킨다.

1 엉덩이 피부 트러블과 배변 간호의 실태

① 재택 간호 고령자의 상황

배변 보조가 필요한 고령자가 있는 가정의 주 간호인을 대상으로 한 조사에서는 고령자 100명 가운데 97%가 기저귀를 사용하고 있었다. 이들의 배변 빈도는 3일 이상의 간격이 44%였고 그 중 38%가 설사 상태였다. 기저귀 교환은 하루 평균 5회였다. 그렇다면 이러한 고령자들의 엉덩이 피부 트러블은 어느 정도일까?

② 고령자의 엉덩이 피부 트러블

앞서 설명한 기저귀를 사용하는 재택 간호 고령자(이하 고령자)의 항문 주변 피부 트러블로는 부스럼, 발적, 습진, 욕창 등의 증상이 발견되었으며 증상 경험 비율은 40%였다. 부스럼 증상은 발적이나 습진으로 발전하기 쉬우므로 피부 트러블이 발생하기 전 단계에서 이를 예방하기 위한 간호를 의식적으로 실천해야 한다.

간호 기간이 3년 이하인 고령자는 습진 경험이 적었다. 변의 상태가 설사에 가까운 고령자는 욕창을 경험한 경우가 많았다. 간호 기간이 길거나 길어질 것으로 예상되는 경우에는 초기 단계부터 예방의 관점에서 간호를 실시하는 것이 배변 간호의 핵심이라 할 수 있다.

③ 배변 시의 고령자 간호

재택 고령자를 대상으로 한 배변 간호 방법을 분류하면 다음과 같다.

- 미온수 세정
- 물티슈 사용
- 피부보호·스킨관리

각각의 비율은 세정이 40%, 물티슈가 66%, 피부보호제 등을 사용한 피부보호·스킨관리 21%였다(그림1). 여러 가지 방법을 사용하는 경우에 대한 조사 결과는 그림2와 같다. 습진 경험이 있는 다수가 세정을 하고 있었으며 욕창 경험이 있는 경험자는 피부보호·스킨관리를 하는 경우가 많았다. 습진이나 욕창 같은 가볍지 않은 피부 트러블을 경험한 고령자는 치료와 간호의 어려움을 알고 있기 때문에

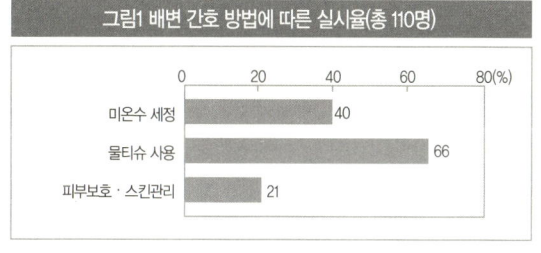

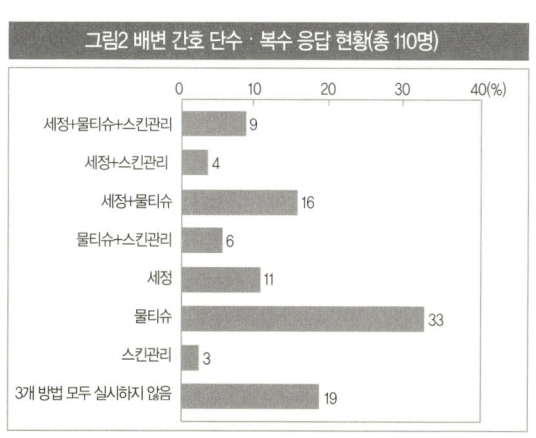

세정이나 스킨관리 등의 예방적 간호의 중요성을 인지하고 이를 실천하고 있는 것으로 판단된다.

이와 같이 엉덩이의 피부 트러블 요인은 다양하게 나타난다. 트러블을 미연에 방지할 예방적 간호를 이상의 배변 간호에 도입하는 것은 QOL의 향상을 위해서도 중요한 문제이다.

2 피부 트러블 예방의 관점에서 본 콘티넌스 관리 제안

① 간호 절차에 대한 제안

일반적으로 배설물이 깨끗이 제거되기 어려운 기저귀를 사용하는 고령자의 항문 주변은 피부 트러블이 발생하기 쉽다고 할 수 있다. 따라서 피부 트러블 경험자의 배변 간호 방법을 참고하여 피부 트러블 예방을 중시한 콘티넌스 관리(배변 간호)의 가능성을 모색하는 것이 중요하다. 이에 기저귀 사용 고령자를 대상으로 기존 연구를 참고하여 당연구소가 고안한 배변 간호를 실시해 보았다. 그 과정에 대해 설명하도록 하겠다.

● 미온수를 이용한 항문 주변 세정

세정 보틀(shower bottle)에 넣은 미온수로 엉덩이의 오물을 씻어낸다. 오염된 수분 흡수로 인한 재오염이나 오염 범위 확대를 막기 위해 종이 재질의 플랫 타입 기저귀(340×760mm)를 흡수 시트로 사용

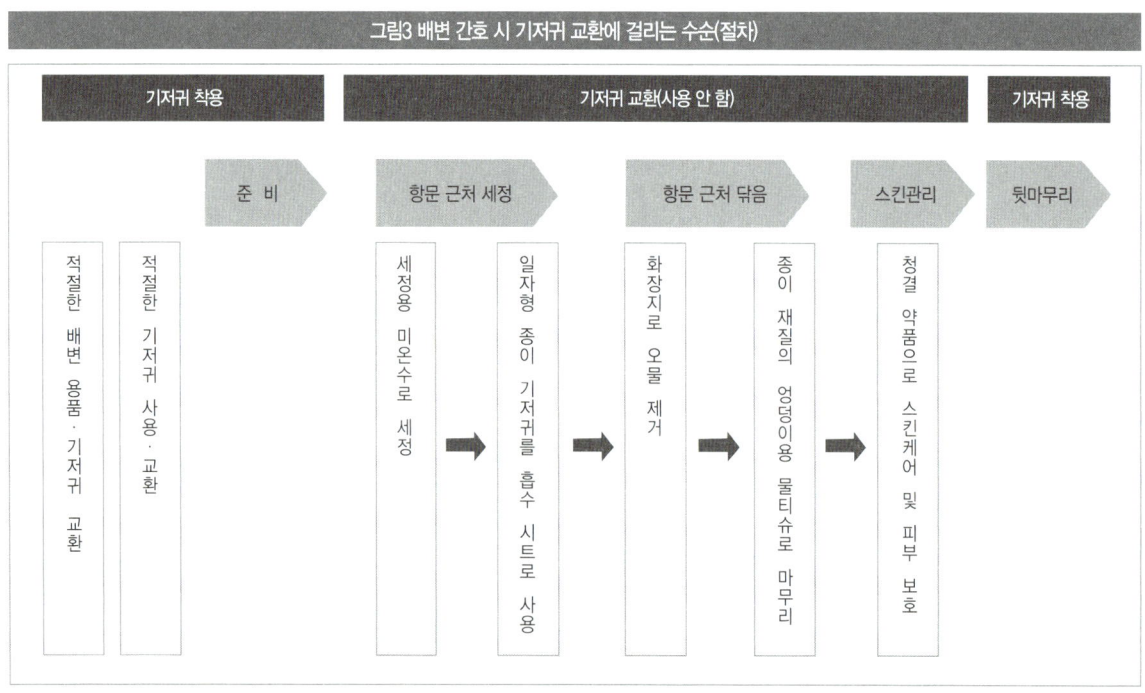

그림3 배변 간호 시 기저귀 교환에 걸리는 수순(절차)

한다(이하 세정).

● 항문 주변 닦기

화장지나 손수건을 이용해 변을 닦는다. 그 다음 시판 중인 종이 재질의 엉덩이용 물티슈를 사용해 항문 주변을 닦아낸다. 쉬운 처리를 위해 크기나 두께가 확보된 성인용 물티슈(310×245mm)를 사용했으며 한 번에 한 장 이상을 사용했다. 항문 주변을 중심으로 오물이 묻은 부분에 사용하였다(이하 물티슈).

● 피부보호 · 스킨관리

피부 보호 효과가 있는 엉덩이용 청결제를 사용해 항문 주변의 피부를 보호했다. 소염제인 구아이아줄렌과 스쿠알란을 배합한 청결제(분무식)를 사용했는데 이 제품은 표피 위에 발수성 보호층을 형성하여 배설물 점착이나 대소변 오염에 의한 습진·마찰을 방지하는 효과가 있다. 고령자 전용 상품이 아니라 일반인의 연약한 항문 주위 피부를 보호하는 목적으로 시판되었다. 1회 분무량은 0.13ml이다. 골고루 바르기 위해 한 번에 2~3회 정도 뿌렸으며 우선 화장지에 뿌리고 젖은 화장지로 항문 주변에 도포하였다(이하 피부보호).

배변 시 보조가 필요한 재택 간호 고령자(도쿄·지바의 방문 간호 스테이션 고령자)를 대상으로 이와 같은 세정·물티슈·피부보호 세 과정을 조합한 간호 방법을 실시해 보았다. 대상자 17명은 전원 기저귀를 사용하고 있었으며 방문 간호사가 엉덩이의 피부 상태 변화를 관찰하였다. 간호인의 작업 부담과 노력, 간호에 드는 경제적 비용이 커질수록 당사

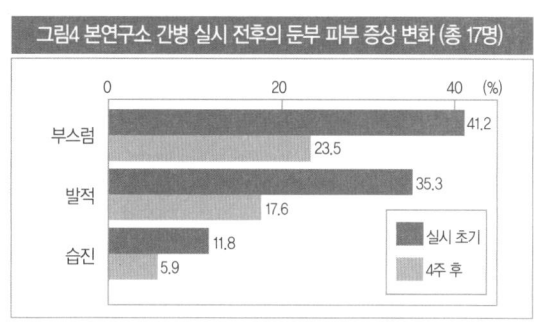

그림4 본연구소 간병 실시 전후의 둔부 피부 증상 변화 (총 17명)

가 제안한 간호를 지속하기가 어려워질 수 있기 때문에 이번에는 오염에 의한 자극이 큰 배변 시의 기저귀 교환에 맞추어 4주간 실시하기로 하였다.

② 피부 트러블의 예방적 간호 효과

이 간호를 실시하기 전 고령자의 엉덩이 피부를 관찰한 결과 부스럼은 41%, 발적은 35%, 습진은 11%였다. 실시 후 방문 간호사가 육안으로 관찰한 결과 그림4와 같은 증상의 변화를 보였다. 부스럼은 7명(41.2%)에서 4명(23.5%)으로, 발적은 6명(35.3%)에서 3명(17.6%)으로, 습진은 2명(11.8%)에서 1명(5.9%)으로 감소했으며 피부 트러블 증상의 총 건수는 간호 실시 전과 비교해 반으로 줄었다.

노화와 함께 수분 유지 기능도 저하되는 고령자의 엉덩이 피부에, 미온수 세정이나 물티슈 사용에 더해 피부 보호 효과가 있는 세정제를 이용한 스킨관리를 통해 알칼리성 변에 의한 마찰 자극을 완화하면서 피부를 정상의 상태로 유지할 수 있었던 것으로 판단된다. 피부 위에 묻어있는 대소변에는 알칼리성 장내 세균이 있는데 이 세균이 피부에 직·간접적인 자극을 끼친다. 여기에 변의 상태가 설사

와 같을 경우 더욱 피부에 묻기 쉬워 피부 트러블을 잘 유발한다고 할 수 있다. 배변 보조가 필요한 고령자의 경우 피부 트러블을 초래할 위험성은 더더욱 커진다.

이상에서 세정·물티슈·피부보호(스킨관리)를 조합한 배변 간호가 배설물에 의한 피부 자극과 트러블을 예방하는 효과가 있음을 확인할 수 있었다.

③ 재택 간호 가정에서의 사용 의향

당연구소가 제안한 간호을 실시하는 가정의 간호인 88%가 '매우 좋다·대체로 좋다'고 응답하여 상당한 효과를 거두고 있는 것으로 파악된다. 60대 이상의 간호인들도 70%가 이러한 간호를 지속하고 싶다는 의사를 표시했다. 이는 기저귀를 갈 때 항문 주변을 관찰하는 것으로 피부 트러블을 예방하는 효과가 있다는 것을 간호인이 실감하고 있다는 뜻이다.

간호인은 생활 전반에 걸친 간호를 담당하고 있다. 이와 같은 간호를 실시하면 한두 가지 과정이 더 늘어나는 것을 의미한다. 노인이 노인을 간호하는 고령의 간호인에게 있어서는 간호 부담을 경감하는 방법을 심각하게 고민해야 한다. 그러나 이번에 제안한 3개 과정을 조합한 배변 간호는 피부 트러블 예방 효과가 간호인의 노력이나 간호 부담을 상회한다고 할 수 있다. 엉덩이의 피부 트러블을 막고 정상적인 상태를 유지하기 위해서는 피부 보호 방법을 지속적으로 모색해야한다. QOL 향상을 위해서도 예방적 간호을 중시하는 콘티넌스 간호(배변 간호)의 추구는 큰 의미를 가진다고 할 수 있다.

이번 간호 방법은 간호 전문직뿐만 아니라 고령자를 간호하는 가족에게도 일상의 예방적 간호로 정착될 것으로 예측된다. 이후로 실천적 간호의 의미를 다각적으로 살려내기 위해서도 의료·간호 전문 직원과 가족이 일체가 되어 구체적인 배설 간호 방법을 검토하는 것이 중요하다. 또한 설명과 지도 등의 역할을 전문 직원이 충분히 감당할 수 있도록 체제를 정비할 필요가 있다.

치매 및 정신질환 고령자 대응 간호
_ 역량 부족과 언어 구속

도쿄의과치과대학원
보건위생학연구과 박사과정(후기)
우치노 세이코

들어가며

치매성 고령자에 대한 검토

간호보험의 개시와 동시에, 고령자가 요양 생활을 하는 간호 보건 시설에서는 신체구속이 금지되었다. 그러나 신체구속 폐지를 향한 법률이 정비되고 다양한 시도가 이루어지고 있음에도 불구하고 아직도 신체구속 행위가 근절되지 않고 있다. 고령자의 위험을 인지했을 때 적절하고 안전한 간호를 제공할 수 없다는 불안으로 인해, 위험을 예방하려는 목적으로 구속 행위를 하는 경우도 있는 것으로 보인다. 치매성 고령자의 경우 질환의 특성 상 증상이 점점 진행될 것으로 예측되기 때문에 그러한 변화에 맞춘 간호를 제공해야 한다. 억제를 하지 않는 간호를 실현하기 위해서는 무엇에 주목하고 무엇을 할 필요가 있는지를 고민해야만 한다.

'구속하지 않는 것'을 전제로 간호를 제공하기 위해서는 구속을 없애겠다는 의식이 조직 전체에 스며들어야 한다. 간호인들 중에는 '위험하다는 생각이 들면 바로 구속을 하게 된다.', '위험에서 지키는 것이 최우선이다.'와 같은 이야기를 하는 이가 있다. 이것은 고령자의 난폭한 행동을 유발하게 될 뿐이다. 치매성 고령자가 전부 위험한 상황에 처해 있다고 생각하는 이도 있는 것 같다. 치매성 고령자에게는 어떠한 상황이 위험한지, 어떻게 위험을 피하는 것이 효과적인지에 대한 검토가 중요하다.

신체구속의 종류

구속에는 신체구속을 뜻하는 피지컬 록, 약물에 의한 구속인 드럭 록, 강제적인 언어를 통한 구속을 뜻하는 스피치 록이 있다. 부스럼 증상이 있는 고령자에게 간호인이 '위험하니까 일어서지 마세요'라고 말했다고 가정해 보자. 간호인 가운데는 이러한 것이 언어에 의한 구속임을 인식하지 못하는 경우도 있을 것이다. 고령자의 행동 목적을 무시하고서는 간호라는 말을 쓸 수 없다. 환경 적응력이 저하되었을 가능성이 있는 치매성 노인은 환경이나 타인으로부터의 영향을 쉽게 받으므로 행동을 제한하는 스피치 록, 언어 구속은 큰 심리적 부담으로 작용한다. 이 장에서는 치매 및 정신질환이 있는 고령자를 구속하지 않고 위험을 피할 수 있는 방법을 찾아보도록 하겠다.

1. 치매나 정신질환이 있으면 위험하다?

나이가 듦에 따라 치매 가능성이 높아진다. 치매의 진행에 의해 인지능력이나 일상생활 활동 수준이 저하되는 등 증상이 점차 악화되는 것을 예상할 수 있다. 현재는 약물요법과 리얼리티 오리엔테이션 등의 비약물요법을 통해 치매의 진행을 늦추는 시도를 하고 있으나 아직 완전한 치료는 기대할 수 없는 상황이다.

치매성 고령자 중에는 고령자 스스로가 ADL을 파악하지 못하고 있거나 위험을 자력으로 피하지 못해 전도·전락 사고를 당하는 경우가 있다. 이와 더불어 배회나 불결 행위, 비식품 섭취 등의 증상이 있는 경우 당사자가 취한 행동의 의미를 파악하려 하기보다는 행동 저지, 즉 '억제'가 실시되어 왔다.

질환의 진행과 함께 ALD와 대처 능력이 저하되고, 고령자 본인도 간호인도 그러한 변화를 충분히 파악하지 못함으로 말미암아 위험한 상황에 적절히 대처할 수 없는 경우도 있다. 고령자는 노쇠와 치매의 진행으로 위험 인지 능력과 위험 회피 능력이 저하된다. 고령자 본인이 그러한 상황에 대응하려고 노력하는 것을 외면하지 않는 것이 중요하다. 질환에 대해 이해하고 고령자 본인의 일상적인 노력을 파악한 후에 간호 방법을 연구해야 한다.

갈취 망상에 대한 대응

갈취 망상 증상으로 초기 치매를 발견하는 이도 있다. 자기 물건을 소중히 다루는 고령자가 많은데, 물건을 과도하게 아낀 나머지 어디에 두었는지를 잊어버리는 경우가 있다. 그러고는 '네가 내 지갑 훔쳤지'라는 말로 가족이나 간호인을 충격에 빠트린다. 있으려니 한 곳에 찾는 물건이 없으면, 물건을 둔 곳을 잊어버린 후 자신이 잊어버린 것을 인정하기 싫은 마음이 강하게 작용해 타인에게 화살을 겨누는 경우가 있다. 혹시 '아니에요. 제가 가져가지 않았어요. 가족 분이 가지고 계신 거 아니에요?'와 같이 고령자의 주장을 전면 부정한 적은 없는가? 고령자의 이러한 말은, 타인을 향하고 있기는 하지만 사실은 물건이 없어졌고 찾을 방도가 없다는 생각에 어찌할 바를 모르고 있다는 뜻이다. 공격성을 띠는 때에도 당황한 고령자가 이러지도 저러지도 못하는 상황에서 감정적이 된 경우가 많다. 간호인은 우선 고령자의 언행으로 인한 충격을 다스리고 정말로 하고 싶은 말이 무엇인지 귀를 기울이면서 가까이 다가가는 간호를 실시해야 한다.

고령자가 흥분을 가라앉힌 후, 간호인이 느낀 기분을 고령자에게 이야기하면 마음의 거리를 좁힐 수도 있다. 다과를 함께하며 마음을 나누는 것도 좋은 방법이다. 어떤 경우든 무엇보다 고령자에게 가까이 다가가는 간호를 제공해야 한다는 것을 잊지 말아야 한다.

한편 흥분이나 폭력행위에 맞서 정신 안정제를 투여하는 경우도 있다. 약제의 효과와 부작용을 관찰하면서 흥분이나 폭력이 어떠한 상황에서 일어나는지, 동기가 없이 돌발적인 것인지를 검토할 필요가 있다.

고령자의 위험을 감지했을 때 간호인이 할 일

① 안전 확보를 위한 '거기 앉아 있어요.'

비틀거리다 넘어지는 일이 잦은 고령자나 치매로 인해 위험을 인식하지 못하는 고령자에게 '거기 가만히 앉아 있으라'고 하여 전도·전락 사고가 줄어든 것 같은가? 당사자인 고령자의 기분은 완전히 무시되고 있다. 비틀거리는 자신의 증상을 인식하지 못하는 고령자도 위험을 감수하고서라도 이동을 하고자 하는 마음, 어딘가로 가고 싶은 마음을 똑같이 가지고 있다.

고령자의 모든 행동에는 의미가 있다. 무언가 신경이 쓰이거나, 사이가 나쁜 이가 있어 자리를 피하고 싶거나, 정확히 말할 수는 없지만 지금 있는 곳이 왠지 불안하여 벗어나고 싶은 등의 다양한 이유이다. 휘청거리면서도 이동을 하려는 고령자는 어떻게 비치는가? 그저 번거로운 노인네로 보이지는 않는가? 간호인의 관심은 눈앞에 있는 고령자의 '지금'에만 맞춰져 있을 때가 많다. 그러나 눈앞의 고령자도 '지금' 여기에만 관심을 가지며 살고 있을까? '지금'은 과거가 축적된 산물이므로 고령자가 가장 희망하는 것을 파악하기 위해서는 과거, 현재, 미래라는 여러 측면에서 검토할 필요가 있다.

위험하게만 보이는 상황이라 할지라도 고령자에게는 그것이 최고의 관심거리일 가능성이 있다. 고령자와 대화를 나누어 보면 신경을 쓰고 있는 일, 해결 되지 않은 과거 문제에 대한 집착, 가장으로 가족을 책임지며 사회에서 활약하던 시절의 이야기 등을 많이 들을 수 있다. 우리들의 시선과 의식에 고령자를 맞추어 생각하는 것이 아니라 고령자의 시선이 향하고 있는 곳을 바라보며 간호를 제공하는 것이 중요하다.

치매가 있으면 단기기억의 저하가 현저하면서도

고령자의 위험을 감지했을 때 간호인의 대처

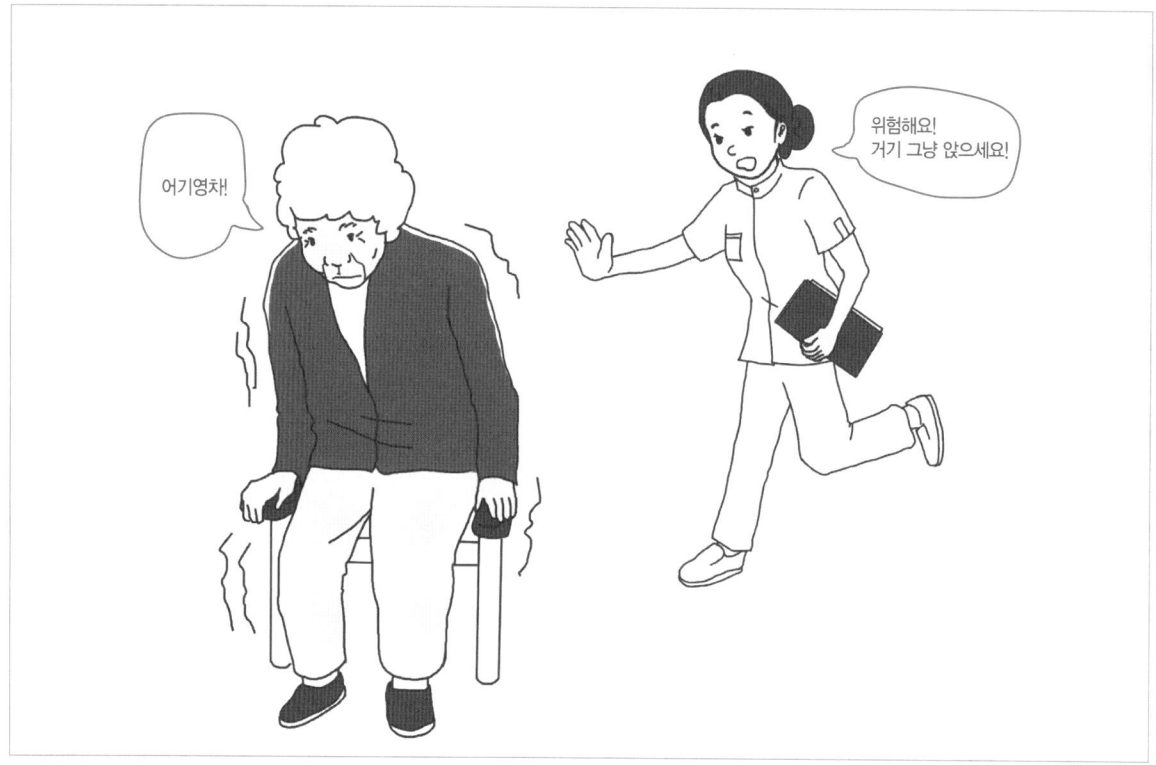

과거의 기억은 선명히 남아 있으므로 우리가 살고 있는 '지금'과 고령자가 생각하는 '지금'이 같지 않은 경우가 많다. 우리들의 시선으로만 보고 사리에 맞게 말을 고치려고 하지만, 고령자는 치매로 인해 앞뒤가 맞지 않는 말을 하고 있는 것이 아니다. 간호인에게는 이를 파악할 수 있는 감성과 듣고자 하는 자세가 요구된다. 과거부터 현재까지의 생활, 가족 배경 등의 정보를 많이 수집하면 고령자가 무슨 메시지를 전달하고 싶은 것인지를 좀 더 쉽게 유추할 수 있다. 정보의 수집과 분석을 통해 고령자가 정말로 전하고자 하는 바를 찾아내는 것이 중요하다.

② 간호의 목적

적응 능력의 저하나 노쇠의 영향으로 예비 능력이 낮아진 고령자가 골절을 당할 경우, 재활 치료의 성패에 따라 골절 이전의 일상생활 수준으로 돌아가는 것이 어려울 수도 있다. 이러한 원인으로는 골다공증의 영향으로 전도와 골절을 반복하면서 ADL이 저하되고, 이로 인해 병상에서 일어나지 못하는 예를 들 수 있다.

사고 발생 후의 일을 생각해 보면 사고가 일어나지 않도록 예방할 필요가 있다. 사고를 방지하기 위하여 안전을 확보함과 동시에 안락함을 제공하는 것도 간호의 목적이라 할 수 있다. 구속은 고령자의 안

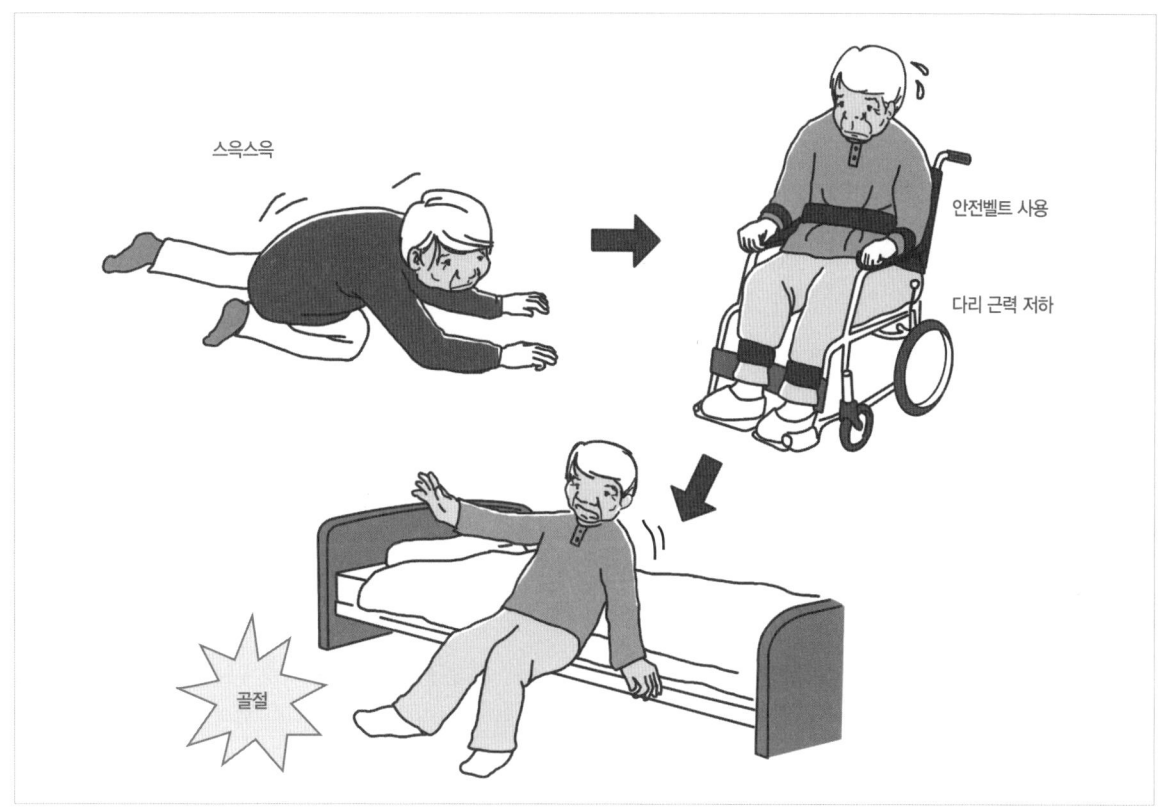

락함을 저해하는 방법이다. 안전 확보를 위해 불가피한 상황에서 실시할 것이라 예상하지만, 구속이 없는 간호를 실현하기 위해서는, 구속이 없어도 안전한 환경을 제공할 수 있는 방침과 함께 조직 전체 수준의 연구가 필요하다. 이를 위해 근골격 및 평행 감각의 관련된 질환을 고려하면서 정신상태가 안정되어 있는지, 수면은 잘 취하고 있는지, 적절한 음식(양과 내용물)을 섭취하고 있는지, 이동 시에 비틀거림은 없는지 등 생활 전반에 걸친 간호 계획을 세워야 한다.

● 위험 상황 배제만으로는 부족

한편 고령자에게 위험할 것으로 판단되는 상황 요소를 완전히 배제하는 것이 완벽한 안전 대책이라고는 할 수 없다. 예를 들면 다음과 같은 경우가 있다. 휠체어를 이동 수단으로 사용하고 휠체어에서 내려오면 앉은 채로 바닥을 밀며 이동하는 고령자가 있었다. 바닥을 미는 행동이 위험하다고 판단한 간호인이 안전벨트를 채워 휠체어에서 내려오지 못하도록 조치하였다. 그 후 고령자는 다리 근력 저하로 침대 전락 사고를 당해 골절상을 입었다. 질환의 진행 정도와 복용 중인 약의 영향, 골다공증 증상의 유무 등을 종합적으로 고려하고 고령자의 위험 상황에 대한 예방적 시점을 견지하면서 행동의 의미나 기분을 파악하며 간호를 제공할 필요가 있다.

　치매가 있을 경우 안전을 위해 필요한 지도를 해도 효과가 일시적일 수 있다. 고령자가 바라는 것을 파악하여 간호를 제공하기 위해서는 행동이나 말이 정말로 의미하는 것이 무엇인지를 명확히 파악하려는 노력이 계속적으로 이어져야 한다. 치매성 고령자 간호는 본인이 납득할 수 있는 방향으로 상황을 전개시켜 가는 끈질김이 필요하다. 간호는 간호인의 자기만족을 위해 하는 것이 아니다. 고령자가 만족감을 느끼고 있는지를 파악하는 것이 중요하다. 치매나 정신 질환으로 인해 본인의 만족감을 파악하기 어려운 경우도 있다. 간호인은 이를 파악하려는 노력을 게을리 하지 않으면서 고령자에게 가까이 다가가는 간호를 제공할 의무가 있다.

③ 구속 말고도 위험 회피 방법이 있다?

● 복수의 간호인을 통한 팀 관리

　한 명의 간호인이 한 명의 고령자를 간호하는 것은 인건비 등의 경제적인 측면을 고려하면 현실적인 어려움이 있다. 따라서 간호인은 우선순위를 정해 계획적으로 행동할 필요가 있다. 간호 제공의 현장에서는 생명 유지, 위험 회피·안전 확보가 최우선시 된다. 간호인은 고령자가 바라는 것과 고령자가 할 수 있는 것을 파악하여 이를 제공할 필요가 있다.

　일대일 대응을 지향하는 것은 어려우므로 일대 다수의 고령자 대응을 추진해 보는 것은 어떨까. 활동 범위가 넓은 고령자가 포함되어 있지 않다면 한 명 이상의 소수의 고령자를 대상으로 한 간호는 충분히 가능하다. 수건 개기나 칫솔 준비 등을 고령자가 직접 하게 하는 것도 좋은 방법이다. 혼자서는 수건을 접을 수 없는 고령자도 수건 끝을 눌러주면 반으로 접을 수는 있는 경우가 있다. 고령자가 할 수 있는 일을 활용하면서 공동 작업을 하다 보면 성취감을 경험할 수 있게 된다.

　또한 비틀거리는 증상이 있는데도 갑자기 일어나 화장실에 가겠다거나 아이들 밥 차려 주러 가야한다는 등의 돌발적인 상황에 대비할 수 있는 체제를 갖추어 두어야 한다. 고령자는 지금뿐만 아니라 과거의 일이 선명하게 되살아나는 일이 있으며 이것이 돌발적인 행동의 원인으로 알려져 있다.

　'구속 없이도 고령자에게 안전한 환경을 확보할 수 있는 간호를 제공한다.'는 의식으로 조직 내부를 통일하고, 이를 기반으로 타 직종 간에 정보를 교환·공유하면서 고령자 개개인에 대한 간호를 실천해야 한다. 그리고 간호인이 실시한 간호와 언행을 돌아보면서 효과를 파악함과 더불어 개선점을 검토해 나가야 한다. 이러한 자세를 통해 간호의 질을 향상시킬 수 있다.

의료 조치 과정에서 일어나는 구속

도쿄의과치과대학원
보건위생학연구과 박사 과정(후기)
우치노 세이코

1. 주삿바늘, 습포제, 도포제를 제거하는 고령자에 대한 대응

치료 협력을 얻기가 어려운 치매성 고령자는 입원을 두려워하는 마음을 가지고 있다. 입원 중의 치매성 고령자가 '빨리 집에 가야된다니까, 딸내미들이 밥도 못 먹고 기다리고 있는데'와 같이 말하며 주삿바늘을 빼고 복도를 걷는 모습도 낯설지 않다. 여기에는 모두 이유가 있다. 병원은 고령자에게 치료와 간호라는 서비스를 제공하는 장소이다. 고령자는 서비스를 받는 고객이란 말이다. 따라서 제공된 서비스를 그대로 받아들일지 말지에 대한 선택권과 결정권은 고객인 고령자에게 있는 것이다. 그러나 치매성 고령자의 경우 본인의 의사를 확인하기 어렵다는 문제가 있다. 서비스에서 불쾌함을 느꼈을 경우 그것이 꼭 필요한 것인데도 서비스를 거부하는 때가 있다. 고령자의 거부는 말뿐만 아니라 행동으로도 나타난다.

주사와 같이 고통을 동반하는 처치를 할 때는 도망가고 싶은 마음이 들기도 한다. 고령자는 혈관이 연약해 주사액이 샐 때도 있어 주삿바늘이 피부를 뚫을 때의 고통과 주사액이 샐 때의 고통을 이중으로 느끼는 경우가 있다. 아프다고는 하지 않아도 불쾌한 기분을 떨치기 위해 바늘을 뽑아버리는 경우도 있다. 또한 처치 후 거즈 위에 바른 테이프가 너덜거려 피부가 가려우면 처치 부위의 거즈까지 떼어버리는 예도 있다.

미세한 변화도 놓치지 않을 것

간호인의 시선만으로는 알 수 없는 일들이 생긴다. 간호인도 사람인지라 간호를 거부당했을 때의 충격은 상당히 클 것이다. 받은 충격의 내용을 잘 살펴 위화감이 느껴지는 고령자의 미세한 변화를 놓치지 말아야 한다. 그리고 그렇게 파악한 결과를 토대로 고령자의 뜻에 맞추어 간호를 해야 한다.

치매가 아니더라도 치료에 대한 협력의 의사를 밝힌 환자가 실제로 치료를 할 때는 비협조적으로 행동하는 경우가 있다. 고령자가 치료에 협력해 주지 않을 때에는 '왜일까', '무엇이 그렇게 행동하게 했을까'를 고민하기 바란다. 또 고령자의 목소리에 귀를 기울여 무슨 일이 일어났는지, 무슨 이유가 있는지를 관찰하고 경청하기 바란다. 간호인은 이를 통해 고령자와 일체감을 느낄 수 있다. 협력하지 않는 고령자에게 강제적으로 협력을 요구하는 데서 구속이 시작된다. 다음에서 치매성 고령자를 대상으로 한 간호를 중심으로 주삿바늘, 습포제, 도포제를 제거하는 행동에 대한 대응 요령을 설명하겠다.

1 주삿바늘 제거에 대한 대응

① 왜 주삿바늘을 빼는가

먼저 의도적으로 주삿바늘을 뺀 것인지, 결과적으로 빠진 것인지를 파악해야 한다. 고령자가 주사의 필요성을 인지하고 있는지가 중요하기 때문이다. 치료 목적의 주사임을 설명한 후 고령자의 승낙을 받았다 하더라도, 주삿바늘이 피부를 찌를 때는 고통을 느낀다. 자신에게 고통을 주는 대상은 제거하고 싶기 마련이다. 필요성을 설명하고 승낙을 받아 안심한 순간 주삿바늘이 빠져있는 경우도 있다.

치료에 대한 설명에 '괜찮다'라고 답하는 순간의 고령자는 설명을 이해했고 이를 받아들인 것이다. 그러나 치매나 단기 기억 장애가 있는 고령자는 다음 순간 불쾌감을 느끼면 그 필요성의 이해를 지속하지 못하는 경향이 있다. 짧은 순간 이해를 표하고 받아들이는 자세를 보인 고령자를 대응할 때는 이 '짧은 순간'을 지속적으로 살려야 한다. 몇 번이고 반복해 설명하고 고령자가 질문을 하면 그때마다 설명을 되풀이해 이해를 얻어야 한다. 설명을 듣고 승낙을 할 때마다 고령자는 안심한다.

② 주사가 필요한 상황에 대한 연구

절대 안정이 필요하지 않은 상황이라면 주사를 꽂고 있는 중에 시야를 벗어나지 않는 곳에 있는 것으로 충분히 대응할 수 있다. 보행이 가능한 고령자

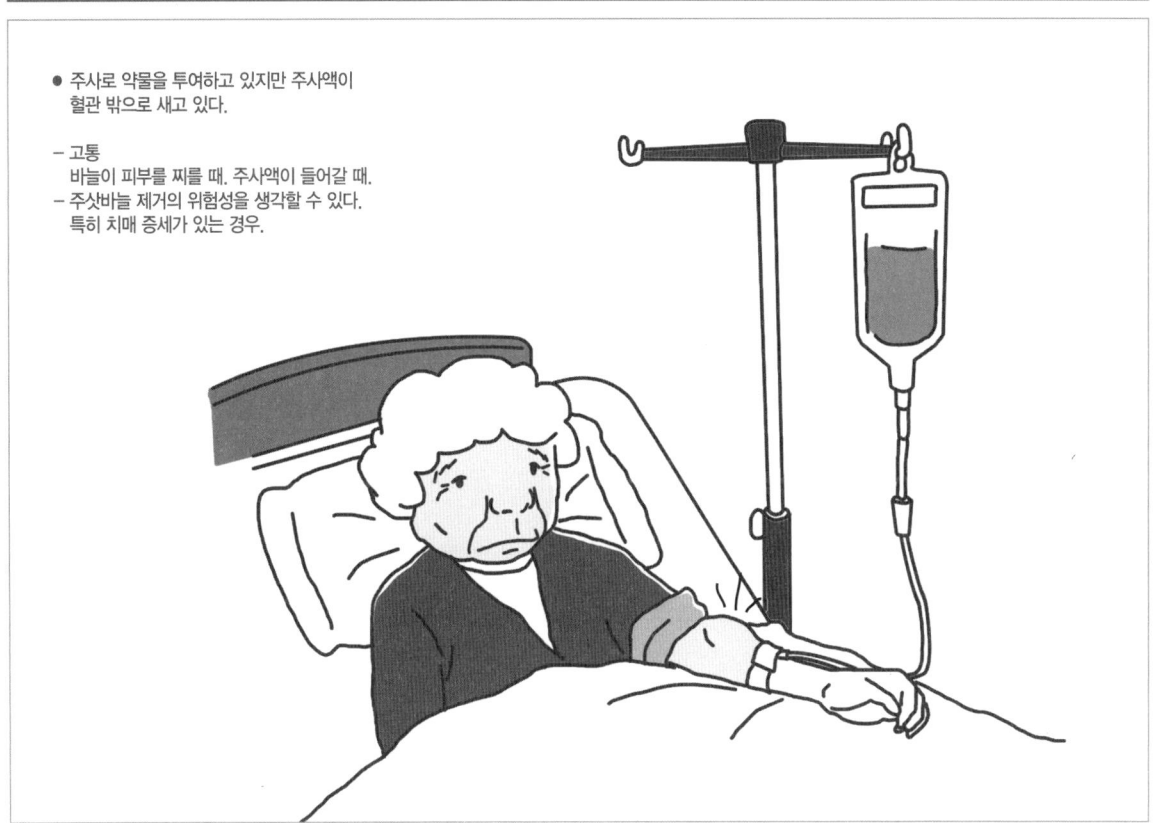

주삿바늘 제거의 위험성: A씨의 예

- 주사로 약물을 투여하고 있지만 주사액이 혈관 밖으로 새고 있다.
  - 고통
    바늘이 피부를 찌를 때. 주사액이 들어갈 때.
  - 주삿바늘 제거의 위험성을 생각할 수 있다.
    특히 치매 증세가 있는 경우.

라면 스탠드에 링거를 걸고 화장실에 가는 등의 생활 범위를 유지·확대할 수 있게 하는 것이 중요하다. 그러나 링거를 꽂고 있으면 옷을 내리고 올릴 때 튜브가 빠질 위험성이 있다. 이럴 때에는 가까이서 필요한 보조를 제공할 필요가 있다. 치료에 협력을 받기 위해서라도 고통이나 불쾌감을 최소화할 필요가 있는 것이다. 고령자의 행동을 제한하지 않도록 주사액이 새기 어려운 부위에 주사를 시행하는 연구도 요구된다.

또한 영양 상태가 극단적으로 저하된 고령자에게는 정맥내영양주입(IVH)을 시행하는 경우도 있다.

24시간이나 이어지며 튜브도 길어 고령자의 눈에도 쉽게 띈다. 신경이 쓰여 만지다 보면 쉽게 빠져버릴 가능성이 있는 것이다. 또 감염 예방을 위해 삽입부를 소독하고 테이프로 고정하는데, 이 테이프가 가려움과 피부 위화감의 원인이 되어 고령자가 테이프를 떼려다 정맥영양 주삿바늘까지 빼버리는 일이 있다. 정맥영양 주사의 삽입 부위에 따라 다르지만 기본적으로 링거가 눈에 잘 띄지 않도록 조치할 필요가 있다. 주사에 의식을 집중하지 않도록 취미생활이나 여가활동을 장려하는 것도 좋은 방법이다.

고령자의 일상적 활동을 파악하여, 치료에 대한

협조를 강제하는 것이 아니라 지속적이고 자발적인 협력을 얻을 수 있도록 고령자 중심으로 치료와 간호를 해야 한다. 항생제와 같이 1회 주사 시간이 24시간 이하인 경우에는 주사 중에 가족이 곁에 있는 것도 좋은 효과가 있다. 단 가족에게 과도한 부담이 전가되지 않도록 배려해야 한다.

③ 필요 최소한의 구속이란?

불가피한 상황이나 구속 이외의 어떠한 방법도 보이지 않을 경우, 현재도 구속은 시행되고 있다. 한 명의 간호인이 한 명의 고령자를 대응하는 시간에는 한계가 있기 때문에 상하 연결복이나 벙어리장갑을 착용시키기도 한다. 그러나 이러한 경우에도 가족에게 부탁하여 고령자가 좋아하는 음악이나 라디오 방송을 준비하고 그에 따른 효과를 살피면서 구속을 하지 않는 방향으로 검토를 해야 한다.

함께 있고 싶은 가족에게 연락하여 면회를 오게 하는 것도 고령자의 정서 안정에 도움이 된다. 여태껏 축적되어온 가족 간의 관계에 따라 협력을 구하는 것이 어려운 경우도 있지만, 가족이 손을 잡아주면 평온을 찾는 고령자가 많으므로 가족과 일체가 되어 간호를 진행하는 것은 매우 효과적이다.

④ 팀 의료를 통한 구속 대응

타 직종 간에 정보 공유가 중요하다. 병원에 따라서는 간호사와 간호직원, 간호조무사의 업무가 완전히 분담되어 있는 곳이 있다. 같은 층의 직원들은 직종이 다르더라도 서로를 각별히 의식하고 있어야 한다. 고령자의 행동이 과격해지면 서로 알려주는 것도 가능하다. 팀으로 움직이면서 각각의 구성원이 주위를 잘 살피면 신체구속 없이도 좋은 환경이 만들어진다.

2 습포제, 도포제를 제거하는 고령자에 대한 대응

① 왜 습포제와 도포제를 제거하는가.

습포제 등의 부착약품은 가려움을 동반하기 때문에 불쾌한 기분을 없애려는 생각에 떼어 버릴 가능성이 있다. 기저귀 착용으로 인한 욕창을 치료한 후 덮어둔 거즈를 떼어내려 하는 고령자에게 연결복을 입히는 사례도 있다. 욕창이 있는 고령자는 전신의 영양 상태나 저항력이 떨어져 있을 것으로 예측된다. 이와 더불어 치료 부위와 기저귀 속 배설물의 접촉으로 인해 감염의 위험성이 높아지므로 치료 효과는 물론 감염 예방에 대해서도 검토해야 한다.

② 습포제와 도포제가 필요한 상황에 대한 연구

거즈나 습포제가 너덜거리면 신경이 쓰여 떼어버리는 경우가 있다. 따라서 그 주변을 테이프로 잘 붙이고 테이프로 인한 가려움 증상이 없는지를 수시로 점검해야 한다. 가려운 증상이 잘 일어나지 않는 테이프를 사용하거나 붙이는 위치를 조금씩 바꾸는 등의 연구를 해보는 것도 좋다. 습포제를 떼어버릴 때는 그때마다 필요성을 설명해야 한다. 그렇게 해도 고쳐지지 않을 때는 등과 같이 고령자의 눈에 띄지 않는 곳에 붙이는 방법을 써야 한다.

③ 필요 최소한의 구속이란?

습포제나 도포제 위에 덮어 놓은 거즈가 제거되었을 경우, 감염의 위험성을 고려해 재처치할 필요가 있다. 그러나 비용 대비 효과를 검토하면서 진행해야 한다.

④ 팀 의료를 통한 구속 대응

병원과 간호 노인 보건 시설은 고령 환자가 요양하는 환경의 차이에 따라 의사와 간호사의 인원 배치가 결정된다. 환자와 접촉하는 환경이나 상황이 조금씩 다르더라도 정보를 교환하며 대응해야 한다. 업무 중심이 아니라 '환자 중심의 간호'이 대전제가 되는 간호을 제공할 필요가 있는 것이다.

는 것이므로 신체 증상과 함께 정신적 혼란의 가능성도 고려해야 한다. 우선 본인의 요양 생활 적응도를 잘 살핀 후 간호를 제공할 필요가 있다. 고령자에게 치료와 간호에 대한 협력을 강제하면 안 된다. 본인의 의사와 상황 적응도에 맞춘 간호 제공이 요구되고 있다.

3 주삿바늘, 습포제, 도포제를 제거하는 고령자의 요양 생활 환경 변화에 따른 대응

고령자가 치료를 요하는 질병을 앓고 있다면 재택 요양자든, 시설 고령자든 의료 시설에 입원하거나 통원해야 한다. 낯선 장소에 낯선 사람과 있게 되

2. 약 오복용, 비식품 섭식 고령자에 대한 대응

간호보험의 개시와 더불어 시설의 신체구속은 금지되었다. 임상 현장에서는 신체구속 폐지를 실현하기 위한 다양한 대처가 시도되고 있다. 그러나 간호보험 지정 기준 상 '생명 혹은 신체 보호에 긴급을 요하는 불가피한 경우'에는 신체구속을 허용하고 있다. 이는 '절박성', '비대체성', '일시성'이라는 세 가지 조건을 만족하면서 이러한 '조건의 확인 절차가 매우 신중히 실시되고 있는 경우에 한함'이라 규정되어 있다. 규정이 이러하다 보니 구속을 하는 현장에서는 불가피한 상황에 대한 판단에 곤란을 겪고 있다.

이 장에서는 치매성 고령자를 대상으로 한 간호를 중심으로 약물 오복용(본서의 '약물 오복용'은 약물을 음식으로 착각하여 본인에게는 불필요한 타인의 약물을 섭취하는 것을 가리킨다)과 비식품 섭식에 대한 대응 방법에 대해 설명해 보겠다. 이러한 행동은 모두 고령자의 신체에 불필요한 것을 섭취하는 행동이다. 약의 종류나 섭취한 비식품의 성분에 따라서는 응급 상황이 벌어질 수도 있어 신중한 검토가 요구된다.

1 약 오복용에 대한 대응

① 약 오복용을 하게 되는 이유

약 오복용은 스스로 약을 복용할 수 있는 고령자가 식사 시 식판에 약을 놓아두었을 때 일어날 가능성이 있다. 자신의 식사가 끝난 후 타인의 식판에 손을 대는 고령자도 있으며 눈에 띄거나 손으로 집은 것은 바로 입으로 가져가는 고령자도 있다. 그것이 다른 사람의 약일 경우에 약품 오복용 사고가 일어나는 것이다. 또한 간호인이 환자를 혼동하여 잘못 투약하는 경우가 있는데, 이때는 각각의 조직에 설치된 사고대책위원회에서 그 원인을 규명하고 대책을 검토해야 한다.

식판에 있는 약품에 집착하는 고령자의 경우 전쟁 등 과거 생활환경의 영향을 받는 것으로 판단된다. 형제자매가 많아 식사 때가 되면 더 먹기 위해 야단법석이었던 경험이 있는 고령자는, 남은 먹고 있는데 자신의 식판에는 약이 없는 상황을 불공평하게 여길 가능성이 있다. 고령자의 과거 생활을 파악해 현재의 간호에 살려낼 필요가 있다. 개중에는 약 자체에 관심을 가지는 사람도 있다. 예쁜 색깔로 코팅이 되어 있는 약품도 있어 초콜릿이라 여기는 경우가 있는 것이다. 간호인의 입장에서는 타인의 약을 복용하는 것이 위험천만하게 보이겠지만, 고령자는 자신에게는 주지 않는 것에 대한 불만을 행동으로 표출하는 것일 수도 있다.

약으로 인식하지 못해 일어나는 약 오복용의 위험성 : B씨의 예

- 치매성 고령자인 B씨는 식사 시 동석한 C씨의 식판에 있던 약봉지를 보고 '왜 C씨 식판에는 동그란 알갱이가 있지?'라고 생각했다.
  C씨는 혼자서 약을 복용할 수 있기 때문에 식사 시 식판에 약을 올려놓고 스스로 복용하고 있다.

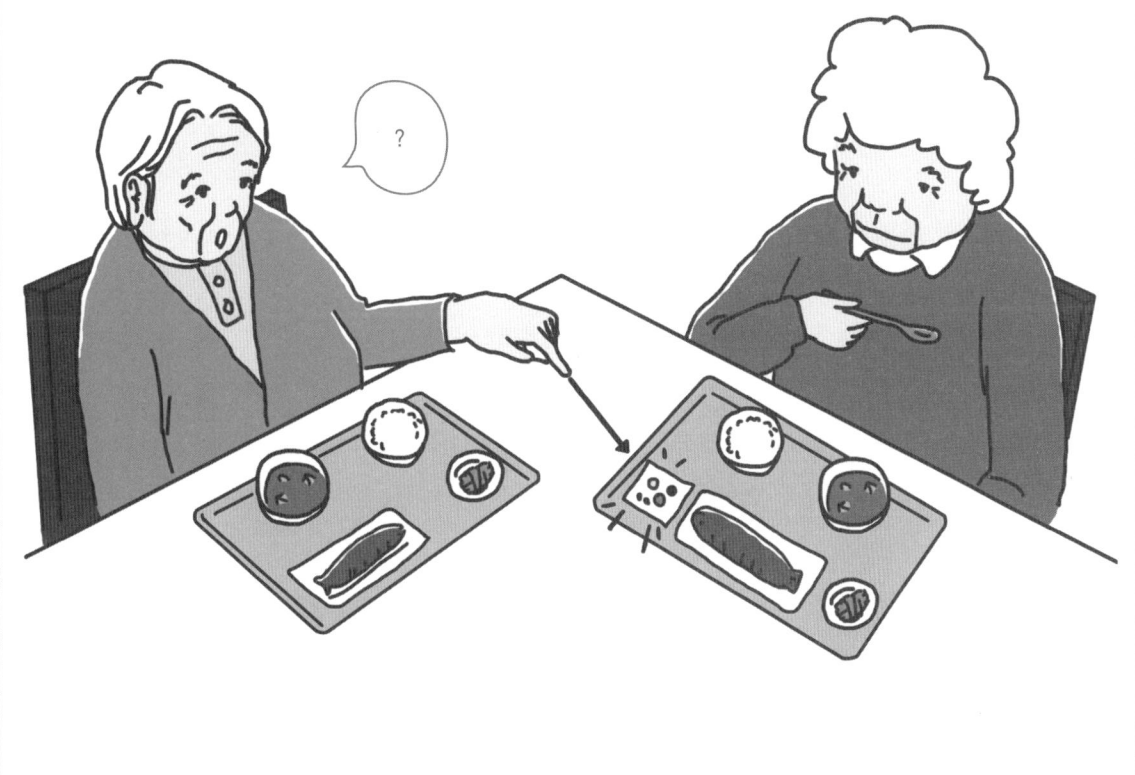

사고는 피할 수 없기 때문에 일어난다

이외에도 자신의 약을 복용해야 하는 사실을 잊어버리거나 약을 떨어트리고도 의식하지 못해 복용하지 못하는 경우도 있다. 간호인이 안 보는 사이 남의 약을 집어 먹는 위험한 일도 일어나고 있다. 자신에게 불필요한 약을 복용하거나 필요한 약을 복용하지 못하는 문제는 간호인이 식사 시에 고령자가 앉는 위치를 조정하고 주거 공간의 환경을 정비하면서 신경을 쓰면 많은 부분 방지할 수 있다.

간호인은 평상시 위험 인지 능력을 키워 고령자에게 의식을 집중할 필요가 있다. 최근 유행하고 있는 위험 관리는 인간이 실수를 범할 수 있음을 전제로 검토를 진행하는 것이다. 사고는 피할 수 없기 때문에 일어난다. 스스로에 대한 자신감으로 인해 초래되는 것일 수도 있다. 고령자의 의식에 귀를 기울이며 쾌적한 요양 환경의 제공과 동시에 위험 회피에 초점을 맞추어 간호을 제공하기 위해 매일 한걸음씩 전진해 나가는 것이 중요하다.

② 약 오복용 대응 방법

고령자가 입소 중인 병원이나 시설에서는 식후에 간호사가 약을 챙기고 있다. 약봉지에 환자의 성명, 약 종류와 용량을 기재하고 있음은 물론 위험을 없애기 위해 약제부를 별도로 설치하고 있다. 약봉지에 내용물을 담을 때는 2회 이상 확인하고, 배포할 때는 이름을 확인하는 절차가 확실히 이행되고 있는가가 중요하다.

혼자서 약을 복용할 수 있어도 약물의 관리까지는 어려운 고령자는 식사 시 이름을 확인한 후 식판에 직접 약을 올려주는 방법도 시행할 수 있다. 고령자의 손이 닿는 범위를 파악하면서 좌석 배치나 배식 간격을 조정하여 안전을 확보할 필요도 있다. 인지 능력 저하로 인해 위험 상황에 대처하지 못하는 경우에는 간호인이 위험한 상황을 제거해야 한다. 만에 하나 약 오복용 사고가 일어나면 입안의 약을 빼내거나 흡인기를 이용해 장내의 약을 빼내야 한다. 다음으로 약의 종류와 용량을 확인하고 입안을 관찰해야 하며 구토나 기침 증세를 체크하는 등의 추가 조치를 해야 한다.

③ 필요 최소한의 구속이란?

남의 식판에 있는 약에 손을 댔다고 해서 격리를 하는 것은 간호가 아니다. 가끔 손을 대었을 때 손에 잡힌 것이 약봉지였던 것이 약 오복용으로 이어진 것이기 때문이다. 원인 규명과 함께 안전한 환경을 제공하는 것이 중요하다. 위험은 없는지 항상 관찰하는 것이 중요하다. 이는 고령자의 외로움을 배려하는 일이기도 하다. 눈앞에 음식에 집중한다면 신속하게 식사를 준비해 주는 것도 효과적인 방법이다. 식사 이외에도 관심을 두도록 텔레비전이나 라디오를 권해보고 가족이나 간호인, 낯이 익은 이들과 대화를 나누는 시간을 마련하는 것도 효과적이다.

④ 팀 의료를 통한 구속 대응

약 오복용 사고 발생 시, 발생 이유와 요인을 분석하고 대응책을 검토해야 한다. 같은 사고가 재발하지 않도록 타 직종 직원 간의 정보 교환을 통해 대응 방법을 모색해야 한다. 정보를 종합하여 계획적인 간호를 진행하기 위해서도 다양한 방법을 효과적으로 활용할 필요가 있다.

2 비식품 섭식에 대한 대응

① 비식품을 섭식하는 이유

고령자가 자신의 손에 쥐어진 것을 무엇으로 인식하는지를 생각해야 한다. 간호인의 눈에 음식물로 보이지 않는 것이 고령자에게는 귀중한 음식으로 보이는 경우가 있다. 일례로 화장지를 손에 들면 입에 넣어 우적우적 씹는 고령자가 있었다. 솜사탕으로 보였던 듯하다. 이럴 때의 고령자는 상황을 파악하고 이해하는 능력이 없어 간호인이 당황하게 된다. 간호인은 고령자가 어떠한 이미지를 그리고 있는지 고민하는 것이 좋다. 또 다른 예로 실금이 있을 때 이를 감추려는 생각에 결과적으로 비식품을 섭식하는 경우가 있다. 이는 고령자 나름으로는 사태에 대응한 것이다. 이처럼 다양한 원인에 의해 비식품 섭식이 일어나므로 간호인은 사고의 원인을 규명하여 계획적으로 간호를 실시할 필요가 있다.

② 비식품 섭식에 대한 대응

비식품 섭식 증상이 있는 고령자의 손이 닿는 범위를 파악하기 위해서는 우선 침대 주변의 활동 범위를 점검해야 한다. 기립이 가능한지, 휠체어 이동이 가능한지 등을 먼저 조사한다. 눈에 잘 띄는 곳에는 물건을 올려놓지 않는 식의 환경 정비를 해야 할 때도 있다. 레크리에이션을 실시할 때는 사용 물품을 점검해 비식품 섭식 증상이 있는 고령자 근처에 구슬, 색종이, 손수건 등을 두지 않도록 조치하는 배려가 필요하다.

비식품 섭식 사고가 일어났을 때는 흡입기를 이용하거나 등을 두드려 체내의 이물을 빼내는 것이 중요하다. 호흡 상태도 관찰해야 한다. 만일 체내의 이물을 제거하지 못하면 엑스레이 검사나 위세척이 필요한 경우도 있으므로 신속히 의사에게 보고하여 적절한 조치를 받아야 한다.

③ 필요 최소한의 구속이란?

비식품 섭식이 바로 구속으로 이어져서는 안 된다. 비식품 섭식 사고는 입에 넣는 이물에 대한 고령자의 생각을 듣는 것이 간호의 출발이다. 고령자 한 사람 한 사람을 대상으로 입에 넣는 이물을 파악할 필요가 있다. 손을 씻는 도구인 비누가 어떤 고령자에게는 초콜릿으로 보여 입으로 가져가는 경우가 있다. 이때는 눈에 띄는 곳, 손이 닿는 곳에 비누를 두지 않는 것으로 어느 정도 문제를 해결할 수 있다.

병동 안에는 ADL은 물론 질환이나 증상도 제각각인 고령자가 함께 생활하고 있다. 안전성만을 고려하다 보면 요양 생활의 불편을 초래할 수밖에 없다. 식사를 한 것을 잊어버려 손에 잡힌 이물을 먹는 경우에는 공복감을 느끼고 있는지를 체크하여 사탕이나 엽차를 제공하는 것도 검토해 볼만한 방법이다. 쓸쓸함으로 인해 공복감이 없는데도 입이 허전한 경우도 있으므로 고독을 느끼지 않게 하는 배려와 함께 안전한 생활환경을 제공하는 것이 중요하다.

④ 팀 의료를 통한 구속 대응

비식품 섭식을 관찰한 간호인들로부터 정보를 수집하여 타 직종 간에 검토를 진행할 필요가 있다. 정보를 교환하고 사고의 원인을 검토하여, 재발을 방지하기 위한 방법 연구를 통해 고령자의 마음을 배려한 간호를 실시해야 한다.

3 약 오복용, 비식품 섭식 고령자의 요양 생활환경 변화

재택이든 시설 입원이든 가족과 시설 직원으로부터의 정보가 중요하다. 생활환경의 쾌적함과 함께 안전을 우선적으로 고려해야 할 필요가 있기 때문이다. 고령자를 위험한 상황으로부터 차단하기 위해 안전이 확보된 환경을 조성하는 것만으로는 간호라 할 수 없다. 안전한 범위를 간호인이 확인하고 관찰을 실시할 필요가 있다. 약 오복용과 비식품 섭식에 너무 주의를 기울인 나머지 의자나 휠체어에서 일어나지 못하도록 한 적은 없는가? 어떤 증상에 대한 대응으로 인해 ADL이 저하된다면 그것은 적절한 간호라 할 수 없다. 정보를 종합하여 계획적으로 실시하는 간호야말로 적절한 간호라 할 수 있다.

3. 약물에 의한 구속

고령자는 일찍 자고 일찍 일어나며 밤중에 몇 번이고 잠이 깬다. 깊은 잠을 자지 못하는 경향도 있다. 자신의 건강과 앞으로의 삶, 가족에 대한 걱정 등 다양한 걱정거리로 잠을 잘 청하지 못하는 고령자가 적지 않다. 치매성 고령자는 시간 감각이나 계절 감각에 문제가 있는 경우도 있으며 인지 능력도 저하되어 어두워지면 밤이라 생각하는 경우도 있다.

일반적인 사람은 피부로 느끼는 습도나 길가에 피어있는 꽃, 시장에 진열되어 있는 채소 등을 보며 시간이나 계절을 인지한다. 고령자 가운데는 시력 저하나 난청을 앓는 경우가 많다. 바로 옆에 계절감을 느낄 수 있는 예쁜 꽃이 피어 있어도 가르쳐 주지 않으면 모르는 것이다. 그렇기 때문에 더욱 다각적인 방법으로 접근을 해야 한다. 예를 들면 꽃의 아름다움을 전하기 위해 시각뿐만 아니라 후각이나 촉각 등의 오감을 이용하는 것이 중요하다. 아름다움을 느끼는 상쾌한 감정을 접하면 고령자의 생활 활력이 촉진되고 이것이 쾌적한 수면으로 이어질 가능성이 있다.

본래 인간은 졸리면 자고 배고프면 밥을 먹는 행위를 통해 살아가는 존재이다. 이러한 본능의 요구를 인지는 해도 만족시킬 방법을 찾지 못할 때 도움이 필요한 것이다. 이 장에서는 치매성 고령자를 대

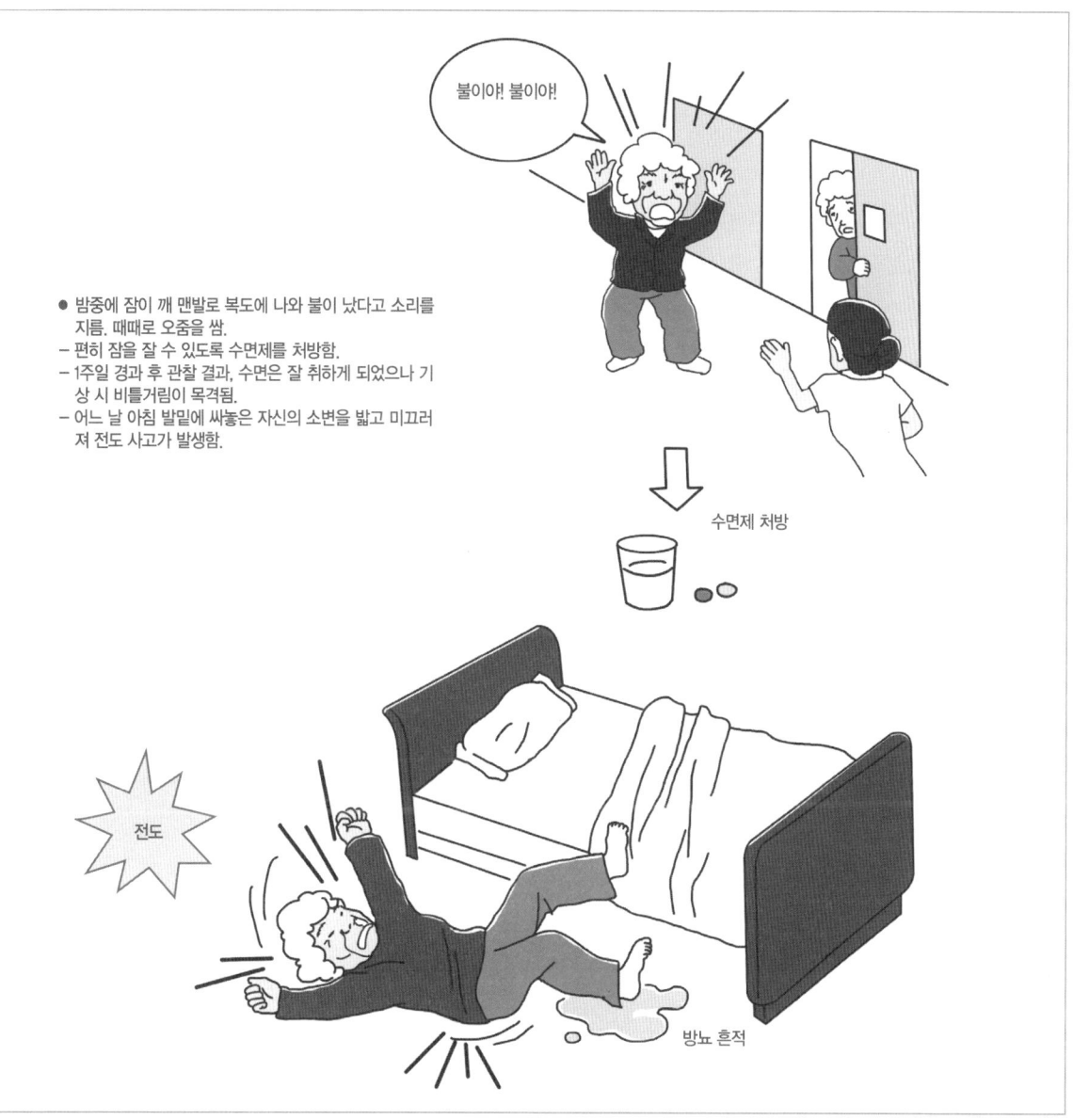

수면제 복용으로 인한 전도 위험 : C씨의 예

- 밤중에 잠이 깨 맨발로 복도에 나와 불이 났다고 소리를 지름. 때때로 오줌을 쌈.
  - 편히 잠을 잘 수 있도록 수면제를 처방함.
  - 1주일 경과 후 관찰 결과, 수면은 잘 취하게 되었으나 기상 시 비틀거림이 목격됨.
  - 어느 날 아침 발밑에 싸놓은 자신의 소변을 밟고 미끄러져 전도 사고가 발생함.

상으로 한 간호을 중심으로, 약물 요법이 신체구속에 해당됨을 확실히 인지하고 이에 대한 대응책을 찾아보도록 하겠다. 또한 약물 요법으로 생길 수 있는 이차적 피해에 대해서도 설명하겠다.

약물 요법의 폐해

고령자가 심각한 수면 장애에 흥분이나 배회 증상을 동반하고 있으면 수면제 투여 등의 약물 요법을 쓰는 경우가 있다. 고령자 본인의 휴식을 위한 목적 이외에 약물을 사용하는 경우가 있다면 이는 고민해 보아야 할 문제이다. 야간에 소리를 질러 다른 환자나 가족의 수면에 방해가 되는 고령자에게 약물을 처방하는 일이 있을 것이다. 이것이 고령자의 휴식을 목적으로 한 약물 투여일까? 간호인은 이런 물음을 가지고 문제에 접근해야 한다. 또한 복용한 수면제가 체내에 축적됨으로써 부작용을 유발하거나 비틀거림으로 인해 전도 사고를 겪을 위험도 있다. 위험을 피하기 위해서도 약물의 목적과 필요성을 명확히 할 필요가 있다.

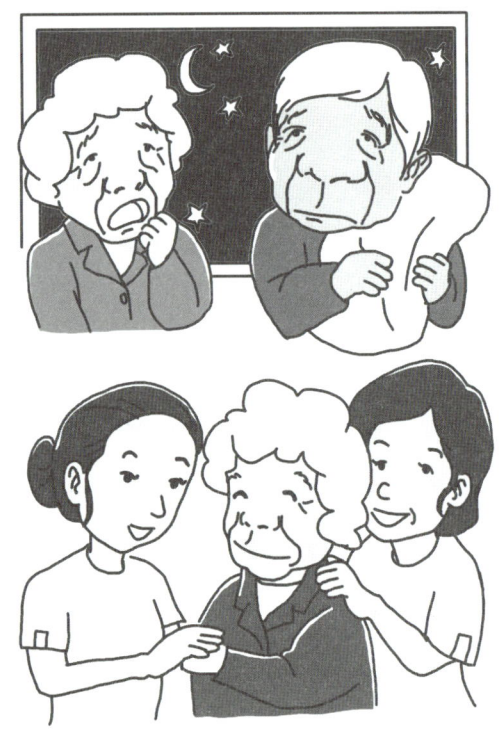

1 약물에 의한 구속

① 약물에 의한 구속의 의미

고령일수록 수면장애를 호소하는 빈도가 증가한다. 밤낮이 바뀌는 경우도 많아 밤에 잠을 못 이루고 복도에 나와 큰 소리로 가족을 부르는 고령자도 있다. 한 사람의 수면 장애가 다른 이의 수면을 방해한 결과 연쇄적으로 밤낮이 바뀌기도 한다. 레크리에이션 참가 등을 권유하여 간호인과 고령자가 주간에 깨어 있도록 조치할 필요가 있다. 그러나 간호인의 인원과 시간에도 한계가 있으므로 간호와 병행해 수면제를 처방하는 일도 있다. 여기에서 간호인이 '수면제 투여를 구속으로 인식하고 있는지'를 고민해 볼 필요가 있다. 많은 사람들이 구속을 사지를 억제하거나 전도 예방을 위해 고정된 의자에 앉도록 지시하는 것이라 인식하고 있으나 결코 그것만이 아니다.

수면제를 복용하면 밤에 편히 잠을 잘 수 있고 신경안정제를 복용하면 차분한 마음으로 생활할 수 있을지 모르겠다. 그러나 그것이 고령자 본인의 바람이 아니라면 고령자의 신체를 몸속에서부터 구속하고 있는 것이 된다. 간호인이 이를 의식하고 있는지 없는지에 따라 간호의 질이 달라질 것이다.

② 필요 최소한의 구속을 위해

수면 장애나 정신적 흥분에 약물 이외의 방법은 없는지 고민할 필요가 있다. 흥분 상태에서 폭력을 쓰는 경우에는 대응에 큰 어려움이 있겠지만 고령자 각자에게 적합한 방법은 반드시 있다. 현재의 의료체계에서는 개인차를 고려하여 약물을 복용하는 것이 어느 정도 가능하다. 하지만 우선은 간호를 통해 해결할 수 있는 일들을 검토하고 이를 바탕으로 약물 요법을 포함한 검토를 진행해야 한다.

(1) 원인 규명

왜 잠들지 못하는지, 흥분 증상은 없는지 등의 상황을 파악해야 한다. 같은 층의 고령자가 흥분 상태로 소리를 지르는 것이 신경 쓰여 자지 못하는 사람이나 순회 간호사의 발걸음 소리가 신경 쓰여 자지 못하는 사람이 있는가 하면, 깊은 잠에 들면 실금 증상이 있어 불안한 마음에 잠을 이루지 못하는 사람도 있다. 흥분의 이유를 알기 위해서 고령자에게 망상 증상이 있는지를 우선 파악해야 한다. 망상은 실체가 없는 대상을 부정할 수 없다는 증상을 보이므로 부정도 긍정도 하지 말고 고령자가 체험한 세계에 대해 들어주는 것이 중요하다.

간호인의 눈길이 미치지 않는 곳에서 고령자끼리 말다툼을 하는 등의 특별한 계기가 있는 경우도 많다. 그런 때에는 고령자가 흥분을 가라앉힌 후에 상황을 자세히 들어볼 필요가 있다. 상황에 따라서는 시간이 해결해 줄 때도 있다. 그러나 흥분 상태가 지속될 경우 다른 입소 고령자 사이에 다툼이 일어날 가능성도 있으므로 간호인은 고령자가 안정을 찾을 때까지 대화를 이어나가는 방법으로 대응해야 한다.

(2) 어떤 간호로 대응할지 고민할 것

일과 중 활동과 수면의 균형을 고려해 간호를 진행할 필요가 있다. 잠에 들기 전 찜질로 발을 따뜻하게 해주는 것도 효과적이다. 그 밖에도 터치 테라피를 하거나 불안하게 여기는 요소에 대해 상담을 진행하는 것도 효과가 있다. 마음이 불안하면 평온한 생활을 영위할 수 없기 마련이다. 특히 치매성 고령자는 '내가 여기 있어도 되는 건가', '살아도 되는 건가'와 같은 고민을 하는 경우도 있다. 자신이 있는 장소에 대해 안도감을 가질 수 없으니 왜 입원을 해야 하는지도 받아들이지 못하게 되는 것이다. 고령자 중에는 이야기를 하고 싶지만 간호인이 너무 바쁜 것 같아 포기하는 이도 있다. 간호인은 고령자의 마음을 살피고 배려하는 자세를 잊지 말아야 한다.

간호가 필요한 고령자를 자택으로 옮길 때 가족이 받아들일 만한 준비가 되지 않았거나 경우에 따라서는 간호를 거부할 때도 있어 곤란한 상황이 연출되곤 한다. 이러한 상황으로 인해 간호보험이 도입된 지금도 재택 생활이 충분이 가능한데도 병원과 시설을 전전하거나 입소를 기다리고 있는 경우가 상당하다. 입원이나 입소를 하는 이유를 이해하기 어려운 경우에도 해당 시설에 안도감을 가지도록 배려할 수는 있다.

간호인과 다른 고령자들 중에 말동무가 생기면 고령자는 이곳에 있어도 괜찮겠다는 확신이 생긴다. 간호인은 고령자가 꺼림칙하게 여기는 것은 없는지,

위험을 느끼는 시설은 없는지를 고령자의 시선에서 살펴볼 필요가 있다. 고령자 중에는 사회적 역할을 감당하며 바쁘게 지내던 때를 뚜렷이 기억하며 살아가는 이도 있다. 여성의 경우 아이를 낳고 키우던 시절 속에서 살아가는 고령자도 드물지 않다. 고령자가 무엇을 바라고 있는지 직접 접촉을 통해 파악하는 것이 중요하다. 고령자가 사람들과의 어울림을 바라는 경우 같은 바람을 가진 고령자와의 모임을 만들어 회상법이나 라이프 리뷰와 같은 카운슬링을 실시하는 것도 좋은 효과를 거둘 수 있다.

③ 팀 의료를 통한 구속 대응

수면 장애나 흥분 증상에는 안도감을 주는 간호를 제공하는 것이 중요하다. 그런데 어느 간호인의 대처나 상담이 효과가 있어 다른 간호인이 똑같은 방법으로 해보면 같은 효과를 거두지 못하는 경우가 많다. 이것이 간호의 어려운 점이다. 그러나 같은 효과는 얻지 못했더라도 고령자가 무엇을 바라는지, 어떤 상황에서 긍정적인 감정을 가지는지는 파악할 수 있다. 이러한 요소를 밖으로 도출해 내는 것이 효과적인 간호를 하기 위한 조건이다.

상황이 급박하고 고령자를 진정시키는 것이 급선무라면 의사와의 상담을 통해 진찰과 약 처방을 서두르는 것도 하나의 방법이다. 그러나 이는 잠시의 여유도 없고 다른 대응 방법도 강구할 수 없을 때의 이야기이다. 약을 처방하는 상황에서도 적절한 간호를 병행해야 한다.

2 약물에 의한 구속과 요양 생활환경 변화에 따른 대응

잠들지 못하거나 흥분 증상을 보인다고 해서 곧바로 약물을 투여하고 있지는 않은가? 자택이나 시설에 입원한 고령자가 고성을 지르는 증상은 1주일 안에 호전되는 경우가 많은 것으로 보고된다. 낯선 환경이 문제였던 것이다. 가족과 시설 직원에게 입원에 대한 설명을 듣고 일단 승낙은 했지만 실제로 입원을 위해 병원에 가보면 적응에 어려움을 겪는 고령자가 적지 않다. 어느 정도 적응할 때까지 용량과 종류를 조정해가며 약품을 사용할 수는 있으나 이 경우에도 간호를 병행하면서 약을 복용하지 않아도 되는 쪽으로 방향을 잡아야 한다. 고령자의 적응 능력을 파악하고 이전부터 사용해 오던 서랍장이나 베개 등을 준비해 입원 전 생활에 조금이라도 근접한 환경을 조성하는 것도 효과적이다.

Part **4**

간호직원의
고령자 이해와
대응의 관점에서

노인 보건 시설의 부적절한 처우 및 간호직원의 경험
_ 실태 파악과 해결을 위한 대응과 대책

도쿄의과치과대학원 보건위생학연구과 교수
(고령자간호시스템 개발학)
다카사키 기누코 (동 연구실 일동)

1. 특별 양호 노인홈, 노인 보건 시설에서의 부적절한 처우

2000년 '고령자처우연구회'는 전국 1,997개 특별 요양 노인홈의 시설장에게 의뢰하여 고령자 학대 실태를 조사하였다. 678개 시설로부터 회답을 얻었으며 이 가운데 216개 시설에서 고령자에 대한 학대, 혹은 부적절한 처우가 있었던 것으로 보고되었다. 피해를 입은 고령자 203명의 가해자를 조사한 결과 직원이 97명이며 다른 고령자가 106명이었다.

부적절한 처우의 내용(그림1)을 살펴보면 직원은 심리적 학대, 신체적 학대의 순인데 반해 다른 고령자는 신체적 학대, 심리적 학대의 순임을 알 수 있다. 고령자의 ADL 상황은 일상생활에서 자립 동작이 가능한 J레벨이나 병상에서 일어나지 못하는 상태인 C레벨은 소수이며 다소 활동이 가능한 A, B레벨의 치매성 고령자가 60%를 점하고 있었다(표1, 2). 문제를 해결한 경우는 직원이 더 많았다(표3).

한편 본 연구실이 전국 2,241개 노인 보건 시설의 간호직원을 통해 같은 조사를 실시해(2000.11~2001.01) 802개 시설(회수율 35.8%) 4,951명의 답신을 수집했다. 결과를 살펴보면 노인 보건 시설에

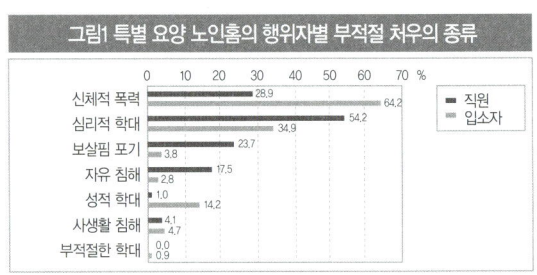

그림1 특별 요양 노인홈의 행위자별 부적절 처우의 종류

표1 부적절 처우를 받은 고령자의 생활 자립도 (특별 양호 노인홈) 명(%)

	직 원	타 고령자	계
J (자립)	10	11	21(10.3)
A (일어나지 못함)	26	47	73(36.0)
B (활동 어려움)	36	39	75(36.9)
C (활동 약간 가능)	17	2	19(9.4)
무응답	8	7	15(7.4)
계	97	106	203(100.0)

(ABC는 후생노동성이 정한 일상생활 자립도)

표4 부적절 처우를 받은 고령자의 ADL (노인 보건 시설)

ADL	인 원	%
J (자립)	61	7.0
A (일어나지 못함)	270	30.6
B (활동 어려움)	394	44.7
C (활동 약간 가능)	143	16.2
무응답	13	1.5
계	881	100.0

(ABC는 후생노동성이 정한 일상생활 자립도)

표2 부적절 처우를 받은 고령자의 치매증상 유무 (특별 양호 노인홈) 명(%)

	직 원	타 고령자	계
있음	61	70	131(64.8)
없음	29	32	61(30.1)
무응답	7	4	4(5.4)
계	97	106	203(100.0)

표5 부적절 처우를 받은 고령자의 치매 정도 (노인 보건 시설)

치매도	인 원	%
없음	72	8.2
I	105	11.9
IIa	66	7.5
IIb	70	7.9
IIIa	205	23.3
IIIb	80	9.1
IV	226	25.7
M	31	3.5
무응답	26	2.9
계	881	100.0

(후생노동성, 치매성 노인 일상생활 자립도)

표3 문제 해결 상황 (특별 양호 노인홈) 명(%)

	직 원	타 고령자	계
해결함	49	40	89(43.8)
해결 중	28	38	66(32.5)
해결 못함	16	24	40(19.7)
무응답	4	4	8(4.4)
계	97	106	203(100.0)

서 간호직원이 과거 1년 동안 부적절 처우 문제에 말려들거나 목격한 사례 등이 1,254 건으로 조사되었다. 노인 보건 시설의 전체 고령자가 10만 명이 넘는 현 상황에서 이 수치는 아주 미미한 정도라 할 수 있다. 중요한 것은 이와 같은 부적절한 처우가 어떤 고령자에게 어떤 형태로 발생하느냐이다.

이 가운데 인상적인 사례 881건(평균 연령 80.3세, 남26.8%, 여 73.2%)을 살펴보면 '언어적 폭력'과 '신체적 폭력'이 66.3%로 가장 많았고, '억제대 사용'이나 '침대 난간 설치'가 9.1%, '간호 방기·방임' 16.5%, '감금·격리' 9.1%, '부적절한 성적 처우' 6.5%, '부적절한 심리적·정서적 처우' 3.7%, '부적절한 경제적 처우'가 1.1% 순으로 나타났다.

표4~5는 부적절한 처우를 받은 고령자의 일상생활 자립도와 치매 정도를 표시한 것이다. 고령자처우연구회의 조사와는 목적과 방법에 다소 차이가 있으나, 고령자의 ADL 레벨이 비교적 높은 A와 B의 고령자가 많았던 것이나 90%가 넘는 고령자가 치매를 앓고 있다는 공통점이 있다. 이는 활동 능력이 있는 치매성 고령자가 부적절한 처우를 당하기 쉬운 대상임을 유추할 수 있는 근거가 된다. 이러한 경향은 재택 고령자에게서도 마찬가지로 나타나는데 달리 말

표6 문제 해결 상황		
	인 원	%
해결함	512	58.2
해결중	142	16.1
해결 못함	188	21.3
무응답	39	4.4
계	881	100.0

표7 문제 해결 방법 (해결된 인원 : 512명)		
	인 원	%
제3자 개입	162	31.6
자연스럽게 해결	148	28.9
고령자의 퇴소	115	22.5
고령자 사망	5	1.0
기타	66	12.9
무응답	16	3.1
계	512	100.0

하면 몸을 조금 움직일 수 있는 중증의 치매 고령자의 간호가 가장 힘들다고 할 수 있다.

이와 같은 문제의 해결 상황을 살펴보면(표6, 7) '해결함'이 58.2%로 나타나지만 제3자의 개입으로 해결한 경우가 31.6%이며, '해결 중' 혹은 '해결 못함'도 37.4%로 나타나고 있다. 해결까지의 기간이 1년 미만인 경우가 3분의 1로 평균 9.6개월이 소요되었다.

그림2는 고령자 부적절 처우와 관련이 되었을 때 간호사의 기분을 조사한 것이다. '어떻게든 해결해야겠다'가 가장 많았으며 '답답하다', '부끄럽다', '불쾌하다', '당황스럽다'가 그 뒤를 잇고 있다. 대처 방법으로는(표8) '동료와 상담했다'가 70%로 가장 많았으며 뒤이어 '고령자(피해자)에게 사과했다', '상사와 상담했다', '가해자에게 주의를 주었다'의 순으로 조사되었다.

2 간호직원이 고령자에게 받은 불쾌한 경험

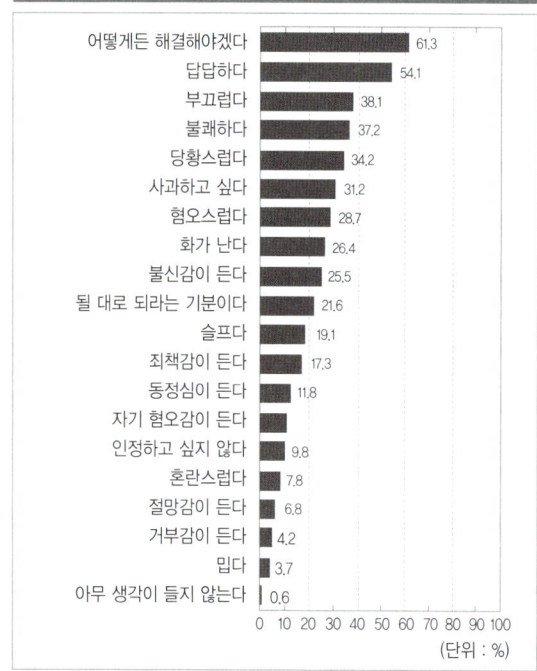

그림2 부적절 처우에 관계되었을 때 간호사의 기분 (인원 : 881명)

어떻게든 해결해야겠다	61.3
답답하다	54.1
부끄럽다	38.1
불쾌하다	37.2
당황스럽다	34.2
사과하고 싶다	31.2
혐오스럽다	28.7
화가 난다	26.4
불신감이 든다	25.5
될 대로 되라는 기분이다	21.6
슬프다	19.1
죄책감이 든다	17.3
동정심이 든다	11.8
자기 혐오감이 든다	
인정하고 싶지 않다	9.8
혼란스럽다	7.8
절망감이 든다	6.8
거부감이 든다	4.2
밉다	3.7
아무 생각이 들지 않는다	0.6

표8 부적절 처우에 관계되었을 때의 대처 인원 : 881명(복수응답)		
대 처	인 원	%
동료와 상담했다	628	71.3
피해자에게 사과했다	504	57.2
상사와 상담했다	503	57.1
가해자에게 주의를 주었다	497	56.4
피해자를 위로했다	493	56.0
가해자와 상담했다	437	49.6
회의를 개최했다	416	47.2
피해자와 상담했다	404	45.9
가해자의 행동을 제지했다	371	42.1
아무 것도 할 수 없었다	215	24.4
못 본 척했다	140	15.9
가해자와 함께 행동했다	100	11.4
그 자리를 떠났다	38	4.3
기타	36	4.1

표9 간호직원이 이용자로부터 받은 불쾌하거나 부당한 경험 (복수응답) 총 1853명

불쾌·부당 행위 내용		인원	%
1. 신체적 폭력 (70.4%)	1 맞음	868	66.6
	2 붙잡힘	582	44.6
	3 눌림	153	11.7
	4 물림	457	35.0
	5 할큄	638	48.9
	6 던진 물건에 맞음	199	15.3
	7 기타	112	8.6
		/1304명	
신체적 폭력의 결과	1 외상	185	14.2
	2 내출혈	481	36.9
	3 타박상	123	9.4
	4 염좌	3	0.2
	5 골절	3	0.2
	6 화상	0	0
	7 기타	85	6.5
		/1304명	
2 언어적 폭력 (62.8%)	1 '바보새끼' 등의 욕설	762	65.5
	2 '멍청하다'는 등의 모욕	115	9.9
	3 '할머니' 등으로 부름	180	15.5
	4 기타	115	9.9
		/1163명	
3 심리적으로 불쾌한 경험 (27.7%)	1 무시	85	16.6
	2 멸시하는 표정	56	10.9
	3 빈정거림	237	46.2
	4 힐책	178	34.7
	5 기타	32	6.2
		/513명	
4 성적으로 불쾌한 경험(45.3%)	1 끌어안음	115	21.3
	2 가슴을 만짐	308	57.0
	3 성적인 말	266	49.3
	4 기타	38	7.0
		/840명	
5 금전적으로 불쾌한 경험	1 금품 요구	28	33.7
	2 물품 요구	19	22.9
	3 호의로 빌려준 돈을 갚지 않음	2	2.4
	기타	23	27.7
		/83명	
6 무리한 보살핌을 요구하는 불쾌한 경험	1 통상적인 수준을 넘는 보살핌 요구	134	51.7
	2 무리한 보살핌 요구	85	32.8
	3 기타	24	9.3
		/259명	

간호직원이 관리를 하면서 어떤 경험을 하고 있는지 살펴보겠다. 간호직원이 고령자로부터 받은 '불쾌한 경험(행위의 원인이나 행위자의 현황에 관계없이 간호직원이 불쾌하거나 부당하다고 느낀 경험을 뜻함)'이 2,136건 조사되었다. 표9에 대표적 사례(1,853건)를 표시했는데 내출혈, 외상 등의 '신체적 폭력'이 1,304명(70.4%)으로 가장 높은 비율을 차지하고 있으며, 뒤를 이어 '언어적 폭력'이 62.8%, 가슴을 만지는 등의 '성적으로 불쾌한 경험' 45.3%, 빈정거림 등의 '심리적으로 불쾌한 경험' 27.7%, '무리

표10 부적절 행위 고령자의 ADL

ADL		인 원	%
J	(자립)	206	11.1
A	(일어나지 못함)	685	37.0
B	(활동 어려움)	649	35.0
C	(활동 약간 가능)	216	11.7
무응답		97	5.2
계		1,853	100.0

(ABC는 후생노동성이 정한 일상생활 자립도)

표11 부적절 행위 고령자의 간호도

치매도	인 원	%
지원 필요	16	1.4
간호 필요 I	93	8.2
간호 필요 II	136	12.0
간호 필요 III	210	18.8
간호 필요 IV	229	20.3
간호 필요 V	108	9.6
무응답	337	29.8
계	1,853	100.0

표12 문제 행위 후 상황

해결 상황	인 원	%
해결함	850	45.9
해결 중	198	10.7
해결 못함	622	33.5
무응답	183	9.9
계	1,853	100.0

표13 문제 해결 방법

해결 방법	인 원	%
제3자 개입	89	11.1
자연스럽게 해결	234	29.0
입소자의 퇴소	352	43.7
입소자 사망	18	2.2
기타	112	14.0
계	805	100.0

(해결함·해결 중이라 응답한 805명 대상)

표14 문제 지속 기간

지속기간	인 원	%
1개월 미만	120	12.0
1~2개월 미만	76	7.6
2~3개월 미만	126	12.6
3~4개월 미만	34	3.4
4~5개월 미만	31	3.1
5~6개월 미만	127	12.7
6~12개월 미만	254	25.5
13개월 이상	230	23.1
계	998	100.0

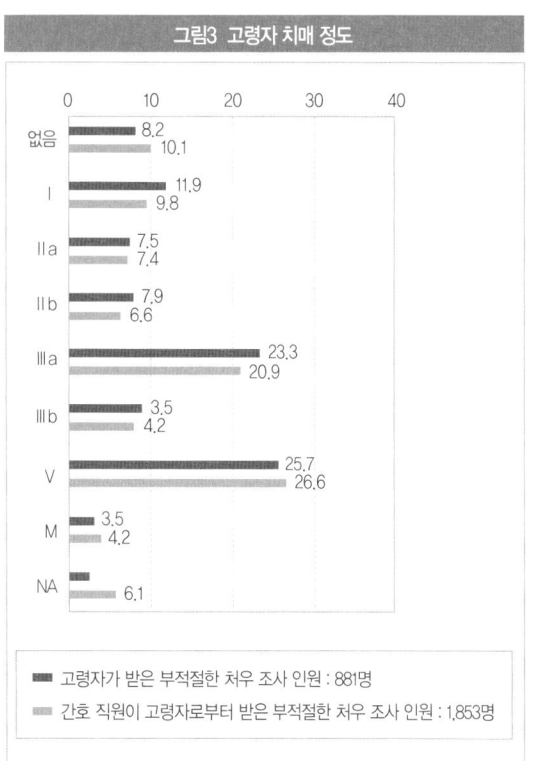

그림3 고령자 치매 정도

■ 고령자가 받은 부적절한 처우 조사 인원 : 881명
■ 간호 직원이 고령자로부터 받은 부적절한 처우 조사 인원 : 1,853명

한 보살핌을 요구하는 불쾌한 경험' 14%, '금전적으로 불쾌한 경험'의 순서로 나타났다. 많지는 않았지만 골절상을 입은 이도 있었다.

이러한 행위를 하는 고령자는 표10, 11, 그림3에서 확인할 수 있는 바와 같이 비교적 보행이 가능한 경우가 많았다. 치매 증상이 없는 경우는 10%에도 미치지 못하고 있다. 이를 통해 활동 능력이 있는 치매성 고령자로부터 부적절한 처우를 받을 가능성이 높다는 결과를 얻을 수 있다. 앞서 밝혔지만 이러한

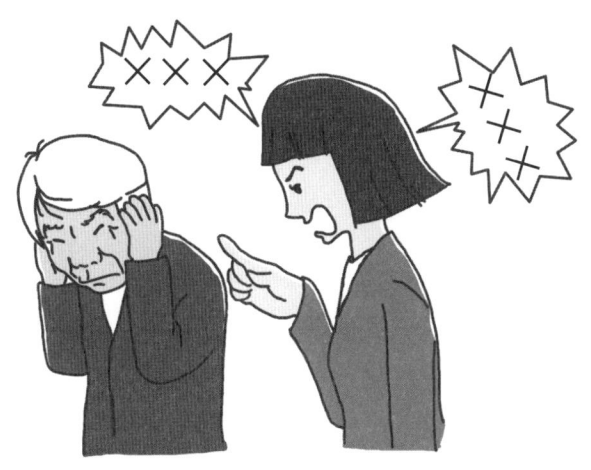

고령자의 간호가 가장 힘들다. 해결 상황을 살펴보면(표 12~14) '해결함'이 45.9%이지만 제3자의 개입으로 해결된 경우는 겨우 89명(11.1%)에 지나지 않아 고령자에 의한 부적절한 처우가 제대로 해결되지 못하고 있으며 해결까지의 기간도 상당히 길어지고 있음을 알 수 있다. 이를 통해 대부분의 부적절한 행위가 외부로 공개되지 않고 있다는 결론에 이를 수 있다.

3 고령자에 대한 부적절 처우, 고령자의 부적절한 행위에 대한 간호직원의 대응과 대책

고령자가 직원으로부터 부적절한 처우를 받거나 반대로 간호직원이 고령자로부터 불쾌한 일을 당했을 때 어떻게 대처하고 어떤 대책을 마련할 것인지에 대해 살펴보겠다.

그림4는 부적절 처우에 대한 대응과 대책으로 50~80% 수준의 유효성을 인정받은 내용들을 표시한 것이다. 고령자에 대한 부적절한 처우와 고령자에 의한 부적절한 행위는 대처 방법에 있어서 거의 비슷한 경향을 보였다. 상사와의 상담(제3자 개입, 외부 연수회 참가, 간호 및 처우에 관한 직원교육)은 60~80%가 실시하고 있다고 답했다. 한편 실행 비율이 낮은 항목으로는 직장의 노동환경 문제 검토, 직원 증원, 야근제도 개선 등의 업무 체제 점검과 옴부즈맨 제도 도입, 제3의 평가기관에 의한 서비스 평가 등 서비스 체제 점검이 있었다. 연수 실시를 통한 대처는 10~20% 수준에 그치고 있다. 이와 같은 결과는 향후 직장 내의 부적절 처우에 대한 개선 및 대처 프로그램을 검토할 때 참고가 될 것이다.

4 고령자에 대한 부적절 처우·대응의 이유와 원인

고령자에게 부적절한 대응을 한 간호직원이 많이 거론하는 '고령자의 문제'로, 전도의 위험성, 눈을 뗄 수가 없음, 흥분하여 행동이 억제되지 않음, 반복된 주의를 듣지 않음 등이 있다(그림5). 이는 치매성 고령자의 간호에 동반되는 것과 같은 문제들이다. 또한 고령자의 신체구속 필요성이 높아지는 이유와

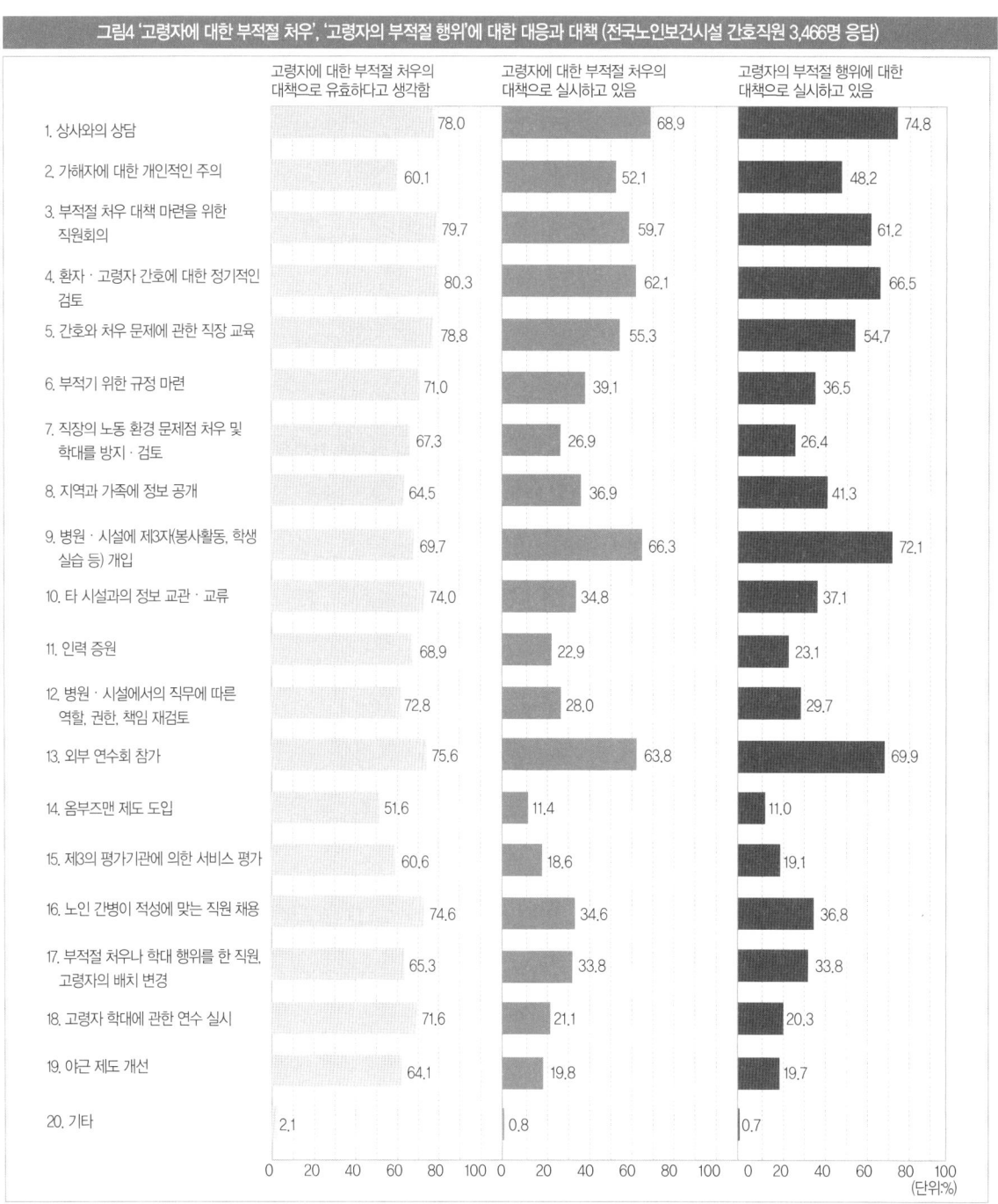

한편 그림6은 고령자에게 부적절한 대응을 한 '직원의 문제'를 표시한 것이다. 내용을 살펴보면 직원의 성격이 가장 높은 비율을 차지하고 있으며 간호

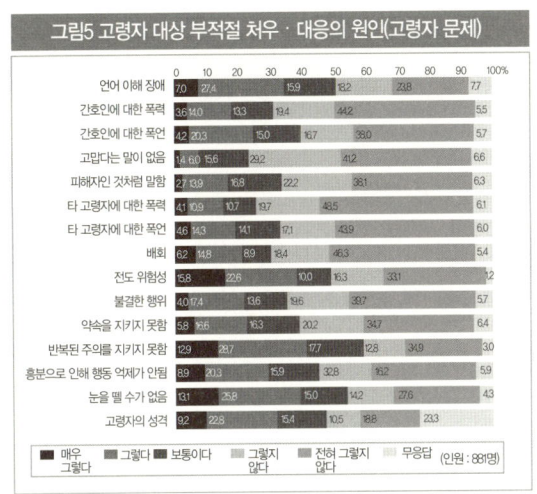

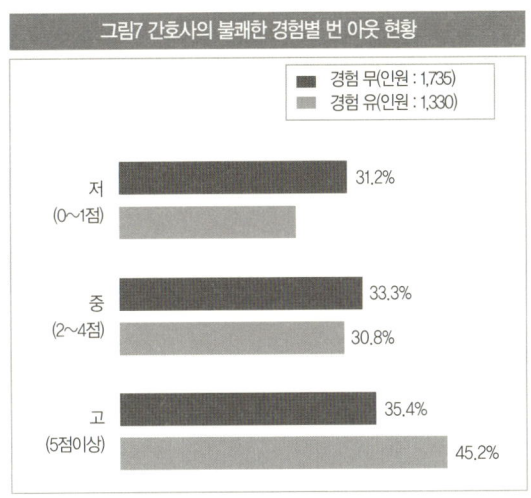

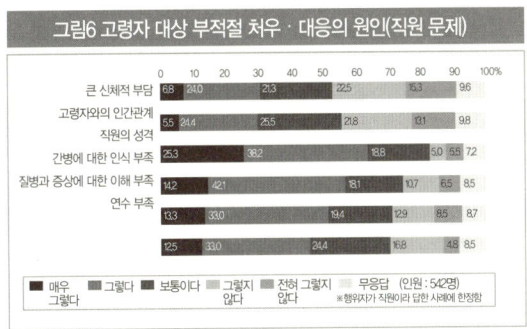

에 대한 인식 부족, 질병 및 증상에 대한 이해 부족이 뒤를 잇고 있다. 치매성 고령자가 전체의 90%를 차지한다는 점에서 직원의 적성을 고려하고, 직원에게 치매성 고령자 간호에 관한 지식·이해 및 기술 연수를 철저히 해야 할 필요가 있다.

5 간호직원의 번 아웃 상황

조사에 응한 간호직원 3,039명의 '번 아웃(신체적·정신적으로 극도의 피로 상태.)' 상황을 파인스

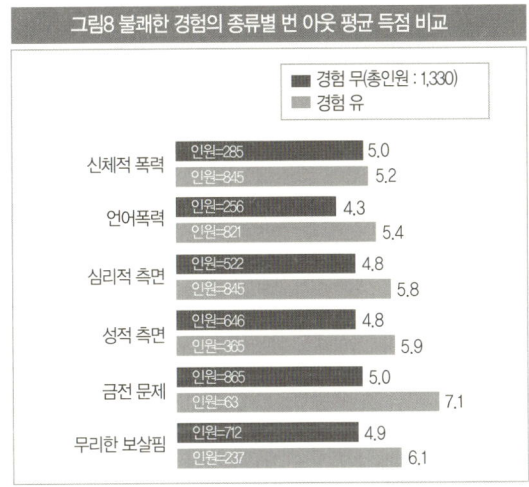

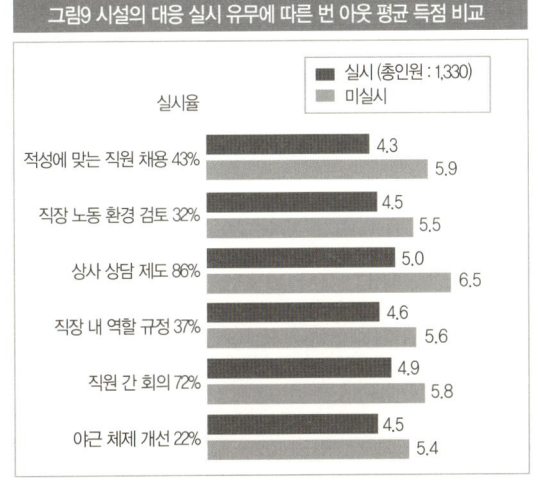

표15 번 아웃 현황		(응답자 : 3,039명)	
번 아웃 상황	점 수	인 원	%
저도 27.9%	0점	448	14.7
중도 32.0%	2–4점	973	32.0
고도 40.1%	5–10점	853	28.1
	10–15점	280	9.2
	15–20점	85	2.8
	합 계	3039	100.0

의 'Burn-out Measure' 척도로 분석한 결과가 표15와 같다. 이른바 '번 아웃' 상태에 속하는 고위험군이 40.1%에 달했다. 이를 불쾌한 경험의 유무로 나누어 보니, 불쾌한 경험이 있는 쪽이 번 아웃 상태가 많음을 명확하게 알 수 있었다(그림7). 또한 불쾌한 경험의 종류별 번 아웃 상황을 비교해 본 결과가 그림8과 같다. 불쾌한 경험의 유무는 대부분 번 아웃과 큰 관련이 있었으나 '신체적 폭력'만은 의미 있는 차이를 보이지 않았다. 또한 시설 차원의 대응 유무를 비교한 결과 '상사와의 상담 제도가 있다.', '직원 간의 회의가 있다.' 등 직장체제·환경이 정비되어 있다고 회답한 쪽에 번 아웃이 적은 것을 확인할 수 있었다(그림9).

한 간호직원의 번 아웃 상황은 심각한 문제이며, 특히 직장에서의 대처 유무에 따라 큰 영향을 받고 있다는 점도 밝혀졌다. 지금까지 고령자에 대한 부적절 처우·학대에 관한 보고는 있었지만 직원의 불쾌한 경험에 관한 본격적인 조사나 상세한 분석은 거의 찾아볼 수 없었다. 이번에는 고령자에 대한 조사와 함께 직원의 직장 환경에 대한 조사를 동시에 진행하여 실태를 더욱 명확히 파악하고 구체적 대응 자료를 얻을 수 있었다. 이 조사가 이후 시책 수립과 활동에 도움이 되기를 바란다.

끝으로

이번 조사와 분석을 통해 부적절한 처우를 받기 쉬운 고령자도, 고령자에 의해 불쾌한 행위를 경험하는 간호직원도 모두 고령자의 치매 유무에 큰 영향을 받는 것이 통계적으로 명확히 밝혀졌다. 또

'고령자 체험'을 통한 간호학과 학생의 인식 변화

도쿄의과치과대학원 박사과정(전기)
아리타 히데코
요코하마시립대학 간호단기대학부
핫토리 노리코, 안도 사토에

고령자 체험은 유사 체험 장비를 착용한 일상생활 체험을 통해 노쇠에 의한 신체적 변화(근력 저하, 시력·청력 저하)를 경험해 보는 것이다. 이를 통해 고령자의 심리나 간호 방법, 고령자 대응 태도를 육성하는 것을 목적으로 하고 있다. 간호 기초 교육의 목적으로 고령자에 대한 학생들의 이해를 높이는 방법으로 '고령자 체험'을 실시하고 있는 것이다. 내용을 살펴보면 식사나 배변, 이동을 비롯한 일상생활 동작과 텔레비전을 보거나 지갑에서 돈을 꺼내는 동작 등이 포함되어 있다. 학생들은 이 체험을 통하여 고령자의 신체적 부자유를 실감하고 필요한 지원이 무엇인지를 고민하며 고령자에 대한 새로운 인식을 가지게 된다. 이 장에서는 '고령자 체험'을 통해 고령자에 대한 인식에 어떠한 변화가 일어났는지를 소개해 보겠다.

 1 고령자에 대한 여섯 가지 인식 변화

집필진은 간호기초 교육과정 중인 학생들이 '고령자 체험' 1주일 후에 제출한 보고서의 기재 내용을 분석하여 고령자에 대한 인식에 어떠한 변화가 일어났는지를 조사했다. 보고서의 기재 내용을 의미·내용 별로 분류해 보고서를 분석한 결과 신체적 부자유 실감, 신체적 부자유에 의한 자기 건강상태 실감, 신체적 부자유로 인한 심리적 영향 실감, 과거의 경험 회상, 과거 경험에 의미부여, 지금까지의 고령자에 대한 이미지 수정과 같이 여섯 개로 카테고리를 만들 수 있었다.

이 가운데 지금까지의 고령자에 대한 이미지 수

정이 21건(33.4%)으로 기술 횟수가 가장 많았다. 뒤를 이어 신체적 부자유 실감이 14건(22.3%), 신체적 부자유로 인한 심리적 영향 실감 9건(14.3%), 과거의 경험 회상 8건(12.7%), 과거 경험에 의미부여 7건(11.1%)이 기술된 것으로 나타났다. 각각의 카테고리의 내용을 살펴보겠다.

① 신체적 부자유 실감

'그 정도로 몸이 무거울 줄은 몰랐다.', '마음은 이렇게 하고 싶은데, 이게 왜 안 보이지, 이게 왜 안 되지, 종일 이런 생각만 했다'와 같이 유사체험 장비를 착용한 일상생활을 통해 느낀 감정이 주를 이루었다.

② 신체적 부자유에 의한 자기 건강상태 실감

'유사체험을 통해 앞이 선명하게 보이고, 잘 들리고, 잘 움직일 수 있다는 것이 얼마나 행복한 일인지 실감했다'와 같이 체험과 현재 자기 상태를 견주어 보는 내용이 많았다.

③ 신체적 부자유로 인한 심리적 영향 실감

'손발이 생각대로 움직이지 않는 고통을 뼈저리게 경험했다.', '세밀함을 요하는 작업이 매우 귀찮아져 누군가에게 의지하고 싶어졌다.' 등 노쇠에 의한 고령자의 신체 변화에 대한 인식 변화가 주를 이루었다.

④ 과거의 경험 회상

'길을 걷는 고령자를 봤을 때 옆으로 비켜드려야겠다는 생각이 들었다.', '여태껏 고령자를 보면 왜 저리 느리게 행동하는지 답답해했다.' 등 과거 자신이 가지고 있었던 고령자에 대한 이미지를 돌아보는 내용이 많았다.

⑤ 과거 경험에 의미부여

'지하철에서 자리를 양보하는 것이 얼마나 필요한 일인지 새삼 느꼈다.', '고령자가 지갑에서 돈을 꺼내는 것을 왜 저렇게 힘들어하는지 이해가 되었다.' 등 과거에 목격한 고령자를 상기하며 행동의 의미를 생각해 보는 내용이 많았다.

⑥ 지금까지의 고령자에 대한 이미지 수정

'내가 상상했던 것과는 완전히 다른 세상이었다.', '고령자를 무리하게 재촉할 수 없게 되었다.', '고령자는 완고하다는 이미지가 있었는데 몸이 자유롭지 못하면 다른 생각이 나지도 않고 화가 잘 나는 건 당연하다.' 등 체험을 통해 깨달은 신체적 부자유와 그때 느낀 감정을 통해 지금까지 자신이 가지고 있던 고령자에 대한 이미지를 바꾸게 된 내용이 많았다.

표1 고령자 체험을 통한 학습

카테고리	기술 횟수(%)
신체적 부자유 실감	14(22.2)
신체적 부자유에 의한 자기 건강상태 실감	4(6.3)
신체적 부자유로 인한 심리적 영향 실감	9(14.3)
과거의 경험 회상	8(12.7)
과거 경험에 의미 부여	7(11.1)
지금까지의 고령자 이미지 수정	1(33.4)

참여=63명

표2 카테고리 별 기술 내용

신체적 부자유 실감
- 고령자의 신체적 부자유를 실감했다.
- 몸이 그 정도로 무거울지 몰랐다.
- 생각만 하는 것 보다 실체 체험을 통해 도움을 줄 수 있는 방법을 더 잘 알 수 있었다.
- 몸을 열심히 움직여도 생각대로 되지 않는 감각이 무엇인지 알았다.
- 자연스럽게 움직였는데 고령자의 움직임과 같아 놀랐다.
- 고령자의 신체적 부자유를 이해하여 고령자에게 좀 더 가까이 다가갈 수 있게 되었다.
- 고령자도 별다를 것 없는 상황이라 생각했는데 앞이 잘 안 보인다는 것을 새롭게 알았다.

신체적 부자유에 의한 자기 건강상태 실감
- 몸을 생각대로 움직일 수 있다는 데 감사했다.
- 보고 듣고 움직일 수 있다는 것이 행복했다.
- 나이가 들면 몸이 유사 체험 때와 같은 상태가 된다는 게 믿어지지 않았다.

신체적 부자유로 인한 심리적 영향 실감
- 손발이 움직이지 않는 고통을 뼈저리게 느꼈다.
- 세밀한 작업이 매우 귀찮아져 누군가에게 의지하고 싶어졌다.
- 여태껏 고령자의 마음에 귀기울이지 않았다.
- 잘 모르더라도 노인의 질문에 우선 답해 드려야할 것 같다.
- 이야기를 잘 알아듣지 못하게 되어 고독과 불안을 느꼈다.

과거의 경험 회상
- 길 가운데를 걷는 고령자를 봤을 때 옆으로 비키면 좋을 거라는 생각이 들었다.
- 고령자의 고통스러운 심정을 알아주지 못했다.
- 유사 체험을 객관적으로 살펴보니 실제 고령자의 움직임과 같다는 것을 알게 되었다.
- 텔레비전 화면은 제대로 보이는지 마음이 쓰였다.
- 고령자는 키가 작고 등이 굽은 이미지로 생각했다.
- 고령자를 보며 왜 저리 느리게 행동하는 지 답답해했다.

과거 경험에 의미부여
- 지하철에서 자리를 양보하는 것이 얼마나 필요한 일인지 새삼 느꼈다.
- 고령자가 지갑에서 돈을 꺼내는 것을 왜 그렇게 힘들어하는지 이해가 되었다.
- 고령자가 식사를 천천히 하는 이유가 근력과 장 기능 약화에 따른 것임을 알게 되었다.
- 고령자가 원해서 등이 휜 것이 아님을 알았다.

지금까지의 고령자 이미지 수정
- 무리하게 재촉할 수 없게 되었다.
- 고령자는 완고하다는 이미지가 있었는데 몸이 자유롭지 못하면 다른 생각이 나지도 않고 화도 잘 나는 건 당연하다.
- 신체 약화는 자연적인 현상이므로 고령자는 이를 받아들이고 생활하고 있음을 알았다.
- 자신과 같다고 생각하면 고령자가 무엇이 불편한지 이해할 수 없다.
- 몸이 불편하신 할머니가 내가 유사 체험에서 경험한 것과 같은 환경에서 매일 생활하고 있다는 점이 놀라웠다.
- 유사 체험을 하면서 노인들이 정말 이러한 생활을 하고 있는지가 궁금해졌다.
- 앞으로 노인을 만나면 이번 체험으로 배운 점을 살려 도움을 드리고 싶다.
- 생각했던 것과는 완전히 다른 세계였다.

2 단계적 고령자 이해 추진

학생들은 그들에게 있어 미지의 세계였던 고령자의 생활을 체험하며 '이 정도로 움직이기 힘들 줄은 몰랐다.', '마음대로 되지 않는다'와 같은 반응을 보였다. 이는 '신체적 부자유 실감', '신체적 부자유에 의한 자기 건강상태 실감', '신체적 부자유로 인한 심리적 영향 실감'으로 이어졌다. 또한 일상생활의 불편함을 통해 '과거의 경험을 회상'하거나 '과거의 경험에 의미를 부여'하고 있었다. 아울러 경험으로 깨달은 신체적 부자유와 그때 느꼈던 감정을 통해 '지금까지의 고령자에 대한 이미지를 수정'하는 기회도 얻게 되었다.

이러한 카테고리의 사이에는 그림1과 같이 전 단계를 기초로 하여 다음 단계의 고령자 이해로 나아가는 순차성이 있음을 알 수 있었다. 고령자 체험을 통해 '신체적 부자유'를 경험한 것이 자극제가 되어 자신의 현재 상태와 비교하거나 심리적 측면을 고민하고, 나아가 지금껏 만나온 고령자를 떠올리며 그 행동에 의미를 새로 부여하고 있었다. 자신의 과거 경험과 고령자 체험을 통해 느낀 신체의 부자유, 이에 동반한 감정, 과거를 돌아보는 단계를 거쳐 '현재의 고령자 이미지를 수정'하는 것으로 분석된다.

도카이대학의 연구에 의하면 고령자 체험의 학습내용 및 구조는 '~하기 어려움'의 실감, '체험을 통한 감각·감정 형성'의 단계를 거쳐 '노인에 대한 간호 이념과 조력의 방향성 고민', '경험의 추후 활용'과

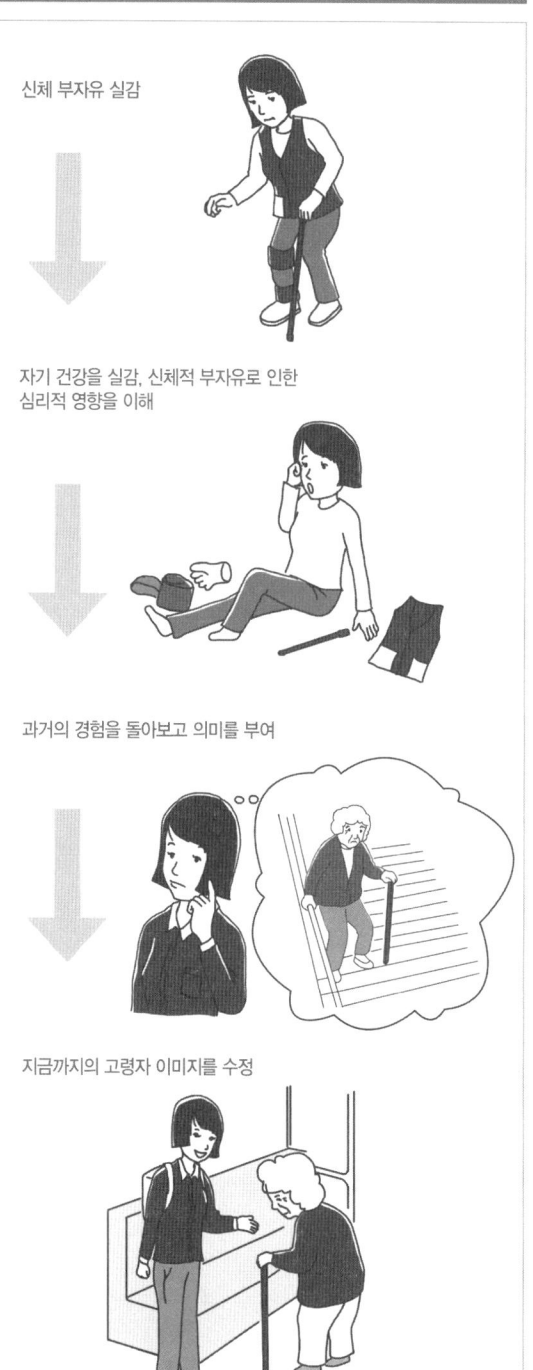

그림1 고령자 체험을 통한 배움의 순서

신체 부자유 실감

자기 건강을 실감, 신체적 부자유로 인한 심리적 영향을 이해

과거의 경험을 돌아보고 의미를 부여

지금까지의 고령자 이미지를 수정

같은 방향으로 전개됨을 명확히 하고 있다. 이번 조사결과 또한 같은 결론에 이르게 되는 것을 확인할 수 있다.

인지심리학자 사에키 유타카는 본인의 저서 '배움의 구조'에서 '앎'을, 모르던 부분을 이해하고 끊임없이 물음을 던지며 관계가 없던 것들 사이에 관련이 생기는 것이라 설명하고 있다. 학생들은 고령자 체험을 통해 감정의 변화를 겪으며 지금까지 몰랐던 고령자의 신체적 부자유를 실감했다. 또한, 미지의 체험에 의미를 부여하며 과거의 체험과 이 체험 사이에 관계를 맺었다. 그리고 노쇠에 따른 신체 변화와 심리 변화 조력 방법에 대해 '앎'이 생겨난 것으로 판단된다.

이제 학생들은 일상생활이나 실습을 통해 다양한 고령자를 만나며 자신의 '고령자에 대한 이미지를 수정'해 나갈 것이다. 여섯 단계의 카테고리를 학생들이 순서대로 잘 밟아 나갈 수 있도록 교수들이 효과적으로 관여한다면 고령자를 더욱 현실적으로 이해할 수 있는 계기가 마련될 것이다.

3 체험의 중요성

이상의 조사를 통해 다음 두 가지가 명확히 밝혀졌다.

① 고령자 체험을 통해 학습한 내용과 이에 따른 깨달음은 6개 카테고리로, 신체적 부자유 실감, 신체적 부자유에 의한 자기 건강상태 실감, 신체적 부자유로 인한 심리적 영향 실감, 과거의 경험 회상, 과거 경험에 의미부여, 지금까지의 고령자 이미지 수정으로 나타났다.

② 이 카테고리는 '신체적 부자유 실감'에 의해 '신체적 부자유에 의한 자기 건강상태'와 '신체적 부자유로 인한 심리적 영향'을 이해하고 '과거의 경험 회상', '과거 경험에 의미부여'를 통해 '지금까지의 고령자 이미지 수정'의 단계로 진행되었다.

이 장에서는 고령자 체험을 통한 간호학과 학생의 인식이 어떻게 변화하는지에 대해 알아봤다. 매일 고령자를 접하는 사람에게는 당연하게 여겨지는 부분도 있다. 간호를 배우기 시작한 학생은 이러한 배움의 순서를 통해 고령자에 대한 이해를 넓힐 수 있다. 간호 현장에서도 이와 같은 방법으로 적용해 볼 만한 경우가 있을 것이라 예상된다. 이 자료를 고령자 이해를 고취하기 위한 목적으로 활용해 보길 추천한다.

본 조사를 통해 보고 배우는 것과 실제 경험으로 배우는 것에는 상당한 차이가 있음을 재확인하였다. 평소 의문스러웠던 고령자의 행동도 이 체험을 통해 이해할 수 있게 되었다. 고령자를 이해하는 것은 고령자에게 적합한 도움을 주는 첫걸음이다. 그러므로 초보자뿐만 아니라 숙련된 경험자에게 있어서도 고령자 이해를 돕는 좋은 방법이 될 것이다.

기저귀에 대한 위화감과 화장실 이용 제안
_기저귀에 얽힌 잡담

치과의사 · 배변 간호 연구소
NPO법인의사단이 지원하는 재택 간호 추진 네트워크 사무국장
가나이 스미요

1. 말 못하는 이를 대신해 드리는 말씀

기저귀를 채운 사람을 증오하겠다……

나는 기저귀를 차기 싫다. 무슨 이유로 채운다 한들 벗어버리겠다. 단호히 거부한다. 인생을 마무리할 무렵, 이런 경험은 정말로 싫다. 기저귀를 거부할 힘이 없다면 채우는 사람을 증오하겠다. 증오의 눈으로 가만히 응시하겠다. 의식이 없어지고 불가피하게 기저귀를 채워야 한다면 하루 세 번 엉덩이 전체를 20리터 정도의 온수로 씻어 주길 바란다. 단, 기저귀는 한 장만 써 주길 바란다. 손발이 움직이지 않더라도 머리와 심장이 움직일 동안은 하고 싶은 말과 감사와 사과의 마음은 전하고 싶다. 오물을 찬 채로라면 모든 의식이 엉덩이로 가버려 머리와 심장이 텅 비어버릴 것 같다. 사람에게는 쾌적함을 누리며 살 권리가 있다. 엉덩이가 똥, 오줌으로 질척거리는 것은 인권유린이다.

나는 십수 년에 걸쳐 '기저귀가 없어도 되는 화장실 만들기 운동'을 이어오고 있다. 그간 여러 사람들로부터 들어온 의견과 의문을 정리해 보았다. 여러분과 함께 의견을 나누면서 논의를 심화할 수 있기

를 바란다.

　말은 못해도 심장은 뛰고 있다. 뇌의 감각은 그대로이다. 종사자들은 매일 익숙하게, 아무런 의문도 망설임도 없이 반복해서 기저귀를 갈고 있다. 조금 달리 생각해 보면 기저귀를 차는 일은 고통이고, 마음 상하며 부끄러운 일임을 알 수 있다.

2. 왜 새면 안돼요?
새지 않게 겹쳐 채운다는 직원이 있는 것 같은데, 틈이 있어 공기가 들어가도록 하는 게 짓무름도 막을 수 있어 좋은 것 아니에요?
새지 않게 하는 건 누구를 위한 건데요? 새도 문제가 없도록 조치를 하면 되잖아요.

3. 기저귀를 고르는 기준은 있어요?
간호 현장의 프로니까 당연히 근거를 가지고 기저귀를 고르고 있겠지만, 좀 더 구체적이고 솔직하게 가르쳐 주세요. 예를 들어 이 제품은 부분적으로 혹은 전체적으로 어느 정도 흡수력이 있는지, 이런 체형은 이 제품이 좋다든지 말입니다. 설마 '납품 단가가 싸서', '다들 이걸 쓰니까'와 같은 말은 하지 않겠지요. 요리사도 자기한테 맞는 식칼이 있고 치과의사도 손에 익은 발치기구가 있는 것처럼 당사자에게 안성맞춤인 제품이 있을 것 같아요. 가르쳐주세요.

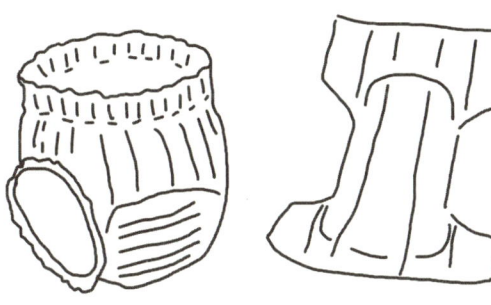

4. 기저귀가 채워지는 고통
기저귀가 채워질 때, 죽음을 선고 받는 것 같은 충격을 느낀다는 걸 아시나요? 본인도 가족도 충격을 받아요. 기저귀 채우는 것에 대해 단념했을지라도 '할 수 없잖아요'라는 단호한 말을 들을 때의 기분은 이루 말로 표현할 수가 없습니다. 말로 사람을 베는 겁니다. '하루 빨리 나아서 혼자 힘으로 화장실 가실 수 있을 때까지 조금만 참아 주세요'라는 말을 들으면 그렇게 하고 싶은 생각이 듭니다.
그럴 때에도 기저귀를 대신할 무언가만 있다면 대신하고 싶지만요. 첨단 과학 사회라는데 이런 건 개발되지 않았나요?

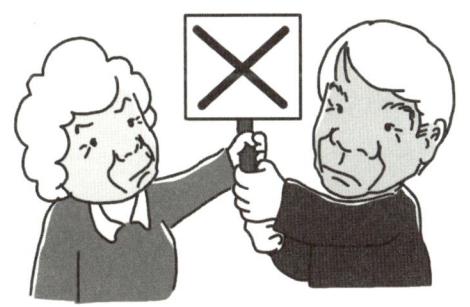

1. 왜 몇 장씩 겹쳐 채웁니까?
몇 장씩 겹쳐서 채우고, 버린 것부터 벗기는 게 맞습니까? 남은 기저귀에도 습기가 남잖아요. 세균 증식 문제는요? MRSA 감염 우려도 있어요.

5. 변의가 있다는데 기저귀를 채우다니

변의를 느낀다는 건 뇌가 움직인다는 뜻이에요. 화장실까지 갈 시간이 없다며 기저귀를 채우는 것은 비인도적인 처우입니다. 변이 나왔다는 부끄러운 마음과 함께 기저귀를 차는 사람이라는 충격은 형언할 수 없을 정도입니다. 기저귀 착용은 삶의 권리를 박탈하는 일입니다.

6. 기저귀 착용이 치매를 촉진한다? (기저귀 사용량과 치매의 관계)

정확한 데이터는 없어요. 하지만 기저귀를 차고 있으면 언제 용변을 봐도 되는 상태가 돼요. 바꾸어 말하면, 뇌에서 척수로 가는 신경 계통이 작동할 필요가 없어져 점점 퇴화하게 돼요. 전원 버튼이 사라지면 뇌의 다른 부분도 영향을 받아요. 이것을 고려해보면 기저귀 착용과 치매가 반드시 관계가 없다고도 할 수 없죠.

7. 기저귀 무료 지급?

지금도 거의 대부분의 동사무소에서 기저귀를 무료로 지급하고 있어요. 이상하지 않습니까? 분명 간호보험 시작 전의 낡은 습관일 것입니다. 정부와 관공서가 쓸데없는 종이 기저귀 낭비를 자제하도록 독려해야할 마당에 말입니다. 키친타월 대용으로 쓰고 있는 것을 알고 있는지 모르겠네요. 기저귀 회사에서 협찬을 받고 있어서 그런가요?

8. 가족이 문병와도 기저귀 갈 시간이라며 나가달라더군요.

옆에서 보고 싶은데 이상한 건가요? 시설에서는 프라이버시에 관계된 것이라며 거절했어요. 가족은 고령자의 엉덩이에 짓무름은 없는지 걱정됩니다. 가족은 볼 수 있게 하는 것이 옳지 않을까요?

9. 이대로 종이 기저귀를 계속 쓰면 어떻게 됩니까?

매년 종이 기저귀 생산량은 무서울 정도로 증가하고 있습니다. 성인용 기저귀만 1990년 4억 5천만 장에서 2002년 24억 4천만 장으로 늘었습니다. 유아용, 반려동물용에다 엉덩이 닦기 전용 제품도 시판 중입니다. 자원은 공짜가 아닙니다.

- 하루에 한사람이 열 장을 쓰고, 버리고, 태우는 과정을 거치는데 고령화의 진행으로 종이 기저귀 사용량이 증가하면 다이옥신을 비롯한 유해 물질의 대기 오염 문제도 간과할 수 없게 될 것입니다.
- 종이 기저귀는 65%의 천연 펄프를 사용하고 있습니다. 대체 얼만큼의 나무를 벌목하여 이만큼의 펄프를 생산하는 걸까요?
- 사용한 기저귀를 비닐봉지에 아무리 꽁꽁 싸매 버려도 여름철이면 엄청나게 벌레가 꼬입니다. 가득 쌓인 기저귀 더미의 공기가 부풀어 올라 터지는 장면을 상상해 봅시다.
- 폐기 비용도 결국은 세금에서 빠져나갑니다.

10. 청구서를 보면 봉사료라는 게 있는데 이건 뭡니까?

봉사 받으려고 들어오신 것 아닌가요?

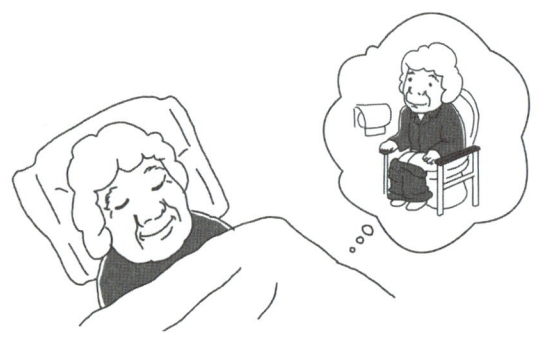

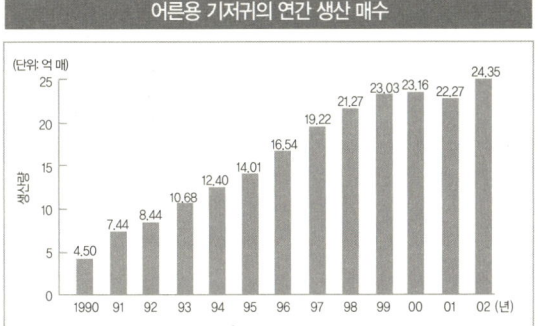

좋은 간호는 인간성의 문제

서비스 제공자의 논리가 이기던 시대는 끝났다. 사람을 다루는 업종에 종사하면서 상대의 인권을 무시할 수는 없다. 기저귀에 용변을 보기 싫어 한밤중 화장실에 가다가 전도 사고를 당하는 일이 자주 있다. 살아있기 때문에 화장실에서 변을 보고 싶은 간절함을 알 수 있으나 '전도→골절→병상 치료→만성'의 과정을 경험하는 사례가 너무나 많다. 부디 조금 더 힘을 내서 고령자에게 적절한 개별 대응 간호 서비스를 제공해 주기를 바란다.

시설의 안내서 또한 인간성을 존중하는 방향으로 조직되어야 한다. 무엇인가를 바꾸려 할 때는 용기가 필요하다. 타인의 눈도 의식하게 되고 동료 의식도 작용한다. 전도 사고를 고령자의 책임으로 돌리지 말고 자기 아이를 지키는 기분으로 간호에 임했으면 한다. 좋은 간호는 결국 인간성의 문제이다.

11. 기저귀 장당 폐기 비용은?

한 업자로부터 기저귀 장당 폐기 비용이 32엔이라는 이야기를 들었어요. 엄청난 금액인데도 착용하는 사람도, 착용시키는 사람도 신경을 쓰지 않는 영역입니다. 아니, 벌써 염두에 두고 있는 사람이 있을지도 모르죠. 그래서 기저귀의 폐해에 대해 다방면에서 검토를 시작했습니다. 무슨 일이 벌어지는지 모르는 것이 세상입니다. 병원 뒤쪽으로 돌아가 보면 산더미처럼 쌓여 있는 기저귀. 고령자 간호 가정이 배출하는 쓰레기의 절반이 기저귀입니다. 대체 어디서 어떻게 처리되는 걸까요?

12. 기저귀 교환을 사업자에게 맡기면 비용이 들까?

아침, 저녁, 심야에 각 2회씩 한 명의 홈 헬퍼가 30분 방문한다면?

정부 부담	176,675엔
고령자 부담	19,080엔
합 계	195,755엔

※기타 기저귀 비용 36,000엔
(200엔×6회×30일)
총계 231,755엔

이는 한 사람의 도우미에게 의뢰했을 경우입니다. 2명이 오면 월 50만에 가까운 비용이 발생합니다. 고령자는 7만 6천엔을 부담하면 된다고 하지만 이걸 싸다고 할 수 있을지는 모르겠습니다.

2. 재택 생활을 위한 배변 대책
좋은 화장실이 있으면 기저귀는 필요 없다

지혜롭게 닦자

나는 가업을 이어 2대째 치과의사로 살고 있다. 부친께서는 생전 입버릇처럼 '네 엉덩이는 네가 닦아라.', '조리 있게 말해라. 똑바로 살려면'이라 말씀하셨다. 여자라고 해서 환자 앞에서 앓는 소리를 할 수는 없다. '의지할 것은 경험뿐, 누구에게도 기대지 않는다. 책임은 자신에게 있다. 요령이 통하지 않는 엄격한 세계다.' 아버지는 딸을 제몫을 하는 인간으로 키우기 위해 기술적인 부분은 물론 살아가는 자세를 가르쳐 주셨다. 사랑의 매와 같은 말씀이었다. 하지만 엉덩이는 혼자 닦으라 한다고 해서 닦을 수 있는 게 아니다. 그래서 집에 있는 불단에 '어떻게 좀 해 달라'고 기도를 올렸더니, 아버지께서 화장실을 제대로 만들어 주셨다. 아버지의 비약이라고 할 수 있다.

40여 년간 치아를 치료하며 많은 고령자를 만났다. 치아도 신체의 일부이므로 치료 당사자의 육체적·정신적 영향을 받는다. 따라서 '치료 당사자의 본심은 무엇인가, 나에게 무슨 말을 듣고 싶은 것인가, 어떻게 이해하고 대처하는 것이 바람직한가'를 고민해야 한다. 사실 이런 이야기는 사람을 상대하는 일을 하는 모든 이들이 가져야할 기본적 소양이다. 본심을 알고자 하는 노력을 통해 그 사람의 욕구나 체면치레, 허세가 걷히고 마음이 투명하게 보이게 된다. 투명한 부분은 누구나 남들에게 보이기 싫은 부분일 것이다. '자다가 죽고 싶다, 누가 밑을 닦아 주는 일은 없었으면 좋겠다, 병원에서 틀니를 빼고 있을 때 누가 병문안을 오면 부끄러우니까 앞니는 항상 끼워두고 싶다.'와 같은 생각들이 그러하다.

'제1차 가족 패닉' 상태 도래

화장실 조성 시 가장 많이 받는 질문이 '가족 가운데 실금 환자가 있는데 어떻게 해야 하냐'는 것이다. 단단히 주의를 기울였는데도 화장실로 향하는 중에 변이 새어나와 속옷, 잠옷, 시트 전부를 버리는 경우가 있다. 결국 본인은 이를 처리할 체력이 없으니 자신이 도맡아 하는 것에 대한 고충이 있다는 것이다. 회사를 그만 두고 간호에 매달릴 수밖에 없을 것 같아 고민이 시작되는 시기를 나는 '제1차 가족 패닉'이라 부르고 있다. 이즈음이면 가족의 생활 균형이 붕괴되고 있음을 상담 전화의 목소리로도 알 수 있다. 가정은 각자가 각자의 장소에서 일정한 자기 역

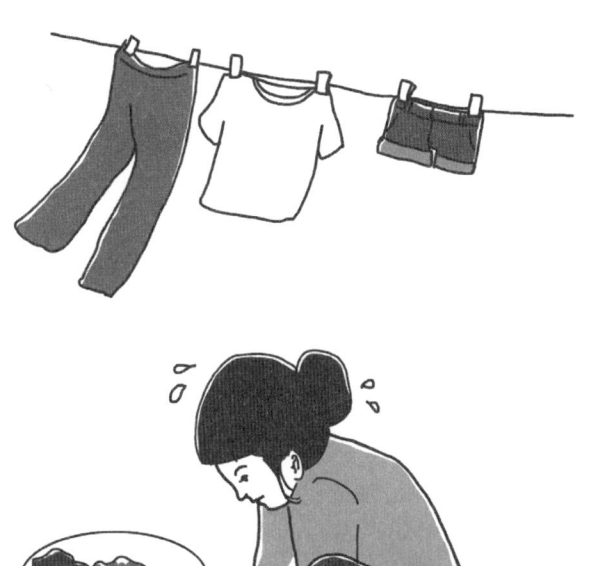

간호보험 서비스 이용이나 간호의 피곤으로부터 벗어나기 위한 시설 이용이 증가했다. 그러나 가정에서 쉽게 해결할 수 있는 조건만 갖추어진다면 누구의 손도 빌리고 싶지 않은 것이 고령자의 기본적인 심경이다. 컨베이어 벨트마냥 정부와 정책이 만들어 놓은 레일 위에서 계속 뒤를 돌아보며 달려야 하다니, 대체 이게 무슨 꼴일까? 원래 간호보험은 '가정에서 지낼 수 있도록 하기 위해서'라는 대의명분을 가지고 시작되었다. 이를 위해 우리는 엄연히 돈을 지불하고 있다. 그런데 이제 보니 뭔가가 이상하다.

자택에서 편히 생활하는 것을 최우선 과제로 고려하지 않는다면 아무리 서비스를 늘려도 시설만 끝없이 늘어나게 된다. 이는 사상누각일 뿐이다. 휘황찬란한 시설보다 낡고 냄새나는 자기 방이 좋다. 역 대합실에 앉아 빨리 집으로 돌아가고 싶어 하는 마음과 같다.

할을 통해 사회생활을 해 나갈 때 온전히 유지된다. 그러나 한 부분이 붕괴되면 다른 부분도 연쇄적으로 무너진다. 가정의 균형이 무너졌을 때 어떤 대책을 세울 수 있다면 시설이 아닌 자택에서 지내는 고령자가 훨씬 많아질 것이라 생각한다.

기저귀를 차면 갈아야한다. 입원까지 할 필요도 없다. 간호 도우미를 부르는 정도로 충분하다. 대가족 시대에는 누군가가 그 역할을 할 수 있었고 집도 넓었다. 여자는 살림을 한다는 인식이 강했으며 집안일은 자급자족이 가능했다. 그러나 소자화·고령화·여성의 고학력화와 사회생활이 일반적인 요즘은 이를 보충할 무언가가 필요해졌다.

자택 요양에 필요한 것

현재 한 명의 환자를 의사, 간호사, 간호직원이 담당하고 있다. OT, PT도 관여하고 있다. 그런데 최종 책임은 누가 지고 있을까? 각자가 상하관계 내에서 분담하고 있는 책임이야 성실히 수행하고 있을지 모르겠지만 말이다. 아무리 성실히 책임을 다해도 모든 것을 만족시킬 수는 없다. 그 틈을 가족이 메워주면 좋은 간호가 이루어지겠지만 희망사항이나 의문점을 이야기하면 괜히 피해를 보지 않을까하는 걱정에 담당자에게 간호를 전적으로 맡기는 경우가 많다. 간호 담당자들은 시간 내에 끝내야하는 일이 너무 많아서 제대로 된 간호를 할 여유조차 없는 것이 현실이다.

여기서 한 가지 제안을 하고 싶다. 의사는 퇴원시키면 그걸로 끝이 아니라 퇴원 후의 생활을 점검해주길 바란다. 적어도 뇌혈관질환은 높은 재발률을 고려한 간호이 필요하다. 간호 방법에 따라서는 재택 생활이 충분히 가능하다. '혹시 모르니 재활 팬티를 입도록 하자'는 일견 친절해 보이는 말을 들었다가는 다시는 못 벗는다. 팬티를 벗어봐야 기저귀가 기다리고 있다.

주체적으로 움직여야 하는 것이 누구인지 심신이 온전할 때 잘 생각해 보자. 예전 사람들은 헝겊을 실로 묶어 휴대하며 만약을 대비하였다. 자연소재에다 여러 번 헹군 헝겊은 피부에 부작용을 끼치지도 않는다. 이런 것을 사용해도 좋고, 신문지 가운데를 움푹하게 만들고 거기에 쓰레기봉지를 넣어 '전용 화장실'을 만들어도 좋다. 정해진 방법이 어디 있겠는가.

우리는 손님이다. 저쪽의 작전에 휘말려 들지 않도록 단호하게 '아니'라고 거부하자고는 하지만 참 슬픈 일이다. 선진국인 일본에서 신문지로 만든 화장실에 용변을 보는 일이 말이다. 그러나 안심하기 바란다. 고령자의 몸에 딱 맞는 화장실을 만들자는 움직임이 NPO단체를 중심으로 생겨나고 있으며, 머지않아 당신에게 가장 어울리는 배변 용구가 고안될 것이다.

본심은……

자택에서 생활하게 한다는 대의명분으로 간호보험과 의료보험을 나누어 걸고 있다. 그렇다면 자신과 가족들만의 힘으로 생활과 요양이 가능해야 하지 않을까? 화장실이나 휴대용 변기 사용이 어려워졌다고 바로 기저귀를 채우다니, 그렇게 난폭한 짓이 어디 있을까? 실금(대소변을 참지 못하고 쌈)에는 다양한 원인이 있다. 치료를 통해 낫는 경우도 있지만 대개는 화장실에 가는 도중 변이 나와 버린다. 이때 현장의 프로들은 실금 팬티(재활 팬티라고도 한다)를 입힌다. 그런데 실제로 보면 말만 팬티지, 기저귀와 다를 게 없다. 언제 어디서나 '배변 OK'라니. 우리는 소변을 참을 때 근육을 쥔다. 골반 아래 근육에 힘을 주어 밸브를 잠그는 것이다. 이 잠그는 힘을 느슨하게 하는 것이 실금 팬티이다. 근력은 한계치를 경험하며 단련된다. 실금 팬티는 양날의 검이다. 이렇게나 간단하게 사용해도 되는 물건인지 의문이다. 어서 기저귀로 건너오라고 유도하지 말길 바란다.

기저귀가 재활 치료를 방해한다?

앞서 한 말의 반복이지만 실금 초기가 본인과 가족이 가장 충격을 받을 때이다. 이때의 대응에 따라 이후의 생활이 좌우될 정도로 중요한 시기이다. 휴대용 변기까지 갈 새를 못 참을 경우 잠자리에 화장실을 붙이면 되지 않을까. 뭐든 기저귀보다 못할까. 화장실에서 용변을 보기 위해선 상당히 신경을 써야 한다. '잘 조준해서 배출해야 하기 때문에' 하는 이야기는 여러 책에 쓰여 있다. 변의를 느꼈을 때 휴대용 변기로 갈지 어쩔지를 망설이다가 변이 나와 기저귀를 채운다는 것은 싫다. 새면 안 되니까 기저귀를 채운다는 말, 참 자주도 듣는다. 통상 병실에서는 바이탈 사인(vital sign)이 안정되면 재활 치료에 돌입한다. 정적인 앉은 자세, 동적인 앉은 자세, 앉은 자세의 안전성과 내성을 확인 후 재활 치료를 시작하는데, 이 재활 치료를 조기에 시작해야 2차 장애를 방지할 수 있다. 그런데 기립 자세를 취할 수 있을 때까지 기저귀를 채우는 것이 재활치료 돌입을 지연시키는 원인이 되고 있다.

재활 치료의 최종 목적은 자택에서 자립 생활을 할 수 있도록 하는 것이다. 이 기간 중의 대처에 따라 이후의 생활이 좌우된다. 증상이 발현될 당시에는 나타나지 않았던 장애가 입원 중 폐용증후군(disuse syndrome)의 형태로 관절 및 근력 기능 저하, 순환기와 호흡기를 포함한 전신의 증상 악화로 나타나는데, 많은 경우가 재활 치료가 늦어진 탓이다.

뇌혈관 질환, 알츠하이머, 치매 증상의 고령자도 조기 재활 치료가 필요하다. 현재는 앉은 자세가 안정되고 기립 자세가 가능해지면 침대에서 일어나 화장실로 이동하는 식이 주를 이루고 있는데, 이는 운동 장애의 재활 치료로는 효과가 있으나 배변과 관련해서는 늦는 감이 있다. 필자가 개발한 화장실(변기)은 조기에 화장실 배변을 가능하게 하려는 바람이 담겨 있다. 침대 옆에 나란히 둔 휴대용 변기로 이동하기에는 아직 재활이 충분치 않은 고령자가 기저귀를 벗고 화장실 배변을 하기 바라는 마음으로 제작하였다.

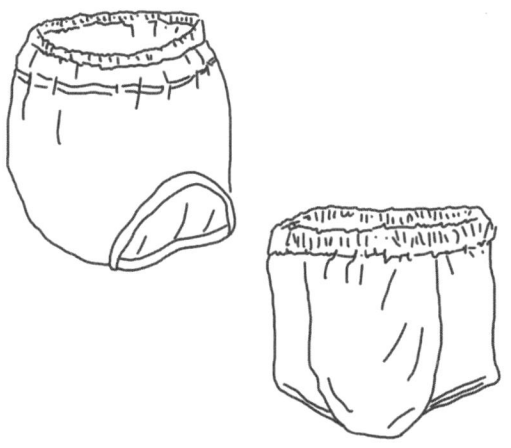

변의를 느껴도 화장실 가기가 힘든 경우, 바로 기저귀를 채우는 것이 아니라 현재 ADL(일상생활능력) 상태와 빈뇨 정도를 고려해 고령자의 특성에 맞춘 변기를 사용하는 것이 어떨까. 변기를 침대에 연결하여 혼자서 충분히 용변을 해결할 수 있는 '닥터 엘리스'를 소개한다.

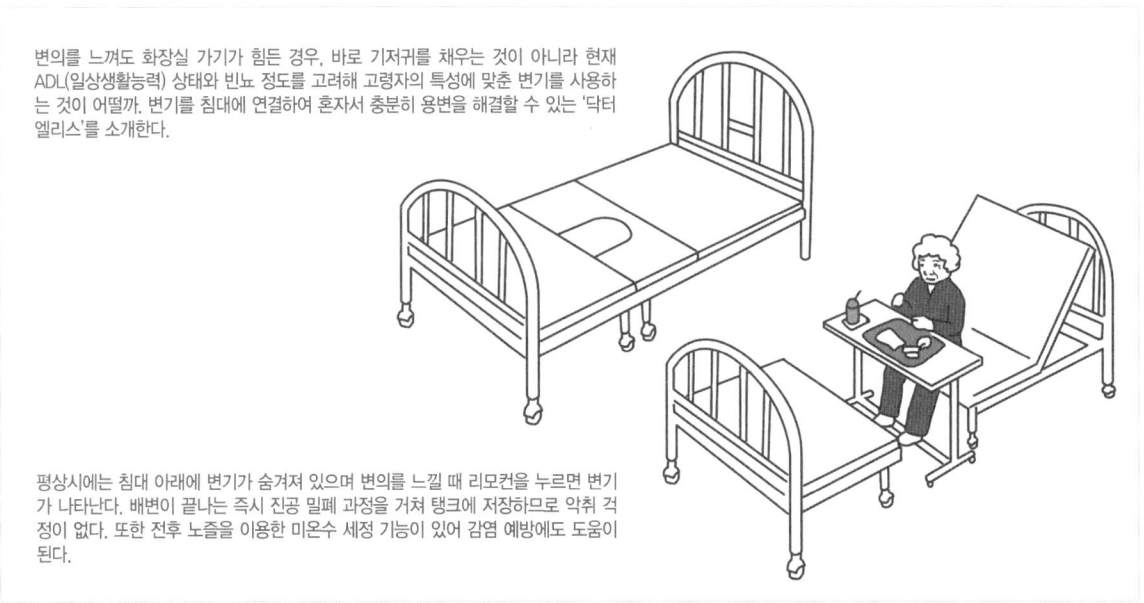

평상시에는 침대 아래에 변기가 숨겨져 있으며 변의를 느낄 때 리모컨을 누르면 변기가 나타난다. 배변이 끝나는 즉시 진공 밀폐 과정을 거쳐 탱크에 저장하므로 악취 걱정이 없다. 또한 전후 노즐을 이용한 미온수 세정 기능이 있어 감염 예방에도 도움이 된다.

기존의 간호 방법

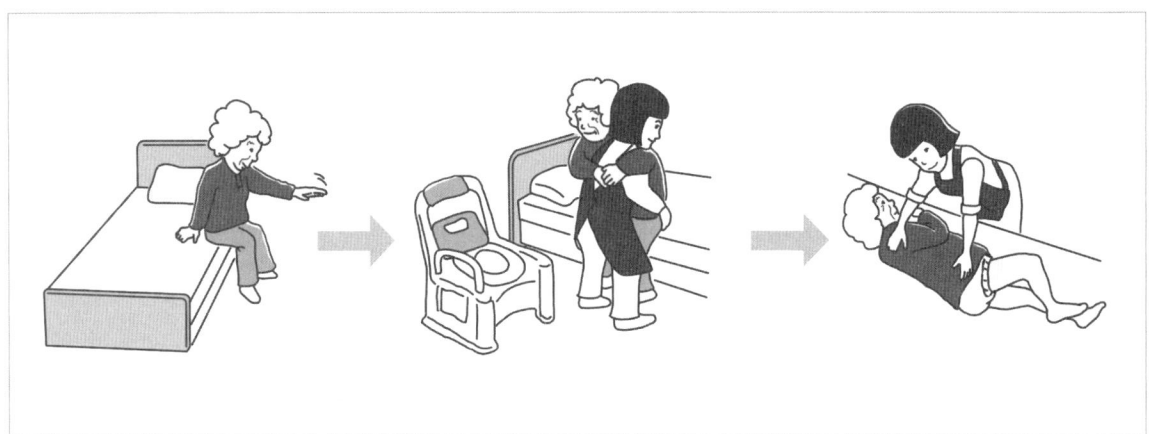

3. 기저귀를 벗는 것은 삶에 대한 도전이다

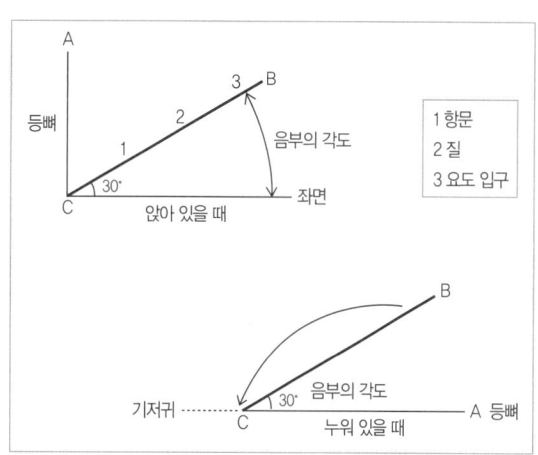

기저귀 애용자들의 마음을 알고 있다. 그러나………

신은 당최 왜 이런 곳에다 배출구를 만든 것일까. 음부(陰部)라고들 하는데, 잘 생각해 보면 정말 말 그대로 음부이다. 새로운 화장실을 개발하며 가장 어려웠던 점이 여성의 소변 처리였다. 남성의 요도는 자유자재로 움직이지만 여성의 요도는 신체 안쪽으로 깊숙이 자리 잡고 있다. 게다가 소음순의 방해로 황당한 방향으로 소변이 튀고 만다. 공중 화장실의 재래식 변기 주변이 질척거려 바짓단이라도 젖을까 까치발을 하고 이용한 적이 있을 것이다. 앞서 이야기한 요도의 구조 문제 때문이다.

문제는 이것만이 아니다. 그 뒤쪽에는 질과 항문이 있고, 그 뒤에는 꼬리뼈가 돌출되어 있다. 누운 채로 소변을 보면 여러 홈을 통해 엉덩이뼈까지 닿아 욕창을 유발하는 원인이 된다. 기저귀 속은 항상 축축한 상태가 된다. 어떻게 해야 제대로 해결이 될까? 방법은 등뼈를 세우고 있는 것밖에는 없다.

음부와 등뼈는 눕든 서든 30도 정도의 각도를 유지한다. 항문과 질, 요도의 위치에도 변함이 없다. 바뀌는 것은 배변 시의 체위뿐이다. 재래식 변기에 앉는 자세가 가장 청결하게 용변을 볼 수 있다. 음부의 위치가 나쁘다고 불만을 이야기하지만 만약 다음 그림의 1~3의 위치가 뒤바뀌면 이것도 큰일이다. 점 C와 1의 사이인 항문 뒤쪽 부분에는 움푹 들어간 수 cm의 공간이 있다. 만일 항문이 점C와 위치가 같다면 기저귀 속은 더욱 비참해질 것이다. 기저귀를 찬 채로 잠들면 소변이 뒤쪽의 홈을 통해 질로 흘러들어 질 속이 분뇨로 오염되게 된다. 이런 상황이라면 영원을 맹세하는 사랑이었다 한들 대번에 식어버리지 않을까. 연인의 소중한 곳이 분뇨로 뒤덮이는 것을 상상이나 할 남자가 있을까. 있던 정도 다 달아나겠다. 미학적 관점에서도 넘어갈 수 없는 문제이다.

그렇다고 미적 완성을 위해 일생을 집에서 보낼 수는 없는 노릇이다. 그러나 죽음을 시야에 두고 있는 이의 입장에서는 마음과 환경을 잘 정리해 두어야 한다. 신체가 자유롭지 못하게 되었을 때를 대비해 자신만의 배변 방법을 고안해 두는 것이 좋다. 유비무환이라 했다. 냉정히 합리적으로 생각해 보기 바란다.

격식이나 권위를 따지는 병원 총괄급 직원은 '안심하고 모든 간호를 맡기라'고 한다. 약자의 입장에서 보자면 '당신에게 자유는 없다.'는 것과 같은 소리이다. '간호는 맡겨두라고? 내가 다 맡길 거 같으냐!'와 같은 단호함을 갖기 바란다. 전적으로 간호를 맡긴 결과가 지금의 기저귀 소비량이냔 말이다. 갈 수 있으면 기어서라도 화장실에 가는 것이다. 그것도 어렵다면 합리적으로 침대 옆에 변기를 두자. 그것마저 어렵다면 매트리스에 화장실을 장착해서 쓰자.

다소 힘들더라도 화장실에 가려는 태도가 도전이다. 산다는 것은 도전이다. 가능성에 대한 도전이다. 편안하다는 이유, 안 움직여도 된다는 이유, 귀찮다는 이유로 기저귀를 사용하지 말기를 바란다. 배변은 인생과 같다. 철학이다. 사람은 기본적으로 편한 쪽을 택하려 한다. 그렇지만 그건 삶에 대한 방기이다. 직업으로 간호 활동을 하시는 분들, 댁에서 간호를 담당하시는 분들, 어떤 상황에 계시든 남 일이 아닌 자기 일이라 생각하면서 임해야 하지 않을까?

지금까지 '기저귀가 싫다'는 이야기를 이어왔는데, 사실 기저귀가 제일 싫은 사람은 간호인일지도 모른다. 기저귀를 채우는 것도 사람을 돌보는 것도 싫은 일이다. 현장에서 기저귀와 씨름하는 사람들은 사고력이 마비될 정도로 육체적 고통을 받고 있다. 무슨 거창한 말을 한들 눈앞에 기저귀를 버린 사람, 곧 똥을 눌 것 같은 사람이 있는데 화학적이 어쩌고 운운해야 소용없는 말이다. 그렇기에 더욱 정부와 국민, 간호 현장에서 활동하는 이들, 평론가가 지혜를 모아 뭔가 해봐야 하지 않을까?

사람에게 '배변'은 어떤 의미인가
- 개인의 존엄을 지킬 수 있다.
- 화장실 배변의 쾌적함은 생활 의욕을 향상시킨다.

배변 보조의 모든 단계
- 설령 보조를 받지 않더라도 화장실에서 배변하는 것이 최고다.
- 움직임을 통해 배변 의욕이 향상된다.
- 장소를 옮김으로써 기분을 전환할 수 있다.
- 운동 기능 유지

침대 옆으로 이동만이라도 가능하다면 일어나 침대에서 내려와 휴대용 변기에 앉도록 한다.

컨디션이 좋지 않을 때나 혼자서 일어나기 힘들 때, 간호인이 외출했을 때, 야간 기온이 낮을 때에도 기저귀는 차지 않는다.

불가피하게 기저귀를 채운다면 여러 장을 겹쳐 채우지 않는다. 바닥이나 옷을 버려도 되는 환경을 조성하고 대량의 온수로 씻을 수 있도록 한다.

고령자 기저귀 체험과 배변 간호
_기저귀 체험 학습에 대한 고찰

도쿄의과치과대학원 보건위생학연구과 교수 (고령자간호시스템개발학)
다카사키 기누코

동대학 조교 **지바 유미**

재단법인 오사카뇌신경외과병원 간호과 **히가시무라 시호**

치과의사 · NPO법인의사단이 지원하는 재택 간호 추진 네트워크 사무국장
가나이 스미요

1 고령자 체험을 통해 노년기를 이해하려는 시도

질병이나 장애가 있는 고령자가 자신의 존엄성을 지키며 생활의 자립을 꾀할 수 있도록 고령자가 주체적인 역할을 하는 가운데 시민들이 상호 협력하는 사회기반이 조성되고 있다. 또한 병상에서 일어나지 못하거나 간호를 지속해야 하는 상황을 예방하기 위한 대책이 마련되고 있다. 아울러 최근에는 치매성 고령자에 대한 관심이 높아져 노인 보건 시설이나 요양 병원이 급증하고 있으며 치매 고령자 대상 '그룹홈'의 신설도 눈에 띄고 있다.

인권 보호의 측면을 살펴보면 지자체나 시민단체에 의한 고령자 학대 예방 대책이 폭 넓게 제시되고 있으며, 날로 규모가 커지는 고령사회의 요구에 대응하기 위해 다양한 입장을 연계하면서 시스템을 개발하는 것이 급선무가 되었다. 이러한 사회 동향에 발맞추어 간호 교육 분야에서도 사회적 요구에 대응할 수 있는 새로운 교육의 전개가 요구되었다. 이에 따라 노년간호학 분야가 독립된 학문 영역으로 체계를 갖추어 가고 있다.

그런데도 요즘의 간호학과 학생들에게 고령자는 멀게 느껴지는 대상이다. 이는 고령자 세대의 증가와 3대 동거 가정이 감소한 현실을 생각해 보면 쉽게 이해할 수 있다. 세대 간 의식 차이가 극명한 현대 사회의 현실도 그 원인의 하나일 것이다.

간호는 대상이 있어야 가능하다. 학생들의 기존 경험과 지식, 상상력으로는 감당할 수 없는 대상의

실상을 이해하기 위한 목적으로서, 또 학대 문제가 사회적 관심이 되고 있는 현재 인권보호의 목적으로서 노년간호학 강의에 고령자 체험을 도입하여 실시하고 있다. 고령자가 처한 상황을 경험함으로써 기존의 경험과 지식을 간호 실천에 접목하고 이를 통해 고령자에 대한 적절한 인식과 간호관을 확립하는 것을 목표로 두고 있다.

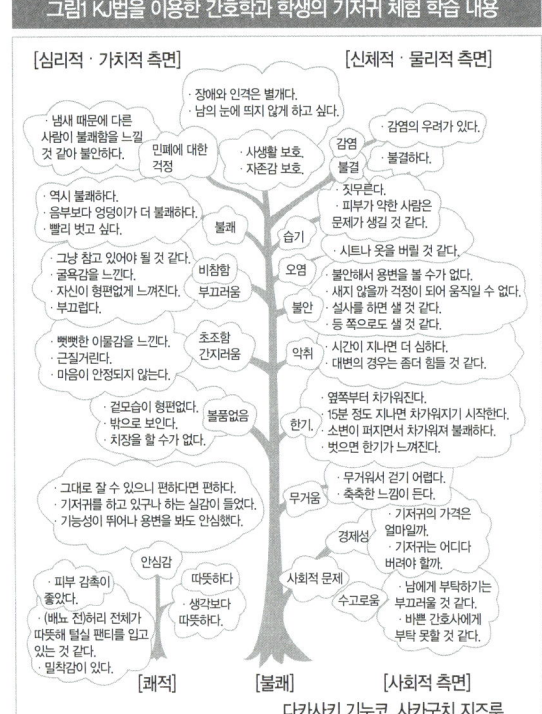

2 기저귀를 체험한 간호학과 학생들의 감상 분석

학생들의 보고서에는 기저귀 체험을 통해 깨닫게 된 다양한 내용들이 기록되어 있는 한편 당혹감이나 충격적인 심정에 대한 토로가 눈에 띄었다. 이 장에서는 학생들의 체험 보고서를 바탕으로 배변과 간호에 대해 이야기해 보겠다.

학생들의 체험 보고서(2002년도 실시 분)의 개요는 다음과 같다. 먼저 기저귀 체험에 대해서는 긍정적인 반응과 부정정인 반응이 엇갈렸다. 전체적으로는 부정적 반응이 다수를 차지했으며 그중에서도 불쾌감과 배변의 혐오스러움, 자존심이 상한 내용이 주를 이루었다. 강의 시간 중 모의실험에서는 수분이 기저귀에 잘 흡수되어 30초 후에는 표면이 건조 상태를 유지하는 것을 확인했으나 실제 기저귀 체험을 해보니 착용 시의 이물감, 배설물이 주는 불쾌감, 음부의 짓무름, 차가움, 무거움, 동작의 불편함과 같은 신체적 불쾌감이나 부자연스러움, 더불어 자존감 저하, 굴욕감, 무력감 등의 정신적 고통을 체험한 것으로 나타났다.

이러한 체험을 통해 실제로 기저귀를 사용하는 고령자의 생활환경을 상기하고 더 나아가 장래 자신의 문제로 이를 인지하면서 구체적인 지원 방법을 고민하는 가운데, 간호 종사자로서의 의식을 고취하여 임상현장에 대한 상기 관련문제에 대한 각성으로 사고를 확산하고 있음을 확인했다.

기저귀의 기능성이나 편의성에 관해서는 그 이용가치를 긍정하는 표현이 확인되었지만, 그와 동시에 부정적인 면과 기저귀 문제에 대한 지원 대책을 언급한 것으로 볼 때 부정적 반응을 보인 그룹과 동일

표1 기저귀 체험을 통한 사고의 확장

'지원 연구'에 관한 내용
· 수치심을 배려하여 신속히 처리한다.
· 고령자의 호소에 귀를 기울여 배설 후 신속히 기저귀를 교환한다.
· 교환과 동시에 음부를 세정한다.
· 엉덩이도 함께 세정하면 상쾌함이 증가한다.
· 착용감을 고려해야 하며 본인의 느낌을 물어야 한다.

'지원 방향성'에 대한 내용
· 안이한 생각으로 기저귀를 도입해서는 안 된다.
· 재활에 중점을 두고 본인이 주체가 되어 기저귀를 교환할 수 있게 한다.
· 배변 상황에 대한 개선의 방법을 찾아 도입한다.

'간호 자세'에 대한 내용
· 기저귀 착용이 고령자에게 어디까지 의미가 있을지를 항상 고려하며 간병에 임한다.
· 본인과 가족이 불쾌함이나 비참함을 느끼지 않도록 배려한다.

그림2 기저귀 체험을 실시한 학생들의 생각의 흐름

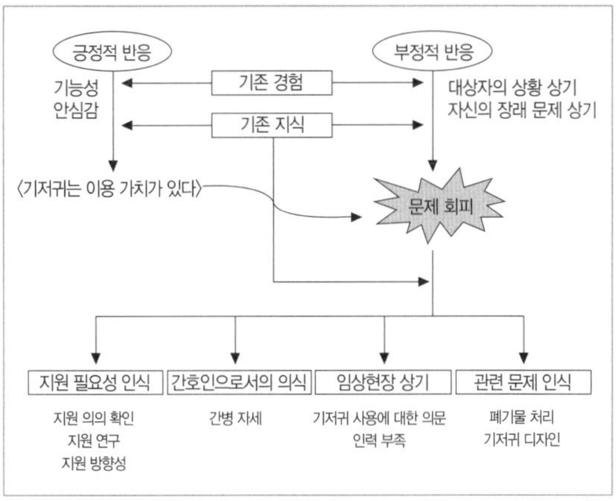

긍정적 반응 — 기존 경험 — 부정적 반응
기능성, 안심감 — 기존 지식 — 대상자의 상황 상기, 자신의 장래 문제 상기
〈기저귀는 이용 가치가 있다〉 → 문제 회피

지원 필요성 인식 / 간호인으로서의 의식 / 임상현장 상기 / 관련 문제 인식
지원 의의 확인, 지원 연구, 지원 방향성 / 간병 자세 / 기저귀 사용에 대한 의문, 인력 부족 / 폐기물 처리, 기저귀 디자인

한 사고 확산 과정을 보이는 것으로 판단되었다. 사고의 각 과정을 살펴보면 기존 경험과 지식을 기저귀 체험과 관련지어 지원 대상자가 처한 상황을 상기하며 공감하는 자세와 합리적인 고령자관과 간호관에 입각하여 지원 방법을 모색하는 모습을 보여주었다.

실제로 기저귀를 착용하고 용변을 보는 체험을 통해 지금까지 학생 자신의 인식이 미치지 못했던 문제에 주목하기 시작한 것은 본 체험이 의도한 중요한 성과이다. 예를 들어 기저귀 착용으로 인해 생기는 재활치료 문제나 옷차림새 문제에 대해 언급하는 등 기저귀가 그것을 사용하는 사람의 삶의 질과 직결되는 문제임을 파악하고 있는 것으로 확인되었다.

학생들은 이와 같은 체험을, 각자가 지금까지 쌓아온 경험이나 지식과 관련을 맺으며 대상을 이해하기 위한 유기적 과정을 밟아나갔다. 또한 사회적 문제를 고민하는 가운데 일부의 입장이나 세대 간 격차를 뛰어넘어 고령자를 둘러싼 여러 문제들을 고민하는 계기가 된 것으로 보인다. 이러한 체험 학습은 간호학과 학생들만의 전유물처럼 보일 수 있으나 실제로는 고령자에 대한 사회적 이해를 도모하기 위한 귀중한 자료로 활용될 수 있으며 기저귀의 필요성이나 기능성, 폐기물 처리 등에 대한 문제 제기로 이어질 수도 있다.

학생들은 학습을 통해 간호사라는 직업을 배우는 이들로, 의식과 사고과정을 스스로 숙련시키고 기존의 문제에 대해 새로운 발상을 제시할 수 있는 능력을 가지고 있다. 이러한 관점에서 보면 학생들의 실습 체험은 새로운 간호의 시금석이 될 수도 있다.

학생들의 보고서에 빈번히 등장하면서도 상당히 충격적이었던 내용이 기저귀 착용으로 인한 자존감 파괴에 관한 것이었다. 많은 학생이 기저귀 자체나 기저귀 배변을 받아들이기 어려운 감정을 가지고 있었으며 막상 용변을 보려하니 그것도 쉽지 않았던 자각으로부터 '기저귀는 쓰지 않는 것이 좋다.'는 데까지 생각이 미친 것이다. '인력 수급 문제로 기저귀가 필요할 수도 있다.', '인지 장애 등의 문제가 있을 경우 기저귀가 필요한 상황이 있다.'와 같은 언급이 있었으나 강제로 기저귀를 사용하게 되는 상황에 놓이자 자신감 상실, 자발성 저하를 느꼈다. 때문에 가능한 기분 좋게 기저귀를 사용하기 위한 대책의 필요성과 기저귀를 사용하지 않아도 되는 상황(배변 자립)으로 이어지는 지원의 필요성을 강조하고 있었다. 기저귀 사용에 대한 이와 같은 학생들의 복잡한 심경은 '그렇다면 어떻게 기저귀를 쓰지 않고 살 것인가.'라는 보편적인 문제 제기로 이어지고 있었다.

3 더욱 관심이 필요한 '배변 문제'

고령자의 자립 및 사회생활의 실현은 시급한 국가적 과제로 떠올랐다. 이에 관해 최근 재활 치료와 관련된 실천적 연구가 진행되고 있으며 국민의 관심도 높아지고 있다. 그렇지만 배변에 대한 문제는 여전히 숨겨야 할 것처럼 취급되어 공론의 장으로 불러내기가 어렵다. 게다가 당사자가 스스로 권리를 주장하는 경우도 거의 없으며, 간혹 있더라도 간과되어 할 수 없이 주어진 환경에 만족하며 참아낼 수밖에 없는 비참한 상황이 곳곳에서 벌어지고 있다.

일본에서 포괄적 간호에 대한 문제로 배변이 주목 받기 시작한 것은 1980년대이다. 인구구조의 변화에 따라 고령자의 입원 비율이 높아지면서 기저귀와 방광 카테터(catheter)가 무분별하게 사용되었는데, 이러한 상황에 대한 반성이 일기 시작하면서 기저귀 사용을 금지한 병원과 시설의 정력적인 활동이 돋보였던 시기였다. 그로부터 10여 년이 지난 현재 배변 간호의 질이 비약적으로 개선되었다고는 할 수 없는 상황이다.

입원 일수의 단축 및 재택 생활 지원 강화와 함께 병원과 시설 간의 간호 수준 격차 해소는 커다란 과제가 되었다. 지속 가능한 간호를 염두에 두며 전체적으로 수준 높은 간호를 실시하기 위해서는 각각의 임상 현장에서 배변 문제에 대해 조직 전체의 대응이 이루어져야 함과 동시에 '생활 속의 배변'이라는 인식 아래 사회적 지원이 이루어지는 제도가 필요하다.

'생활 속의 배변'이란 자신의 의지로 선택하고 가능한 자립적인 상황에서 안심하고 용변을 볼 수 있는 것을 뜻한다. 이는 아주 일상적이고 보편적인 만큼 간과하기도 쉽지만 사실 굉장히 중대한 개인의 권리이다. 배변은 개인의 존엄성은 물론 정체성과 관계된 문제이다. 더불어 배변 행위는 ADL과도 관련이 있으며 상당히 복잡한 신체 능력을 요한다는 점을 생각하면 배변 자립 지원은 생활 전반에 걸친 재활 치료의 핵심이라 해도 과언이 아니다.

예를 들어 고령자가 입원을 할 경우, 노쇠로 인한 잠재적 회복 능력의 저하로 단 며칠 만에 병상에서 일어나지 못할 수도 있다. 무계획적인 기저귀 사용이 그 결정적인 계기가 되거나 다른 장애를 유발하는 요인이 되고 있지는 않을까? 신체 능력과 인지 능력의 수준과 상관없이 배변 자립에 대한 의지는 강하게 나타난다. 실금의 유무가 전도·전락 사고의 위험 요인으로 상당한 부분을 차지하고 있는 것이 그 증거이다.

그저 도움을 주는 것이 아니라 자립으로 이어지는 지원을 하는 것이 중요하다. 이를 위해서 고령자가 받아들이기 쉬운 지원과 간호인에게는 쉽게 지원할 수 있는 환경을 조성하는 것이 필요하다. '일손이 있으면 다 된다'는 식의 단편적인 생각에서 벗어나 배변 장애가 있는 고령자가 어느 장소에서든 사회생활을 영위할 수 있는 자원 조성이 요구된다.

세정 샤워기가 부착된 침대도 개발되어, 이를 사용한다면 신체가 자유롭지 못한 고령자가 쾌적하고 안전하게 용변을 볼 수 있으며 간호인 또한 부담을 줄일 수 있다. 고령자 본인에게 맞는 배변 용구를 도입하는 것이 매우 중요하다. 체험 학습을 한 학생의 말처럼 기저귀는 '또 다른 구속'이다. 기저귀 체험을 한 학생들의 민감한 감수성이 전하는 메시지는 본의 아니게 배변의 고민을 안게 된 고령자의 그것과 다를 바 없다. 우리들은 그 목소리에 귀를 기울이고 고민하고 함께 행동해야만 하다.

노년간호학 2002년도 학생 기저귀 체험 보고서

체험을 통해 느낀 기저귀 착용의 긍정적 측면과 부정적 측면, 지원에 대한 인식 재고를 정리하면 아래와 같다.

[긍정적 반응]

1. 사용감

〈배변 전〉
- 피부에 닿는 감촉이 좋다.
- 생각했던 것만큼 위화감이 없어 요즘 생산되는 기저귀가 대단하다고 생각했다.
- 취침 전 기저귀를 하면 하복부가 따뜻해지고 보습성도 있다.

〈배변 후〉
- 생각했던 것보다 불쾌하지 않았다. 누워있는 상태라면 계속 기저귀를 차고 있어도 별로 다를 것이 없을 것 같다.

2. 기능성
- 기저귀의 질이 좋고 전혀 새지 않는다.
- 기저귀의 흡수력이 의외로 좋아 생각한 만큼 축축하지 않았다.
- 기저귀 속, 엉덩이 부분에 배뇨감이 있는 것은 불쾌했으나 기저귀 자체의 기능성이 좋아 생각만큼 불쾌감이 지속되지 않았다.

[부정적 반응]

1. 사용감

〈배변 전〉

- 팬티와 달라 틈이 벌어진 느낌이 들고 몸에 딱 맞지 않았다.
- 움직이면 벗겨질 것 같았고 쓸려서 아픈 곳도 있었다.
- 기저귀 끝단이 접혀져 있는 경우가 있어 피부에 닿는 곳이 아팠다.

〈배변 시〉
- 새지 않을지 조마조마했다.
- 뜨뜻한 소변이 확 퍼지는 촉감이 굉장히 불쾌했다.
- 누운 채로 사용할 경우 기저귀와 음부 사이의 틈을 통해 배설물이 뒤쪽으로 흐르는 느낌이 들어 불쾌했다.
- 샐 걱정에 소변이 끊겨 잔변감이 남게 된다.
- 보통은 한두 번 힘을 주면 끝나는데, 기저귀를 차니 15회 정도로 힘을 주어야 했고 시간은 3분이나 걸렸다. 편안하게 소변을 보면 새지 않을까 걱정이 되어 조금씩 눌 수밖에 없었다. 환자의 기저귀를 볼 때는 기저귀가 크니 새지는 않을 거라 생각했고, 오히려 너무 큰 것 아닌가하는 생각도 있었는데……
- 생각 이상으로 복부에 힘을 주어야 했다. 기저귀가 몸에 밀착되어 있어 앞서 나온 변이 신경 쓰여 다음 변이 잘 나오지 않았다.

〈배변 후〉
- 1분이 지나면 변이 젤리 형태로 굳었지만 움직이면 축축한 느낌이 들었다. 특히 기저귀가 몸에서 떨어지거나 딱 달라붙을 때 불쾌했다.
- 기저귀 면이 닿지 않는 부분의 피부는 계속 축축한 상태였다. 소변이 기저귀에 충분히 흡수되더라도 피부는 상당히 축축하다는 사실을 알았다.
- 시간이 지날수록 냄새가 신경 쓰였다.
- 기저귀에 냄새 제거 기능은 없을까.
- 소변의 찝찝한 감촉이 피부에 닿아 불쾌했다.
- 일어서서 움직이면 기저귀가 벌어져 차갑고 축축한 느낌이 들었다.

〈두 번째 배변 시〉
- 처음보다 흡수력이 떨어지고 더 넓은 범위가 뜨뜻하고 축축해졌다.

〈배변 후〉
- 엉덩이 쪽에 그대로 남아 있어 움직이면 엉덩이 윗부분까지 지저분해져 참을 수 없을 정도였다.
- 짧은 시간이 너무 길게 느껴졌다. 더 이상은 기저귀를 착용할 수 없을 것 같다.

2. 배변저항감
- 아침에 변의를 느껴 침대 위에서 그대로 용변을 보려 했는데 아무리 힘을 주어도 소변이 나오지 않았다. 모로 누워도 마찬가지였다. 침대 위에 앉아도, 걸터앉아도 나오지 않았다. 소변이 급해 할 수 없이 기저귀를 차고 잠옷을 입은 채로 화장실 변기에 앉으니 곧바로 나왔다. 평소 아무 생각 없이 변기에 앉아 있었는데, 화장실 변기에 앉는 행위가 굉장히 큰 배변의 조건임을 실감했다.
- 용변을 보려고 시도했지만 나오지 않는 상태가 5분동안 지속되었다.

3. 수치심
- 기저귀를 차고 있다는 사실이 부끄럽다.
- 기저귀를 벗자 역겨운 냄새가 났다. 기저귀 배변에서 가장 부끄러운 것이 바로 이 냄새다.

4. 존엄성 상실과 굴욕감
- 속에 있던 무언가가 무너지는 느낌이다.
- 일종의 억제라는 생각이 들었다. 기저귀를 차는 순간부터 무언가를 상실한 느낌이 들었다.
- 배변 체험을 통해 무엇보다 인간으로서의 존엄성을 잃어버린 느낌이 들었다. 다 없었던 일로 하고 싶을

정도였다. 내 몸이 내 몸이 아닌 것 같은 기분이 들었다. 누운 채로 뒤척이지 않게 되었다. 한 30분 정도 지났겠다는 생각에 시계를 보니 겨우 10분여가 지나 있었다. 이렇게 시간이 길게 느껴지리라곤 생각도 하지 못했다. 평상시라면 배변 후 변기 물을 내리면 배설물을 더 신경 쓸 필요가 없는데, 기저귀는 갈기 전까지 오물이 계속 남아 있어 몸 뿐 아니라 머리에도 달라붙어 있는 느낌이다. 굴욕적이다.
- 거울을 보니 매우 굴욕적이었다. 서보기도 하고 화장실 변기에 앉아 보기도 했으나 결국 엉거주춤한 자세로 용변을 보았다. 내가 대체 뭐하고 있는지 모르겠다는 생각이 들었다. 너무 한심했다.
- 이게 성인이 하고 있을 꼴인가. 수십 년 후에는 매일 이런 걸 차고 살아야 할 생각을 하니 눈물이 난다.
- 가족에게도 알리고 싶지 않을 정도의 부끄러움과 굴욕감을 잊을 수 없다. 기저귀에 익숙해진다는 것은 인간으로서의 자존감을 버리는 것과 같다고 생각했다. 무분별하게 기저귀를 도입해서는 안 된다.

5. 무력감과 자신감 상실
- 기저귀를 차는 순간 무언가 공허한 마음이 들었다. 용변을 보면 새지 않을까 하는 걱정이 들더니 또다시 공허해졌다.
- 자기 힘으로 용변을 볼 수 있다는 것이 자신감의 유지로 이어짐을 다시 한 번 느꼈다.
- 기저귀를 차는 것은 갓난아기로 돌아가는 것과 다름없다는 생각을 떨칠 수 없었다. 갓난아기와 같다는 것은 혼자서는 살아갈 수 없다는 것을, 누군가에게 신세를 져야한다는 것을 뜻한다.

6. 죄악감과 자기혐오
- 해서는 안 될 짓을 한 것 같다.
- 배변 체험 후 자신을 인정할 수 없었다.

7. 동작 곤란
- 잠자리에서 뒤척이면 변이 샐 것 같아 그냥 가만히 있었다.
- 테이프 두 장만으로 고정시킨 것이라 움직이면 떨어질 것 같다.
- 팬티 같은 밀착감이 없어 움직이기 힘들다.
- 기저귀가 너무 두꺼워 여느 때처럼 다리를 곧게 펴고 걸을 수가 없어 엉거주춤한 자세를 취하게 된다. 기저귀 종류에 따라선 일어설 때 미끄러질 위험도 있었다.
- 지금껏 몸에 착용해본 그 무엇보다 무겁다. 이대로 걸으면 벗겨질 것 같다. 무거운 기저귀를 찬 채로 걷기가 굉장히 힘들었다. 예상했던 것보다 힘이 들어 움직이기가 싫어졌다.

8. 디자인
- 잠옷 엉덩이 쪽이 커다랗게 아래로 축 처져있는 모습을 남에게 보이기 싫었다.
- 밀착감이 없고 두꺼워 양복이나 캐주얼을 입으면 눈에 띄는 결점이 있다.
- 체형이 볼품없어져 부끄러웠다. 실금을 방지하기 위해선 할 수 없다고 하나, 다리 부분이 너무 넓어 하체가 벌어진다. 기저귀가 엉덩이와 복부 전체를 덮고 있어 겉으로 다 보일 것 같았다.

9. 바람
- 만약 내게 보행 장애가 생기더라도 배변만큼은 자력으로 하고 싶다고 생각했다.

[지원 필요성 인식]

1. 대상에 대한 상기(부정적 측면)
- 이 배설물을 남이 처리한다고 생각하니 정말 불안했다. 남이 모든 걸 보고, 엉덩이를 닦고, 배설물 냄새를 맡고, 기저귀를 처리할 생각을 하니 부끄럽고 미안한 마음만 들었다.
- 소변을 참다가 방광염이나 요로감염에 걸리는 경우도 있을 것 같다.
- 원래 규칙적인 배변 습관을 가지고 있는 사람도 저항감이나 어색함 때문에 변비 증상이 생길 것 같다.
- 땀띠나 염증 등 피부 질환의 원인이 될 것 같다.
- 축축하여 청결 확보가 어렵고, 계속 누워있기만 하면 욕창의 위험도 높아진다.
- 고령자는 피부가 얇아 상처가 나기 쉬우므로 피부가 불결해지지 않도록 대처해야 하며 욕창과 감염에 주의해 간호해야 한다.
- 의식이 분명한데도 반드시 기저귀를 차야한다면 '될 대로 되라'는 식으로 다 포기해야 받아들일 수 있을 것 같다. 확실히 자존심이 떨어진다.
- 기저귀 때문에 이 정도의 정신적 스트레스를 받으리라곤 생각하지 못했다. 벗자마자 목욕을 하고 싶었다. 기저귀를 갈 때 음부 세정이 필요한 이유가 간염이나 음부 오염뿐만 아니라 스트레스를 다스리기 위함이란 것을 실감했다.
- 기저귀를 찬 채로 재활 치료 활동을 하는 사람이 많은데, 이 상태로는 본인이 선호하는 옷을 입을 수 없어 스트레스가 클 것 같다.

2. 대상에 대한 상기(긍정적 측면)
- 혹 소변이 새더라도 괜찮을 것 같아 안심이 된다.

3. 임상 현장에 대한 상기
- 단점이 많은데도 불구하고 병원의 기저귀 착용자는 굉장히 많다. 업무가 바빠 환자에게 기저귀를 채우는 것이 효율적이라는 생각이 앞서 기저귀 착용을 당연하게 받아들이고 있는 것은 아닐까.
- 인력 부족으로 인해 화장실로 유도하는 일이 잘 이루어지지 못하고 있다. 쉽지 않은 문제라는 생각이 들었다.

4. 구체적 지원의 필요성
- 신속하게 기저귀를 교환하고, 처치가 끝난 후에는 환자가 어려움 없이 요구 사항을 말할 수 있도록 한다. 환자의 요구 사항은 흔쾌히 받아들인다.
- 배변 후의 요구에 귀를 기울이고 신속히 기저귀를 교환하는 것이 중요하다. 교환 시에는 음부를 세정하거나 따뜻한 수건으로 닦아 환자가 상쾌한 기분을 유지할 수 있도록 한다.
- 음부뿐만 아니라 엉덩이 쪽도 잘 닦아주면 상쾌함이 배가될 것 같다.
- '착용감을 얼마나 좋게 하는가'가 기저귀 착용 지원의 중요한 부분인 거 같다. 수치심을 줄이기 위해 신속히 처리하는 것도 중요하지만 기저귀 끝단을 밖으로 잘 빼내어 피부에 거슬리지 않게 하는 것이나 기저귀와 다리 사이에 틈이 벌어지지 않도록 잘 밀착시키는 것, 그리고 마지막으로 '어디 불편한 데는 없으세요? 고쳐 입혀 드릴까요?'라고 직접 말을 걸어 확인하는 것이 중요하다고 생각한다.
- 가능하다면 좀 더 움직이기 쉬운 게 있으면 좋겠다.
- 냄새가 나더라도 좀 더 적극적으로 배려하며 기저귀를 교환할 필요가 있다. 방향제를 사용하거나 오염물을 밀봉하는 방법도 고려해야 한다.
- 당사자에게 기저귀가 얼마만큼의 의미가 있는 것인

지 항상 고민하며 간호를 실시해야 한다고 생각했다.
- 환자 본인은 물론 가족이 보더라도 불쾌하거나 비참한 기분이 드는 간호는 중지해야 한다.
- 재활에 중점을 두고 본인이 주체적으로 기저귀를 교환할 수 있도록 해야 한다.
- 환자가 이미 기저귀를 사용하고 있거나 요실금 증상이 있다하더라도 증상을 정확히 파악하여 개선의 방법을 발견해 나가는 간호를 해야 한다.

5. 폐기 문제
- 종이 기저귀는 편리하지만 하루에도 많은 양을 써야 하며 사용 후에는 무게도 무거워지고 부피도 커진다. 기저귀 간호가 힘들다는 말에는 기저귀 교환뿐만 아니라 쓰레기 처리가 힘들다는 의미도 포함되어 있는 것을 알았다.

Part 5
신체구속과 고령자 학대

신체구속과 고령자 학대

도쿄의과치과대학원 보건위생학연구과 교수
(고령자간호시스템개발학)
다카자키 기누코

동 대학원 박사과정(전기) **지다 무츠미**

1. 고령자 학대의 실태

최근 가정 폭력, 아동 학대와 함께 고령자 학대가 사회적인 문제로 떠오르고 있다. 그러나 그 실태가 표면적으로 드러나는 경우는 드물며 피해자인 고령자도 입을 열려하지 않는 경우가 많은 실정이다. 고령자를 만나고 직접 신체를 접촉할 기회가 많은 간호인이 이러한 문제를 최초로 발견하는 경우가 많은 이유도 이 때문이다.

본 연구진은 '간호', '살인'을 키워드로 간호보험 시행을 전후한 5년간(1997.9~2002.8) 신문(A사, 지역판 포함)에 보도된 사망 사건을 조사해 보았다. 그 결과, 82건의 사례가 추출되었다. 이 가운데 간호보험 시행 전이 34건(피해자 평균 연령 69.9세), 시행 후가 48건(평균 연령 73.4세)으로, 간호보험 시행 후에 증가 추세를 보이고 있음을 알 수 있었다. 증가의 이유는 서비스가 증가하면서 여태껏 잠재되어있던 학대 사례가 표면화되었기 때문이라 추측할 수 있다. 한편, 가해자는 남성 55명(67.1%), 여성 27명(32.9%)이며 65세 이상이 62.5%로 과반 이상을 차지했다. 간호보험을 시행한 후 고령자가 더욱 증가하였으며 고령자가 고령자를 간호하는 혹독한 상황이 지속된 것이다.

살해 이유를 살펴보면 '간호 지침'이 90%를 차지했으며, 그 밖에 '죽여 달라는 부탁을 받았다.', '편히 잠들게 해 주고 싶었다.', '경제적 불안' 등이 있었다. 절반 이상의 가해자가 범행 후 자신도 죽으려는 마음을 먹었던 것을 보면 간호의 책임은 가족에게 있다는 일본의 전통적 사고가 여전히 많이 남아 있음을 알 수 있다.

한편 2003년 후생노동성이 의료경제연구기구에 위탁하여 실시한 '가정 내 고령자 학대 조사'는 전국의 간호보험 사업자, 의료 기관, 보건소 등을 대상으로 실시되어 최근의 가정 내 고령자 학대의 실태가 자세히 수록되어 있다.

고령자 학대의 종류를 살펴보면 일반적으로 신체적 학대, 간호 거부와 방기, 정서적·심리적 학대, 금전적·물질적 학대, 성적학대로 나타났다. 이상의 다섯 가지 카테고리에 자학과 자기 방임을 추가할 수 있다.

이와 같은 학대가 학대라는 자각도 없이 자행되는 경우가 과반수에 이르고 있다. 또한 피해자와의 관계를 보면 남편 11.8%, 아내 8.5%, 아들 32.1%, 딸 16.3%, 며느리 20.6%, 기타 10.4%로 나타나 '간호에 지쳤다'는 요인이 자연스럽게 떠오른다. 학대의 심각성은 피해자의 10%가 '생명이 위험한 상태'에 처해 있으며, 건강 상태를 악화시키는 큰 피해를 포함하면 과반 이상으로 나타나는 데서 찾을 수 있다(그림1).

시행 5년째를 맞아 간호보험에 대한 재평가가 이루어지고 있는데, 고령자 간호와 더불어 벌어지는 이와 같은 사태를 방지하기 위해서도 지원 대책과 함께 학대 방지를 향한 법률 정비가 중요하다. 현재 국회에서 입법 추진이 활발히 진행되고 있으며 후생노동성에 의한 전국 실태 조사와 시범 사업 지정 이외에도 일본고령자학대방지학회 발족, 지자체의 네트워크 사업과 상황 검토회 등의 활동이 진행되고 있다.

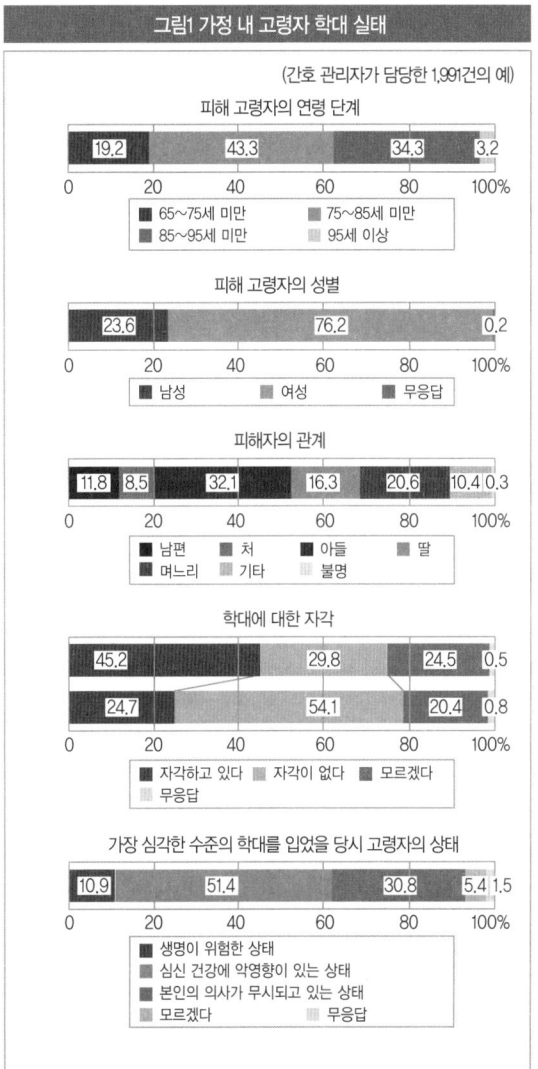

그림1 가정 내 고령자 학대 실태

2 간호인의 직업윤리와 고령자 학대 방지 대책

고령자 학대 문제는 가정 뿐만 아니라 시설 내에서도 일어난다. 연구진이 실시한 노인 보건 시설에 대한 조사를 보면, 치매성 고령자는 신체구속을 포함하여 부적절한 치우나 학대를 당하는 비율이 높은 것으로 보고되고 있다.

고령자 학대로 추정되는 사례와 만났을 때 무엇보다 간호인의 윤리적 감수성이 중요하다. 때문에 고령자의 인권보호라는 시점을 기반으로 하여 윤리적으로 판단하고 실천할 수 있는 자질이 간호직 종사자에게 요구되고 있다. 다양한 간호 관련 직종에서 이러한 방침을 명확히 하고 있는데 여기에서는 일본간호협회의 윤리강령과 일본간호복지사회의 윤리강령을 소개하겠다. 일본간호협회는 2003년 8월 '간호인 윤리강령(1988년 윤리규정의 개정판)'을 공표하고 간호 실천에 있어서 전문직으로서 져야할 책임의 범위를 사회적으로 명시하고 있다(표1). 또한 일본간호복지사회에서는 간호복지 전문직으로서 스스로 전문 지식과 기술, 윤리적 자각을 가지고 최선의 간호 복지 서비스를 제공한다는 목적을 기초로 한 윤리강령을 제시하고 있다(표2). 직업윤리라는 사회적 책무는 간호 전문직에게도 토대가 되는 것이지만 대인 지원에 관한 윤리관과 가치관 또한 고령자 이해와 간호 제공에 큰 영향을 미친다. 자신의 윤리적 감수성을 연마하여 윤리적 문제의 존재를 명확히 하는 의연한 태도와, 문제에 직면할 수 있는 용기가 요구되고 있다. 고령자 학대의 예방과 지원을 위한 시책은 표3과 같다.

신체구속이 폐지되기 이전에는 '환자·고령자의 안전을 위해', '간호 인원이 부족하여' 등과 같은 이

표1 간호인 윤리강령

1. 간호인은 인간의 생명, 인간으로서의 존엄 및 권리를 존중한다.
2. 간호인은 국적, 인종·민족, 종교, 신념, 연령, 성별 및 성적 지향, 사회적 지위, 경제적 상태, 생활양식, 건강 문제에 관계없이 대상자에게 평등한 간호를 제공한다.
3. 간호인은 대상자와의 사이에 신뢰관계를 구축하고 그에 기반한 간호를 제공한다.
4. 간호인은 사람들의 알 권리와 자기 결정의 권리를 존중하고 그 권리를 보호한다.
5. 간호인은 비밀 발설 금지의 의무를 존중하고 개인 정보 보호를 위해 노력함과 동시에 이를 타인과 공유할 경우 적절한 판단에 근거해 행동한다.
6. 간호인은 대상자에 대한 간호가 저해되거나 위험하게 행해질 때 대상자를 보호하고 안전을 확보한다.
7. 자신의 책임과 능력을 적확히 인식하고 실시한 간호에 대해서는 간호인 개인이 책임을 진다.
8. 간호인은 항상 책임감을 가지고 학습을 지속하여 능력의 유지·개발에 힘쓴다.
9. 간호인은 다른 간호인 및 보건의료복지관계자와 협력하여 간호를 제공한다.
10. 간호인은 더욱 질 높은 간호를 시행하기 위해 간호실천, 간호관리, 간호교육, 간호연구의 바람직한 기준을 설정하고 이를 실시한다.
11. 간호인은 연구와 실천을 통해 전문적 지식·기술 창조와 개발 노력, 간호학 발전에 기여한다.
12. 간호인은 더욱 질 높은 간호를 시행하기 위해 간호인 자신의 심신의 건강을 유지·증진하는 데 노력한다.
13. 간호인은 사회 구성원들의 신뢰를 얻을 수 있도록 개인의 품행을 항상 바르게 유지한다.
14. 간호인은 사람들이 더욱 건강할 수 있도록 환경 문제에 관해 사회와 책임을 공유한다.
15. 간호인은 전문직 조직을 통해 간호의 질을 향상시키기 위한 제도의 확립에 참가하고 더 좋은 사회 조성에 공헌한다.

(일본간호협회 2003)

표2 일본간호복지사회 윤리강령
전문 우리 간호복지사는 간호복지를 희망하는 모든 사람들이 자신의 주거지역에서 안심하고 노년을 보낼 수 있는 생활을 이어갈 수 있는 사회가 실현되기 바란다. 이를 위해 우리 일본간호복지사회는 개개인의 행복한 삶을 지원하는 간호복지 전문직으로서 윤리강령을 정하고 스스로 전문적 지식과 기술, 윤리적 자각을 겸비하여 최선의 간호복지 서비스를 제공하기 위해 노력하겠다. (고령자 본위, 자립 지원) 1. 간호복지사는 모든 사람들의 기본적 인권을 보호하고 한사람 한사람의 주민이 행복한 생활과 노후를 보낼 수 있도록 고령자 본위의 입장에서 자기결정을 최대한 존중하며 자립을 향한 간호복지 서비스를 제공하겠다. (전문적 서비스 제공) 2. 간호복지사는 항상 전문적 지식·기술 연구에 힘씀과 동시에 풍부한 감성과 정확한 판단력을 배양하고 깊이 있는 관찰력을 겸비하여 전문적 서비스를 제공할 수 있도록 힘쓰겠다. 또한 간호복지사는 간호복지 서비스의 질적 향상을 위해 노력하고 자기가 실시한 간호복지 서비스에 대해서는 언제나 전문직으로서의 책임을 지겠다. (사생활 보호) 3. 간호복지사는 사생활을 보호하기 위해 직무상 획득한 개인 정보를 누설하지 않겠다. (종합적 서비스 제공과 적극적인 연계 및 협력) 4. 간호복지사는 고령자에게 최적화된 서비스를 종합적으로 제공하기 위해 복지, 의료, 보건 및 기타 관련 업무 종사자와 적극적으로 연계를 시도하고 협력하여 행동하겠다. (고령자의 요구 대변) 5. 간호복지사는 생활 지원의 관점에서 고령자의 진정한 요구를 파악하여 이를 대변하는 것도 중요한 역할임을 확인하였으며 이를 바탕으로 연구하고 행동하겠다. (지역 복지 추진) 6 간호복지사는 지역에서 발생하는 간호 문제를 해결하기 위해 전문직으로서 항상 적극적인 태도로 주민을 만나고 간호 문제에 대한 깊이 있는 이해를 위해 노력함과 동시에 간호 강화에 협력하겠다. (후계자 육성) 7 간호복지사는 모든 사람이 안심하고 질 높은 간호를 받을 권리를 지속적으로 누릴 수 있도록 간호복지사의 교육 수준을 향상하고 후계자 육성에 힘을 기울이겠다.

표3 고령자 학대 예방과 지원을 위한 대책

[1] 고령자 학대 법제도 정비
[2] 고령자 학대 피해자와 가족에 대한 긴급 시 대응
   1. 고령자 학대 피해자 긴급 보호 시설 설치
   2. 치료적 간호 전문 시설과 전문 직원 양성
   3. 기본적 의료·간호 서비스 도입
[3] 상담창구(핫라인) 정비와 정보 파악 체제 정비
[4] 재택 간호 시스템·서비스 정비와 간호인 지원
[5] 관계직원 연수
[6] 일반시민을 대상으로 한 교육과 예방 활동

유로 충분한 검토도 이루어지지 않은 채 신체구속을 실시하였다. 지금은 환자·고령자의 인권보호 관점에서 신체구속 폐지가 진행되어 간호인에게도 그러한 의식이 확산되어 있다. 그러나 신체구속 폐지를 향한 간호의 본래 지향점은 환자·고령자에 대한 깊은 이해와 간호의 질 향상에 있다고 할 수 있다. '어떻게 하면 신체구속 없이 해결할 수 있을까?'라는 식으로 눈앞의 성과에만 집착할 것이 아니라 '환자·고령자가 희망하는 생활은 어떠한 것일까?', '간호의 질을 향상시키려면 어떻게 해야 할까?'와 같은 본래의 목표를 향해 직원들이 공통의 인식을 가지고 대처해 나갈 때 신체구속 없는 간호가 실현될 것이다.

끝으로

고령자 학대의 실태를 살펴보면 간호 지원 체제와 치매성 고령자의 간호 방법이 확립되지 못한 것이 학대를 유발하는 원인임을 알 수 있었다. 상해와

살인 같은 잔혹한 학대가 아니더라도 학대를 자각하지 못한 채 신체구속 등의 부적절한 행동을 하는 비율이 높은 것으로 보고되고 있다. 손쉽게 상담이나 진찰을 받을 수 있는 지원 시스템이 확립된다면 학대에 이르기 전에 해결할 수 있는 경우도 많을 것이다. 무엇보다 데이관리·데이서비스나, 입원·입소 시 신체구속을 없앨 수 있도록 간호의 질과 기술을 향상하는 것으로 고령자의 상태를 안정시킬 수 있다. 고령자의 상태가 안정되면 간호를 담당하는 가족들의 마음이 온화함을 찾을 수 있게 되어 가족간호의 질이 향상되고 간호 부담도 경감할 수 있다. 신체구속 없는 간호의 확립은 가족에 의한 불필요한 신체구속이나 학대를 방지하는 데에 큰 영향을 미친다.

- 자료 -
최신, 신체구속 제로를 향한 대처

(도쿄시 자료 인용)

도쿄의과치과대학원 보건위생학연구과
다카사키 기누코 · 우치노 세이코 · 지다 무츠미

도쿄시는 고령자 본위의 새로운 복지 실현을 위해 '신체구속 제로 운동'의 목적으로 신체구속 폐지를 실시하는 각 시설·사업소를 지원하고 있다. 시 주최 신체구속 폐지 추진원 연수에 참가한 시설·사업소로부터 수집한 구속 없는 간호 실천 사례를 정리하여 출판하고 있기도 하다. 이 장에서는 2002년도 연수 참가 시설의 실천 사례를 정리한 서적의 내용을 바탕으로 구속 폐지를 통해 간호의 개선점을 발견한 명확한 사례들을 종류별로 선택하여 소개하겠다.
(각 사례에 대한 조언과 설명은 상기 연구원들이 담당하였다.)

1. Y자형 구속대 : 2개 사례
2. 침대 난간 : 1개 사례
3. 상하 연결복 : 2개 사례
4. 벙어리장갑 : 1개 사례

출처 : 도쿄시 신체구속폐지추진회의 〈신체구속 없는 간호를 향해-속 신체구속 폐지를 향한 실천 사례〉, 도쿄시, 2004년

1. Y자형 구속대 / 사례 1

ADL이 향상되어 재택 생활에 대한 검토를 시작한 사례

(간호 노인 보건 시설 사례)

[고령자 상황]

<u>77세 여성(간호 필요도 5)</u>

입소 : 2001년 6월

구속 개시 : 2001년 6월

진단명 : 노인성 치매

[ADL 상황]

배변 : 완전 보조

이동 : 완전 보조 (입소 시 자력 보행 가능했으나 전도 예방을 위해 휠체어·안전벨트 사용)

식사 : 일부 보조

목욕 : 완전 보조

의사소통 : 거의 불가능

[구속의 종류]

Y자형 구속대

■ 구속을 시작한 이유와 경과

보행 시 가벼운 비틀거림이 발견되어 보호관찰이 필요했다. 주간에 안정을 찾지 못해 전도의 위험이 있는 것으로 판단, 휠체어에 앉게 하고 상황을 살폈으나 휠체어에서 미끄러지고 기저귀를 벗는 행동을 보여 안전벨트를 착용시켰다.

■ 구속 폐지를 향한 대처 결과

대처 기간 중의 컨디션 난조

주간으로는 안전벨트를 풀고 간호사국 앞에서 지내게 했으며 전도 사고를 당하지 않도록 충분한 주의를 기울이며 자주 말을 걸었다. 야간에 화장실에 가기를 희망할 때는 휠체어로 유도하였다.

그러나 대처 기간 도중에 발열이 이어져 침대 위에서 지내는 시간이 많아졌다. 발한도 있었으며 기저귀가 마음에 들지 않았던지 때때로 벗어버리는 모습을 보였다. 밤낮이 바뀌어 야간에 큰 소리를 지르거나 침대 위에 올라서는 일이 있어 보호 관찰이 필요했다. 그러나 컨디션을 회복하자 다소 비틀거리면서도 실내를 걷거나 혼자서 화장실을 갈 수도 있게 되어 재활 치료를 시작했다.

자력 보행이 가능해져 기저귀를 벗음

재활 치료를 시작한 뒤 보행에 자신이 생긴 때문인지 혼자서 걷는 일이 잦아져 직원의 보호 관찰이 전보다 더 필요해졌다. 2002년 3월, 주간에는 보행기를 사용하게 했으나 익숙하지 않은 탓인지 이를 잊어버리고 걷는 일이 잦아졌다. 2002년 5월, 작업치료사로부터 보행기 사용을 멈추자는 제안이 있어 주간에는 자력 보행을 실시했다. 이를 통해 기저귀 사용이 불필요해졌으며 혼자서 화장실에 갈 수 있게 되었다.

■ 대처 성과와 향후 과제

주간으로 자력 보행을 하고 레크리에이션에도 적극적으로 참가하여 다른 고령자들과의 대화도 충분히 가능한 수준이 되었다. 재활 치료에도 매일 참가하며 충실한 일과를 보내고 있다. 또한 본인의 강한 희망으로 재택 생활을 목표로 이따금 외박을 하고 있다. 고령자의 남편도 고령이라 불안한 부분은 있으나 안심하고 외박을 할 수 있도록 재활치료사와 상담원이 자택을 방문해 가옥 현황을 조사하기도 했다. 이후로도 재택 생활을 목표로 월 1회 외박을 실시할 예정이다.

■ 원포인트 어드바이스

보행이 조금이라도 가능하다면 전도의 위험이 있을지라도 무엇이 가능하고 무엇이 불가능한지를 파악한 후 본인의 걷고 싶은 의사를 존중하는 간호를 실시하는 것이 고령자의 능력을 향상시킬 수 있다. 이 경우에는 다소 비틀거리는 증상이 있더라도 걷게 하고 재활 치료를 강화하는 것으로 자신감을 얻어 기저귀도 벗어버릴 수 있게 된 것이 아닐까.

구속 폐지를 통한 교훈

보행 시의 가벼운 비틀거림을 위험한 상황으로 간주해 보호 관찰이 필요하다는 판단을 내렸다. 휠체어 미끄러짐이나 기저귀 탈거를 방지하기 위해 사용했던 안전벨트를 풀고 컨디션 관리와 함께 작업치료사와 연계한 재활 치료를 했다. 그 결과 기저귀를 벗고 스스로 화장실에 갈 수 있을 정도로 효과를 거둔 것이라 판단된다. 재활 치료

가 진전될수록 보행 동작이 눈에 띄게 늘게 되고 간호 직원은 위험성에 더 주의를 기울여야 했을 것이다. 그러나 그렇다고 하여 행동을 억제하는 것이 아니라 보호 관찰하면서 고령자 본인의 의욕을 북돋을 수 있는 환경을 제공함으로써 고령자 스스로가 적극성을 가지게 된 것이 아닌가 하다.

1. Y자형 구속대 / 사례 2

가려움증 개선과 휠체어 맞춤을 동시 진행한 사례

(간호 노인 복지 시설 사례)

[고령자 상황]

73세 남성(간호 필요도 4)

입소 : 2001년 5월(입소 당일 구속 실시)

진단명 : 뇌경색 후유증으로 인한 좌반신마비, 당뇨병 등에 의한 실명

치매 정도 : 의사소통 가능

[ADL 상황]

이동 : 휠체어(완전 보조)

배변 : (주간) 화장실 유도 (야간) 기저귀 교환

식사 : 일부 보조

목욕 : 완전 보조

의사소통 : 가능

행동 특징 : 피부 상태가 악화되어 있고 가려움 증상이 있어 진정을 못함. 시력저하로 인한 불안감으로 호출이 빈번함.

[구속의 종류]

침대 난간, Y자형 구속대(직접 제작), 벙어리장갑(직접 제작)

■ 구속을 개시한 이유와 경과

입소 시 당뇨병성 피부가려움, 긁음에 의한 이차적 습진에 의해 진정을 못해 휠체어 전락 사고를 걱정한 가족의 의뢰로 구속을 실시하였다. 휠체어를 이용할 때 가족이 직접 제작한 Y자형 구속대로 대퇴부와 엉덩이를 고정하였다.

■ 구속 폐지를 향한 대처 결과

가려움 증상의 원인 규명

간호사가 현재 사용하고 있는 도포약을 재확인하고 의사와 상담 후 처방약을 변경하였다. 또한 신체의 가려움 증상에 몰두하지 않도록 주간에는 레크리에이션 활동을 강화했다. 실명 상태였으므로 청력을 이용한 활동에 주목하여 선호하는 음악을 들려주거나 함께 노래를 부르며 맞춤형 간호를 실시하였다.

휠체어 조정에 대한 검토 실시

기능훈련사, 작업치료사의 제안을 수용해 휠체어의 등받이 각도와 발걸이 위치를 조정해 고령자의 움직임에 대응 가능한 휠체어를 시험적으로 사용하도록 했다.

※ 상기 사항은 가족과의 수차례 협의를 통해 결정하였다.

가려움 증상의 경감, Y자형 구속대 탈거

전신의 가려움 증상은 도포약을 변경한 후 조금씩 개선되기 시작했다. 또한 입욕 횟수를 조정해 가려움 증상 개선에 도움을 주었다. 가려움에만 집중하지 않도록 하기 위해 레크레이션 활동을 강화하고 직원들이 자주 말을 걸어 피부 상태 개선을 도왔다. 또한 새로운 휠체어를 사용하고 있을 때에는 Y자형 구속대로 고정하지 않았다.

■ 대처 성과와 향후 과제

본인 맞춤형의 휠체어 사용으로 Y자형 구속대를 탈거하는 성과가 있었지만 야간 침대 난간에 관해서는 가족의 불안이 커 그대로 사용할 수밖에 없었다. 현재는 침대 옆에 매트리스를 깔아 혹시 모를 상황에 대비하고 있다. 추후 바닥 생활도 검토하고 있었으나 가족 측으로부터 청결이 걱정된다는 지적을 받았다.

가족이 납득할 수 있는 환경 조성이 과제로 남았다. 또한 전도, 전락의 원인으로 지적되는 가려움 증상을 해결할 수 있는 방책 마련이 필요하다.

■ 원포인트 어드바이스

구속이 필요한 원인을 찾는 것은 매우 중요하다. 원인을 제거하면 구속은 필요 없어지기 때문이다. 가려움 증상의 원인은 매우 다양하지만 당뇨병이 있으면 긁은 곳에 피부염이 악화되기도 하므로 청결에 유의하고 수시로 연고를 발라야 한다. 또한 레크리에이션 활동 참가 등 본인과의 대화를 중시하는 대응을 지속하는 것도 효과적이다. 바닥 생활 대응은 이후에도 필요한 경우가 있을 것이므로 검토하는 것이 좋겠다.

구속 폐지를 통한 교훈

당뇨병성 피부 가려움, 긁음에 의한 이차적 습진으로 진정이 어려워 휠체어 사용 시 Y자형 구속대를 장착한 사례로, 진정을 못하는 이유가 명확히 밝혀진 경우였다. 당뇨병으로 인해 가려움이 발생하고, 이로 인해 피부를 긁으면 감염 위험과 피부 상태 악화 가능성이 높아지므로 치료적 조치를 포함해 신속한 대응이 필요했다. 의사와 연계해 처방약을 변경하고 청결한 간호를 실시함으로써 가려움증을 줄일 수 있었다.
위험한 행동 발생을 억제하는 것이 아니라 위험한 상황을 점검, 그 원인을 제거함으로써 Y자형 구속대를 탈거할 수 있는 길을 발견하여 고령자에게 안락함을 선사했다고 할 수 있다. 이 사례에서 야간 침대 난간 사용은 검토 단계에 있으나 고령자의 질환, 증상, 행동패턴을 점검하고 가족의 의향을 반영하면서 안전하고 안락한 환경을 조성하기 위해 하나씩 실천해 가면서 검토하겠다는 끈질긴 집념이 필요하다.

2. 침대 난간 / 사례 3

상태 점검을 통해 고령자와 직원의 거리를 좁힌 사례

(간호 노인 복지 시설 사례)

[고령자 상황]

76세 여성(간호 필요도 4)

입소 : 2002년 8월

구속개시 : 2002년 11월

치매 정도 : HDS-R5~8점 수준

진단명 : 뇌경색 후유증, 골다공증

[ADL 상황]

이동 : 휠체어, 수 미터 자력 조종 가능

배변 : 종일 기저귀 착용(변의 없음)

식사 : 자력 섭취 가능(죽, 유동식)

의사소통 : 때에 따라 가능하나 말을 걸면 반응이 없을 때가 많음

행동 특징 : 입소 이전부터 누워있는 것을 선호하는 경향이 있었음

[구속의 종류]

침대 난간

■ 구속을 개시한 이유와 경과

10월에만 2회에 걸쳐 침대 전락 사고를 당했다. 사

고 당시에 통증이나 외상은 없었다. 11월에 침대 난간을 떼어내 다시 전락 사고를 당했는데, 이때는 전두부 두 군데에 출혈이 있었으며 오른쪽 팔에 통증도 호소하여 치료를 했다. 이유를 묻자 '도둑이 들어와 잡으려고 했다'고 대답했다. 시설의 구속 폐지를 위한 의식과 대처가 충분치 못했으며 구속은 불가피하다는 생각도 만연해 있던 때라 가족에게 연락하여 추후 대처에 대해 상담한 결과 네 방향 난간을 사용하기로 했다.

■ 구속 폐지를 향한 대처 결과

전락 사고가 빈발하는 시간대와 이유 규명
전락 사고가 빈발하는 시간대와 그 이유를 분석한 결과 대부분의 사고가 주간의 특정 시간대에 몰려있는 것을 알 수 있었다. 그 점에 착안해 해당 시간을 레크리에이션 활동, 재활 치료 등으로 채웠다. 이로 인해 고령자와 직원의 의사소통이 증가하여 고령자 이해에도 도움이 되었다.

골절을 막는 환경 정비
전도 사고를 당해도 골절로 이어지지 않는 환경을 조성하기 위해 충격완화 매트를 시설에 도입하였으며 고령자가 누워있을 때는 침대 양쪽 바닥에 항상 매트를 설치했다. 이외에도 저상 침대를 도입하고 바닥에 직접 매트리스를 설치하는 등의 방안을 검토했다. 보호 관찰도 강화하여 주간, 야간으로 관찰과 순회 횟수를 늘렸다.

이 사례 이외에도 직원이 안이한 생각으로 구속을 실시한 경우가 많았다. 시설 전체에 걸쳐 직원 의식 개혁에 돌입해 각 층과 부서마다 위원을 두고 2002년 12월에는 구속폐지위원회를 발족시켰다.

■ 대처 성과와 향후 과제
대처 초기에는 직원들 사이에서 불안감이 엿보였으나 다양한 연구를 통해 점차 불안이 감소되었다. 또한 직원과 고령자 사이의 거리가 좁아지고 의사소통 기회가 증가하여 고령자의 표정을 읽을 수 있게 되었다.

구속의 건수는 상당히 줄었으나 직원의 의식에는 아직 격차가 있다. 구속의 폐지만이 아니라 간호의 전체적 수준을 향상하기 위해 노력하고 고령자 개개인을 살피는 간호의 중요성을 모든 직원이 깨달을 수 있도록 하는 것이 향후의 과제로 남았다.

■ 원포인트 어드바이스
구속이 필요하다고 판단한 대부분의 경우 '사고 방지'를 이유로 든다. 고령자가 움직이는 원인을 파악하면 그에 대한 대응을 통해 구속 없이도 문제를 해결할 수 있다. 이번 사례를 통해 얻은 경험을 바탕으로 하여 앞으로 간호 수준 향상을 위해 노력한다면 자연스럽게 신체구속도 없어질 것이라 생각한다. 성공 사례가 늘면 직원의 의식이 향상되고 개별 간호의 중요성도 인지하게 될 것이다.

구속 폐지를 통한 교훈

본 사례의 성과는 크게 두 가지로 요약할 수 있다.

1. '고령자에 대한 이해'라는 원점으로 돌아와 전략 사고의 배경이 되는 원인(시간대와 이유)에 대해 분석하고 고령자의 충실한 생활로 이어지는 구속 폐지를 위해 간호직원이 하나가 되어 노력한 점
2. 본 사례의 관계자가 시설 전체의 구속 폐지에 대한 의식을 고취하여 구속폐지위원회 설립의 큰 원동력을 제공한 점

'대처 성과와 향후 과제'에서 밝힌 바대로 향후 지속적으로 간호 직원의 의식 향상을 위해 노력하며 '구속 폐지'에 그치는 것이 아닌 '고령자에 대한 다각적 이해', '간호의 질 향상'으로 이어지는 계기로 삼는 것이 바람직하다.

3. 간호복(상하 연결복) / 사례 4

커뮤니케이션을 통해 경구섭취가 가능해진 사례

(간호 요양형 의료시설 사례)

[고령자 상황]

86세 여성(간호 필요도 4)
입소 : 1998년 11월
구속개시 : 2002년 9월

치매 정도 : 이해력 및 기억력 저하
의료조치 : 벌룬 카테터 삽입
진단명 : 노인성 치매, 폐암

[ADL 상황]

이동 : 휠체어 완전 보조
배변 : 기저귀
식사 : 경관영양식
목욕 : 기계욕
의사소통 : 간단한 대화는 가능
행동 특징 : 위루관 탈거, 피부 긁음, 벌룬 카테터 탈거

[구속의 종류]

상하 연결복, 끈을 이용한 팔 억제

■ **구속을 개시한 이유와 경과**

2002년 8월, 방광으로 암이 전이되고 상태가 악화되어 6개월 시한부 진단을 받았다. 링거 주사를 맞으며 경과를 관찰한 결과 증상이 안정되었다. 링거와 함께 경구섭취를 시도해 보았으나 거식 반응을 보였다. 영양 보충을 위해 링거를 빼고 9월부터 경관영양법으로 변경하였다. 치매로 인해 튜브 삽입의 필요성을 이해하지 못해 하루 수차례 스스로 탈거하였다. 폐렴 예방을 위해 경관 주입 시에 한정해 양팔을 수건과 끈으로 구속했다. 건조로 인한 피부 가려움 증상이 있어 긁은 흔적이 있었으며 벌룬 장치도 스스로 탈거해버렸다. 요도 손상을 방지하기 위해 상하 연결복을 입혔다. 가족에게는 영양 보충과 위험 방지를 위함임을 설명하고 양해를 구했다.

■ 구속 폐지를 향한 대처 결과

가족의 협력을 전제로 좋아하는 음식이나 기호품 섭취를 시도해 보았으나 이전과 기호가 달라진 탓인지 거식 반응을 보였다. 휠체어를 이용한 산책, 다른 고령자와의 식사 등을 통해 기분전환을 유도했다. 경관영양법을 계속 유지하면서 점심 식사에 한해 본인이 희망하는 음식을 소량 섭취하도록 시도했다. 무리를 하지 않는 선에서 비교적 많이 섭취했을 때 칭찬을 해준 결과 서서히 섭취량이 늘어 10월에는 아침, 저녁으로 경관영양식의 양을 늘리고 점심때는 경구섭취(병원식의 절반)만을 하도록 했다.

아침, 저녁으로 주입을 할 때 이외에는 구속을 풀고 식사를 할 수 있게 되면서 튜브를 투입할 필요가 없음을 설명했다. 점차적으로 식사에 어려움이 없어져 11월에는 보통식으로 변경했다. 이후 3식 모두 보통식으로 전환되어 양팔 억제를 중지했다. 피부 가려움 증상은 연고 처방과 약 복용을 통해 개선되었다. 벌룬 카테터를 수차례 탈거하여 반창고로 피부에 고정한 결과 효과가 있었으며 다음 해 1월 상하 연결복 착용을 중지했다.

■ 대처 성과와 향후 과제

인간성을 존중하면서 고령자를 배려한 결과 경구투입이 가능해졌다. 표정이 밝아졌고 말수도 늘어 가족도 기뻐했다. 본인에게 식사가 즐거운 시간이 되었으며 텔레비전 시청도 즐기게 되었다. 일상생활의 활력을 되찾은 것이다.

이전과 비교하여 직원들 사이에도 인간으로서의 존엄을 지키는 일상생활이 가능하도록 지원해야 한다는 의식이 싹터 가능한 구속을 지양하는 분위기가 조성되었다. 앞으로는 관찰과 기록을 바탕으로 행위의 배경과 원인을 규명해 QOL 향상을 위한 연구를 진행하고 싶다.

■ 원포인트 어드바이스

인간성을 존중한다면 여생이 6개월 정도인 고령자에게 경관영양식을 하면서까지 생명을 이어가게 하는 것에 어떤 의미가 있을지, 가족 및 의사와 함께 고민해보는 것은 어떨까 하는 생각이 든다. 본인과의 충분히 의사소통을 하는 가운데 경구섭취를 가능하게 한 점은 직원들과 본인의 노력 없이는 불가능한 일이었을 것이다.

생명의 원천인 음식을 통해 일상생활의 활력을 되찾고자 했다. 앞으로는 말기 간호에 있어서의 QOL을 염두에 두고 간호를 하기 바란다.

구속 폐지를 통한 교훈

폐암이 방광으로 전이되고 여생이 6개월 정도인 것으로 진단 받은 고령자의 증상이 안정되었다고 판단하여 음식물의 경구섭취와 경관영양법을 시도한 사례이다. 경관영양 튜브나 벌룬 카테터를 탈거하는 경우가 목격되었는데, 이물감 때문에 기구를 잡아당긴 탓일 것이다. 치료 필요성에 의해 단시간 구속을 실시하였으나 경구섭취가 가능해 경관영양 튜브의 필요성이 사라졌고 벌룬 카테터 탈거 문제는 반창고로 해결했다.

치매라는 질병으로 이해력이 부족해진 상태임을 감안해

강제적으로 치료 협력을 구하고자 구속을 하는 것은 고령자의 의사를 무시하는 일이다. 이 사례에서도 고령자의 행동을 구속하는 것이 아니라 가족과 간호직원이 고령자의 의사를 존중함으로써 식사가 즐거운 시간이 되었으며 일상생활 전반이 활성화되는 계기가 되었다고 할 수 있다.

3. 간호복(상하 연결복) / 사례 5

의사와의 협력으로 배변 조절에 성공한 사례

(특정 시설 고령자 생활 간호 사업소 사례)

[고령자 상황]

<u>100세 여성(간호 필요도 4)</u>

입소 : 2001년 5월

구속개시 : 2001년 7월

치매 정도 : 중

의료조치 : 복약

[ADL 상황]

이동 : 휠체어 자력 조종, 장거리는 보조

배변 : 기저귀

식사 : 일부보조

목욕 : 기계욕

의사소통 : 대화는 가능

행동 특징 : 배설물을 만지거나 기저귀를 벗음.

[구속의 종류]

간호복 (특수 버튼 부착 기저귀 덮개)

■ **구속을 개시한 이유와 경과**

치매가 진행되면서 야간에 기저귀를 벗거나 배설물을 만지는 일이 빈번해져 2001년 7월 말부터 야간에만 상하 연결복을 착용하도록 조치했다. 얼굴, 손톱, 이불, 침대 난간 등이 변으로 더러워지는 일이 잦아 2인 야근 체제로는 감당이 어려웠다. 청결을 우선하여 가족의 동의를 받아 상하 연결복을 착용하였다.

■ **구속 폐지를 향한 대처 결과**

구속검토위원회 차원의 검토

구속검토위원회로부터 상하 연결복보다 입고 벗기 쉬운 파자마를 착용하게 할 것을 지적받고 기저귀 탈거의 원인에 대해 상의한 결과 다음과 같은 의견이 도출되었다.

1. 깊은 잠을 자지 못한다.
2. 가려움 증상이 있다.
3. 위장약 복용으로 인해 변이 무르고 상시 배출되는 상태다.

이를 바탕으로 구체적인 대책을 검토하여 다음과 같이 시행하였다.

1. 야간에는 파자마를 착용한다.

2. 기저귀 교환을 1회 더 실시한다.
3. 기저귀를 교환할 때마다 음부를 세정한다. 위장약과 관련하여 간호사와 의사가 상담을 진행한다.

의사와의 연계를 통한 배변 조절

2개월 후 위원회를 개최했다. 대처를 시작한 후에도 기저귀를 탈거하거나 변을 만지는 일이 계속되었다. 위원회에서는 '배설물에 의한 의복 오염과 연결복 착용 가운데 어느 것이 인간의 존엄성을 저해하는지 모르겠다.'는 의견이 나와 풀기 어려운 특수 버튼이 부착된 기저귀 덮개를 사용하기로 했다.

4개월 후, 의사로부터 위장약 복용 중지 지시가 내려졌다. 이로 인해 변이 굳어지긴 하였으나 변비 증상이 생겨 설사제 복용, 좌약 사용 등 다양한 시행착오를 거치며 대처해 나갔다. 5개월 후, 기저귀 덮개 위쪽에 팬티스타킹의 발 부분을 잘라 입히면 손을 넣기 어려워진다는 정보가 있어 시험해 보았다.

이러한 시도들을 통해 배변을 효과적으로 조절할 수 있게 되었으며 가려움 증상도 경감되어 기저귀 탈거도 거의 발생하지 않게 되었다. 이에 특수 기저귀 덮개 사용을 중지하고 설사제를 복용할 때만 기저귀 덮개 위에 팬티스타킹을 덧입도록 하고 있다.

■ 대처 성과와 향후 과제

현재는 연결복도 특수 기저귀 덮개도 사용하지 않고 있다. 배변 조절이 가능해져 수면의 질도 높아졌다. 직원들 사이에서도 연결복을 입히는 일이 사라졌으며 기저귀 교환도 순조롭게 진행되어 수고가 줄어들었다. 이번 경우는 도우미, 의사, 소셜워커의 협력을 통해 성공을 거둔 사례로, 팀워크의 중요성을 실감할 수 있었다. 한편 야근 담당 직원 중에는 다시 변을 만지는 일이 있을까 걱정하고 있는 실정이다. 직원 전체의 의식 개혁이 향후 과제로 남았다.

■ 원포인트 어드바이스

다른 직종 간에 힘을 모으는 것은 굉장히 중요하며 효과적인 대응의 열쇠라 할 수 있다. 현재는 설사약 복용 시에만 기저귀 덮개와 팬티스타킹을 착용한다고 하였으나 좀 더 깊이 생각해보면 이것도 구속에 해당한다. 지금까지의 성과를 바탕으로 한걸음 더 내딛어 보는 것은 어떨까.

변을 만지는 행위의 원인은 변이 묽어 실금 상태가 오랫동안 이어져 엉덩이에 불쾌감을 느낀 탓으로 판단된다. 배변 주기 파악을 통해 신속한 기저귀 교환이 가능해지겠지만 한걸음 더 나아가 화장실 배변이 가능하도록 유도해 본다면 간호의 수고도 더욱 줄어들고 당사자의 만족감도 커질 것이다. 약물에 의존하지 말고 자연식품을 이용하는 방법은 어떨까.

> **구속 폐지를 통한 교훈**
>
> 100세의 여성이 변을 만지고 기저귀를 벗는 행동을 보여 간호복을 착용시킨 사례이다. 기저귀 탈거의 원인을 검토하고 그 원인을 제거하기 위해 도우미, 의사, 간호사, 소셜워커가 연계하여 대응한 결과 간호복 착용을 중지할 수 있게 되었다.
>
> 기저귀 탈거를 문제시하지 않고 탈거의 원인(옅은 잠, 가

려움, 묽은 변)을 검토하여 대처함으로써 기저귀 탈거가 발생하지 않는 환경을 만들 수 있었던 것으로 판단된다. 무엇보다 고령자에게 나타나던 증상이 개선됨으로써 안락한 생활을 실현한 점은 QOL 향상으로 이어졌을 것이다. 배변 조절을 실시하면서 고령자의 안락한 생활에 중점을 둔 끈질긴 노력이 요구된다.

의사소통 : 가능

행동 특징 : 의욕 저하가 현저함

[구속의 종류]

벙어리장갑

■ 구속을 개시한 이유와 경과

치매로 인해 때때로 흥분 증상을 보이며, 경관영양법 실시 중 튜브를 탈거하는 경우가 있었다. 폐렴의 위험이 있어 입원 시 벙어리장갑을 착용하게 했으며 안전을 위해 계속 사용하고 있었다.

4. 벙어리장갑 / 사례 6

■ 구속 폐지를 향한 대처 결과

입소 직후의 실패

위루관(gastrostomy tube)을 스스로 탈거하는 일이 있어 경구섭취를 시도했다. 그러나 본인은 공복감에 대한 자각이 없어 거식 반응을 보이며 음식물을 넘기지 않고 뱉어버렸으며. 수분섭취가 불충분해 발열, 소변량 감소, 불안정 등의 증상을 보여 중지하게 되었다.

직원 간 정보 공유를 통해 경구섭취가 가능해진 사례

(간호요양형 의료시설 사례)

[고령자 상황]

89세 여성(간호 필요도 5)

입소 : 2003년 4월

구속개시 : 2003년 4월

치매 정도 : Ⅲa

진단명 : 노인성치매

[ADL 상황]

이동 : 휠체어 완전 보조(기립 불가능)

식사 : 비강영양법

경구섭취 재도전

벙어리장갑 착용을 중지하기 위한 대응책으로 3개의 선택지(①경관을 그대로 두고 장갑을 벗는다, ②위루관을 증설한다, ③경구섭취로 이행한다.)를 준비해 가족에게 설명했다. 위루관은 가족이 강하게 반대하여 상담을 통해 경구섭취를 다시 시도해 보기로 하였다. 지난번 실패의 경험으로 직원들 사이에 반발의 목소리도 있었으나 실패를 교훈삼아 신중히 접근해 보기로 하였다.

일람표를 작성하여 정보를 공유하며 대응해 나감

8월초부터 경구섭취를 개시하였다. 모두가 상황을 확인하며 계획을 진행하기 위해 일람표를 활용했다. 경구섭취를 한 번에 이행하지 않고 거식 반응이 일어나거나 수분이 부족할 때마다 튜브를 삽입해 경관을 병행하며 추진했다.

또한 영양과의 협조를 얻어 좋아하던 음식이나 특별 메뉴를 반찬으로 제공해 식사의 즐거움을 느낄 수 있도록 노력했다. 8월 중순, 점차 거식 반응이 줄어들어 세끼 모두 경구섭취가 가능하게 되었다. 또한 수분은 얼음으로 보충하여 경관을 쓸 필요가 없어졌다. 경구섭취 시도 도중 주스로 만든 얼음이 맛있다고 한 것이 대응을 이어갈 수 있게 한 계기가 되었다. 9월 중순에는 전체 식사를 묽은 죽으로 하였으며, 매일 거의 전부를 섭취하고 200~300ml 정도의 물도 마실 수 있게 되었다. 컨디션이 좋을 때는 숟가락을 들고 3분의 1정도의 양은 자력으로 섭취했다.

정보 공유를 위한 노력 1 – 먼저 경과를 관찰하며 상담을 통해 약속을 정한다. 간호사국의 눈에 잘 띄는 곳에 붙이고 전 직원이 반드시 확인하도록 한다.

(7/31~8/7) 약속 사항
· 1일 1회 경구섭취(점심·간식), 벙어리장갑 착용 시에 한해 경구섭취
아 침 : 6시 위루관 삽입 10아이소칼 200ml, 수분 300ml 주입
점 심 : 경구섭취 2 묽은 죽 식사 1/2양
　　　　요구르트, 푸딩, 젤리, 엔슈어 리퀴드 100ml 중 택1
　　　　수분, 차, 주스, 이온음료 – 걸쭉하게 하여 100ml
간 식 : 특별메뉴 (야채스프, 계란푸딩, 무가당주스, 커피젤리)
저 녁 : 18시 위루관 삽입 10아이소칼 200ml, 수분 200ml 주입
*14시에 소변량이 100ml 이하일 때는 위루관을 삽입해 수분을 보충함(200~300ml)

정보 공유를 위한 노력2 – 당사자 옆에 식사 기입표를 배치하고 때마다 기입해 상황 변화를 파악한다.

일시	아침	점심	간식	저녁	소변량	비고
7/31	1+	요구르트 엔슈어80ml (믹) 2숟갈		200 / 300		죽은 2숟갈 섭취 후 토함
8/1	1+	사과주스 5모금 야채스프 3숟갈 (믹) 절반	수분 800 +	80 / 500		14:20~20:00 벙어리장갑 착용 (믹) 거부하지 않고 절반을 섭취함
8/2	1+	(믹) 5~6숟갈 된장국 150ml .	계란푸딩 수분20	200 / 800		된장국이 맛있다고 함 .

* + : 이루관 삽입, (믹) 믹서로 다진 음식

■ **대처 성과와 향후 과제**

표정이 밝고 풍부해졌으며 발언도 분명해졌다. 이전에는 단어로 의사를 전달했으나 지금은 문장으로 표현하고 있다. 이번 대응을 통해 개별 간호의 필요성을 깨달았고, 간호의 질을 향상하면 구속을 없앨 수 있음을 전체 직원이 재확인하여 향후 간호 활동에 접목할 수 있을 것으로 예상된다.

■ **원포인트 어드바이스**

<u>위루관을 빼는 원인은 무엇보다 거치적거리기 때문이다. 삼키는 행위를 하는데 있어 튜브가 상당한 방해가 되므로 식사섭취 훈련을 하면서 양이 부족하면 그때그때 상황에 맞춰 위루관을 삽입하는 것이 적절하겠다. 위루관 주입을 병행하는 것으로 위와 장의 움직임이 활발해져 식욕이 늘어 경구섭취량이 증가한 것이 아닐까. 매번 위루관을 삽입하는 일은 상당한 수고를 요하기 때문에 고생이 많았겠지만 모두가 협력하여 대응하는 체제를 유지함으로써 직원들이 큰 힘을 얻었으리라 생각한다. 앞으로도 간호 수준 향상을 염두에 두며 적절한 간호를 진행하기 바란다.</u>

구속 폐지를 통한 교훈

이번 사례에서처럼 입원·입소 전에 구속을 실시했다는 이유로 입소 후에도 자연스럽게 구속을 이어가는 경우가 결코 적지 않다. 그러나 지금까지의 경과 과정을 잘 살펴 현재의 심신 상태를 다시 한 번 점검하는 것은 고령자 이해에 있어 빠트려서는 안 될 과정이라 할 수 있다. 또한 대응책에는 어떤 것들이 있는지를 확실히 설명하고 고령자와 가족의 희망에 부응하는 방침을 명확히 하는 것은 간호직원이 현장에서 역경에 굴하지 않고 최선을 다해 대응하기 위한 추진력이 될 것이다.

고령자의 음식 섭취에 신경을 쓰고 활동 현황에 관심을 기울이는 방향으로 개선이 이루어진 결과, 그때까지 간호직원이 겪었던 노고를 단숨에 씻어줄만한 놀라운 결과를 거두어 포기 없는 지속적인 간호의 중요성을 일깨워준 사례라 하겠다.

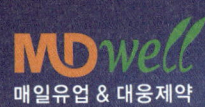

안전한 EN을 위한 약속
메디웰 RTH

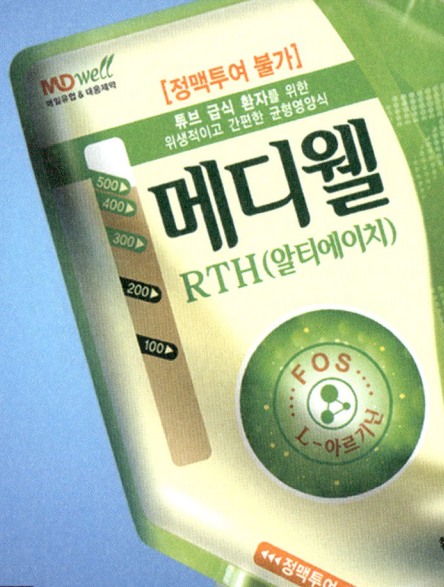

국내최초로 생산한 RTH

- ✓ 일회용 멸균팩으로 **안전**합니다.
- ✓ 세척할 필요가 없어 **편리**합니다.
- ✓ **Closed System**으로 **위생**적입니다.

영양상담 및 제품문의

080-550-8275(수신자부담)

서울시 강남구 삼성동 163
Tel : (02)550-8435 Fax : (02)567-7229
www.mdwell.net

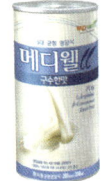 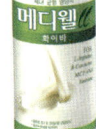 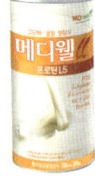 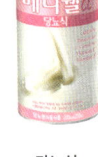 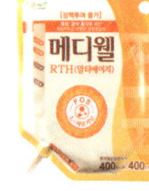 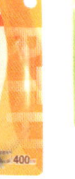 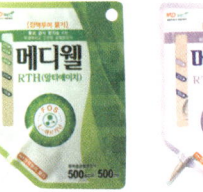 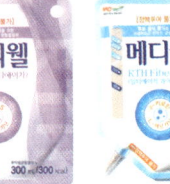 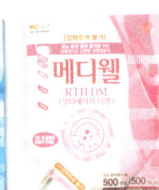

구수한 맛	화이바	프로틴1.5	당뇨식	RTH400	RTH500	RTH300	RTH Fiberless	RTH DM
맛이 좋은 5대 균형영양식	식이섬유가 강화된 등장성 경관영양식	고농축 고단백 균형영양식	당뇨를 위한 등장성 균형영양식	등장성 균형영양식	등장성 균형영양식	등장성 균형영양식	화이바리스 등장성 균형영양식	당뇨를 위한 등장성 균형영양식

기타 영·유아식

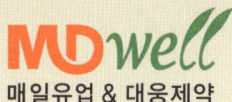
매일유업 & 대웅제약

PEDIA POWDER
페디아파우더

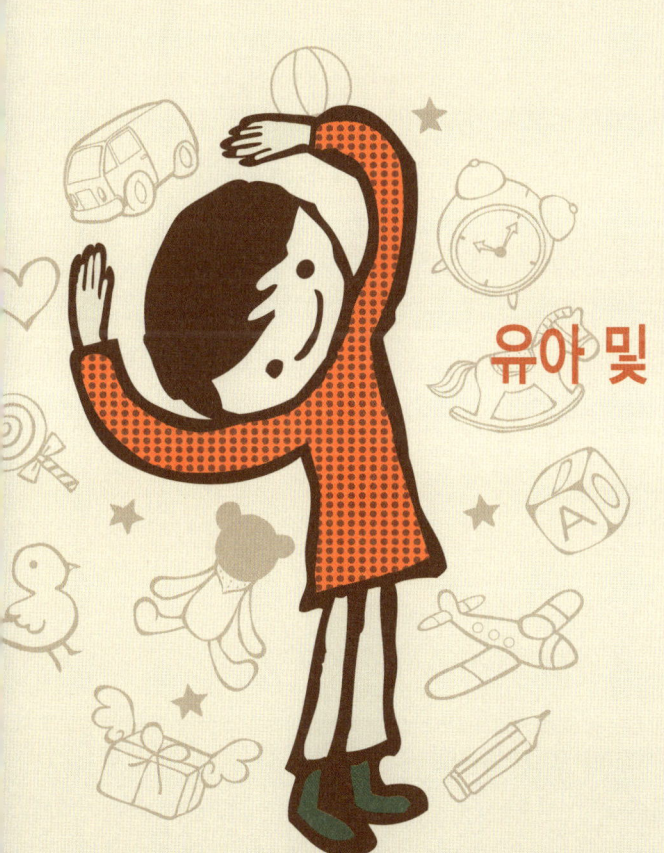

한국 소아 영양섭취기준(KDRIs)에 맞춘
유아 및 어린이용 종합균형 영양식

- 유아 및 어린이를 위한 영양설계
- 유당을 함유하고 있지 않습니다.
- 열량비율-단백질:지방:탄수화물 = 12 : 34 : 54

만 1세~10세 / 바닐라맛

47 g 스틱(200 kcal) X 10 개입

MDwell
매일유업 & 대웅제약

- 서울시 강남구 봉은사로 640 • www.mdwell.net
- 소비자 구입 및 고객상담 : 080-550-8275 (수신자부담) / 월~금, 오전 09:00~오후 06:00

집필진 일람

다카사키 기누코	도쿄의과치과대학원 보건위생학연구과 교수(고령자간호시스템 개발학)
아리타 히데코	도쿄의과치과대학원 박사과정(전기)
안도 사토에	요코하마시립대학 간호단기대학부 조교수
이즈미 기요코	가나자와대학 의학부 보건학과 간호학전공 교수
이마이 히데코	의료법인 게이진카이 조잔케이병원 간호부장
우치노 세이코	도쿄의과치과대학원 보건위생학연구과 박사과정(후기)
오시마 도시코	일본간호연맹 간사, 전 요코스카북부공제병원 간호부장
가나이 스미요	치과의사, 배변 간호 연구소, NPO법인의사단이 지원하는 재택 간호 추진 네트워크 사무국장
기타가와 가즈히데	사회복지법인 시세이가쿠샤도쿄 고령자 간호 연합센터 선메일쇼와 시설장
고지마 미사오	가오주식회사 가오생활문화연구소 주임연구원
사카이 시마	요코하마시립뇌혈관의료센터 간호사
지다 무츠미	도쿄의과치과대학원 박사과정(전기)
지바 유미	도쿄의과치과대학원 보건위생학연구과 조교
조카이 후사에	사회복지법인 기타구사회복지사업단 기타구립특별요양노인홈 시미즈사카아지사이장 부시설장
나가이 요코	도쿄의과치과대학 의학부속병원 부간호사장
나카다 하루미	도쿄여자의과대학 간호학부 지역간호학 조교
핫토리 노리코	요코하마시립대학 간호단기대학부 강사
히가시무라 시호	전 재단법인 오사카 뇌신경외과병원 간호부
마키모토 미치코	재단법인 후쿠오카시 시민복지서비스공사 재택지원과장, 간호실습보급 센터소장
야마시타 가즈히코	도쿄전기대학 공학부 정보미디어학과 연구원

"SHINTAI KOSOKU ZERO" O TSUKURU-KANJA · RIYOSHA NO ADOBOKASHI
KAKURITSU NO TAME NO CHISIKI TO GIJUTSU
by TAKASAKI Kinuko
copyright © 2004 TAKASAKI Kinuko
All rights reserved.
Originally published in Japan by CHUOHOKI PUBLISHING CO., LTD., Tokyo.
Korean translation rights arranged with
CHUOHOKI PUBLISHING CO., LTD., Japan
through THE SAKAI AGENCY and BOOKPOST AGENCY.

신체구속 제로를 창조한다

초판 1쇄 인쇄일 | 2013년 9월 25일
초판 1쇄 발행일 | 2013년 9월 30일

편저 | 다카사키 기누코
펴낸곳 | 북마크
펴낸이 | 정기국
옮긴이 | 이동화
편집총괄 | 이헌건
기획 | 한국만성기의료협회
디자인 | 구정남, 최원용
편집 | 조문채, 육혜민
일러스트 | 이곤호
마케팅·관리 | 안영미

주소 | 서울특별시 중구 필동2가 25번지 중앙빌딩 2층
전화 | 02-325-3691
팩스 | 02-335-3691
등록 | 제303-2005-34호(2005. 8. 30)

ISBN | 978-89-92404-84-6 13510
값 | 12,000원

이 책의 한국어판 저작권은 북포스트 에이전시와 THE SAKAI AGENCY를 통한 일본 中央法規와의
독점 계약으로 도서출판 북마크에 있습니다. 저작권법에 따라 보호를 받는 저작물이므로 무단전재와
무단복제를 금하며, 이 책 내용의 전부 또는 일부를 이용하려면 반드시 저작권자와 북마크의
서면동의를 받아야 합니다.

* 잘못된 책은 바꾸어 드립니다.